재난과 정신건강

해외 재난 대응 사례에서 심리적 개입과
정신건강 서비스를 중심으로

Juan José López–Ibor · George Christodoulou
Mario Maj · Norman Sartorius · Ahmed Okasha 공저
이동훈 · 신혜진 · 최태산 · 이상하 · 이린아 · 김주연 · 김유진 공역

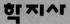
학지사

역자 서문

　자연재난은 인류가 오랜 시간 부딪쳐 온 난제다. 현대에 들어서도 인류는 지진, 쓰나미, 산불, 태풍과 허리케인 같은 지금까지 경험해 보지 못한 더욱 강렬한 자연재난을 경험했을 뿐만 아니라 과거에 경험해 보지도 못했고, 예측할 수 없었던 다양한 형태의 사회재난들을 경험하고 있다. 우리나라만 해도 오래전에는 삼풍백화점 붕괴와 성수대교 붕괴, 대구 지하철 방화사건에서, 가까이에는 세월호 침몰, 가습기 살균제 피해에 이르기까지 많은 사회적 재난을 경험하였다. 과거에는 구호물품과 경제적 보상이 재난 피해자들에게 가장 중요한 도움이라고 생각했다. 하지만 대구 지하철 방화사건의 피해자들이 수십 년이 흘렀음에도 여전히 그 트라우마에서 벗어나지 못하고 건강한 가정생활과 직장생활을 영위하는 데 어려움을 경험하며, 특히 수면장애와 외상 후 스트레스 장애(PTSD) 증상으로 큰 어려움을 경험하고 있는 것으로 알려지고 있다. 재난이 인간에게 미치는 이러한 부정적인 영향은 비단 우리나라뿐만 아니라 허리케인 카트리나와 9·11 테러를 경험한 미국과 여러 차례 지진과 쓰나미를 경험한 일본, 그리고 다양한 형태의 테러를 경험하는 유럽 국가들과 아프리카, 다른 아시아 국가에서도 지속적으로 보고되고 있다. 그러나 이처럼 재난이 인간의 정신건강에 부정적인 영향을 미치고, 우리 인간의 역사가 재난 피해자들의 삶을 파괴한다는 사실을 알게 된 지는 사실 길지 않다. 이러한 문제의식에서 본 역서 작업을 시작하게 되었다. 이 책이 재난 피해자들의 정신건강을 지원하기 위해 어떤 일을 해야 하는지에 대한 방향성을 제시해 줄 것이라 믿는다.

　역자는 연구 책임자로 2014년부터 시작했던 안전행정부의 인적재난안전 기술사업 R&D인 '재난분석을 통한 심리지원 모델링 개발'이라는 과제를 수행하면서 이 책을 접하게 되었다. 재난 심리지원과 관련된 연구 프로젝트를 수행하면서 관련 해외 자료를 찾다가 이 책을 알게 되었고 힘든 프로젝트 과정 중이었음에도 불구하고 서슴없이 뜻을 같이하는 분들과 번역을 시작하게 되었다. 그리고 2016년에 안전행정부의 연구과제를 마무리하고 나서야 6년 만에 이 책의 번역 작업을 마무리할 수 있게 되었다.

역자와 더불어 이 책의 번역 작업에는 한국과학기술대학교의 신혜진 교수님, 한국상담동화연구회의 최태산 박사님, 이지웰니스(주)의 이상하 수석연구원님과 이린아 팀장님, 성균관대학교 외상심리건강연구소의 김주연, 김유진 연구원님이 참여하였다.

2014년 세월호 재난 발생 즈음에 안전행정부의 '재난분석을 통한 심리지원 모델링 개발' R&D가 시작되어서 연구과제에 대한 주변의 기대가 높았다. 당초 계획했던 연구와 수행활동의 범위도 대폭 확대하여 일을 진행하다 보니 2016년에 연구과제가 종료되었지만 연구 프로젝트와 관련된 다양한 일들을 후속해서 작업하게 되었다. 이러한 일들이 거의 마무리되고서야 역서 작업을 마무리하게 되다 보니 출간예정 일정보다 늦게 책이 출간되었다. 거의 만 6년여 만에 이 책을 출간하는 데 있어서 재난과 정신건강에 관심 있는 분들이 공부할 수 있는 좋은 책이 나올 수 있도록 오랜 시간 믿고 기다려 준 학지사의 김진환 사장님께 진심으로 깊은 감사를 드린다. 또한 이 책이 나오는 데까지 물심양면으로 도움과 지원을 주신 학지사의 편집 관계자분들께도 깊은 감사를 드린다.

이 책은 재난 트라우마를 겪은 피해자들에게 심리지원과 개입을 하는 데 있어서 이 주제에 익숙하지 않은 국내 전문가들에게 많은 도움과 정보를 줄 것으로 생각된다. 또한 다양한 해외 재난 대응 과정에서 실제적인 정신건강 사례들을 제공하고 있다는 장점이 있으며, 재난 피해자를 상담하고 정신건강 서비스를 제공하는 데 도움이 될 것이라 믿는다.

2019년 4월
이동훈

　재난으로 인한 정신건강 결과는 지난 수십 년 동안 급속도로 성장하고 있
는 연구 보고서의 주제였다. 또한, 지진에서 태풍에 이르기까지, 그리고 기
술 재앙에서부터 테러리스트의 공격 및 전쟁 폭탄에 이르기까지 최근의 많
은 비극적인 사건의 극적인 영향과 이에 대한 광범위한 언론 보도로 인해 정
신건강 결과에 대한 대중의 관심이 커졌다.

　세계정신의학회(The World Psychiatric Association)는 특히 군사 및 재난 정
신의학 분야 내 활동 및 재난과 정신건강 프로그램을 통해 이 분야에서 오랫
동안 지대한 관심과 열의를 보여 왔다. 지난 세계정신의학 회의에서 이 주
제에 관한 여러 회기가 열렸으며, 해당 협회가 주최한 기타 과학 회의에서도
재난 정신의학을 전문적으로 다루었다.

　이 분야에서 여러 연구 및 실제 문제들은 여전히 재해에 대한 '정상적인'
또는 '병적인' 반응의 경계의 연구 및 문제, 지속적이고 심각한 정신장애의
초기 예측 변수에 대한 연구 및 문제, 대응할 수 있도록 정신건강 서비스가
준비되어야 하는 심리학적 또는 심리사회학적 문제 영역의 연구 및 문제, 현
재 이용 가능한 심리학적 개입의 효용성 연구 및 문제로 열려 있다.

　일반 대중 내에서 위험의 본질과 무게와 보호요인에 관한 연구 및 문제,
국제 및 국가 차원에서 제안된 예방 프로그램의 타당성, 효과성 및 비용 효
과성 연구 및 문제들이 있다. 또한 재해가 발생하는 곳이라면 전 세계적으로
정신건강 분야를 성가시게 하는 정책 및 서비스 조직 문제가 훨씬 더 두드러
질 수 있다. 정신건강 문제의 탐색 및 관리는 신체적 문제를 다루는 것보다
낮은 우선순위에 놓여 있으며, 전문인력도 부족하다. 정신건강 관리에 대한
지역사회 자원도 열악하고, 도움이 필요한 대다수의 사람은 정신건강 관리

를 요청하거나 이를 받아들이는 것에 대해 주저하고 있다.

하지만 과학적 견지에서(조기 진단적 개념 및 치료 전략의 개선, 개인 및 지역 사회 수준에서의 탄력성 요소에 대한 깊은 이해와 같은) 이 분야가 빠르게 성장하고 있음은 명백하며, 점점 더(조금씩) 많은 국가에서 전문가 양성, 대중교육 및 심리적 비상사태를 대비하기 위하여 준비된 서비스 네트워크의 개발에 대한 구체적인 조치가 취해지고 있다는 것 또한 분명한 사실이다.

이 책은 재난과 그 관리의 정신건강 결과에 관한 현재의 지식과 논쟁에 대한 개요를 제공하고 세계 여러 지역의 경험에 대한 직접적인 설명을 제공함으로써 점진적인 단계를 묘사하는 것을 목표로 한다. 우리는 일부 보고서들의 생동감에 깊은 인상을 받았으며, 무력 분쟁, 특히 어린이와 청소년의 정신건강 결과를 다루는 몇몇 장들로부터 감동받았다. 이 장의 저자들은 그들의 설명에서 가능한 객관적일 것이라는 우리의 조언을 받아들였다. 하지만 저자와 편집자의 이러한 의도에도 불구하고, 피할 수 없는 감정적 개입의 흔적들이 각 장에 남아 있을 수 있다.

연구의 개요 또는 이 책에서 제시된 경험들의 선택은 포괄적으로 보이지 않아야 할 것이다. 하지만 바라건대, 이 책은 재해로 인한 정신건강의 결과에 대한 문제들에 대해 더 밝혀 줄 것이고, 연구를 통해 더 많은 지식을 얻도록 하고, 우리의 감수성을 높이며, 재난의 행동 효과에 대한 보다 효율적인 예방 및 관리에 기여할 것이다. 재난은 먼 옛날부터 일어나고 있으며 앞으로도 계속해서 발생할 것이다. 우리는 재난에 직면하여 재난의 결과를 다루어야만 한다.

Juan José López-Ibor

George Christodoulou

Mario Maj

Norman Sartorius

Ahmed Okasha

차례

제1장 재난이란 무엇인가 ·······················15

제2장 재난의 심리적 · 정신병리학적 결과 ··············31

제3장 재난 이후 정신질환의 질병률: 전염병의 위험과 보호요인 ·····················67

제4장 재난과 정신병리 사이의 연계성 재평가하기··· 105

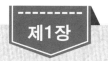

재난이란 무엇인가

Juan José López-Ibor
Complutense University of Madrid, Spain

서론

재난을 정의하는 것은 무척 어려운 일이다. 하지만 재난과 재난이 유발하는 결과들을 직시하기 위해서는 재난을 정의하는 것이 불가피하다. 쿠아랜텔리(Quarantelli)[1]는 재난 전문가들이 재난이 물리적 사건인지 사회 구조적 문제인지 합의하는 것이 학술적으로 중요한 과제라고 말한다. 이러한 과정은 재난현상의 주요 특징, 재난을 일으키는 조건과 그 결과들을 철저하게 연구하는 학술적 활동이다. 그리고 재난의 정의는 '재난 지역' 선포의 기준이 되기도 하며, 다양한 재난 사례에 대한 이해를 돕는 데 필요하기에 아주 중요하다.

위험이란 인간이 위기에 빠졌다는 것을 암시하는 사건이나 자연적인 조건을 의미한다. 즉, 이러한 위험은 개개인이나 한 집단에 피해를 주는 요소인 셈이다. 그러한 점에서 위험은 잠재적인 것이다. 반면, 위기는 위험에 대한 노출 정도를 말하며 향후 일어날 일에 대한 가능성을 의미한다. 항해 지도에 표시되는 암초는 위험인 셈이고, 그 암초가 있는 것을 알면서도 다가가는 것을 보고 위기라고 한다. 재난이란 위험의 결과물이고, 위기가 현실화된 것이다.

다음 문헌에서는 다양한 관점으로 재난을 정의하고 있다.

사건에 의해서 일어난 피해의 강도

재난을 정의할 때 고려되는 요소로는 사망자 수, 부상자 수, 물질·경제적 손실, 그리고 환경 피해가 있다. 몇몇 학자들(예: 2)은 재난의 조건으로 사망자가 25명을 초과해야 한다고 주장하고, 다른 이들(예: 3)은 더 높은 기준을 제시하며 100명 이상의 사망자와 부상자, 100명 이상의 실종자, 그리고 약 10억 원 이상(한화 기준)의 피해액을 주장한다. 또 어떤 이들은(예: 4) 그 이상의 피해 기준으로 500명 이상의 사망자와 약 100억 원 이상의 손실을 제시하고 있다. 라이트(Wright)[5]는 전쟁을 제외하고 한 사건이 120명 이상에게 영향을 줄 때는 특별한 개입과 다양한 집단의 협력이 필요하다고 말한다. 이러한 사건은 재난의 조건과 비슷하다. 독일의 보험회사의 경우, 1,000명 이상의 사상자와 100만 마르크 이상의 피해가 발생했을 때 회사가 개입을 한다는 조건이 있다.[2] 물론, 이 조건은 회사의 책임을 최대한 줄이기 위한 기준이다.

재난을 피해 강도에 따라 정의하는 것은 여러 가지 어려움이 따른다. 첫째, 초기 단계에서 피해 손실을 파악하기란 어렵다. 둘째, 이러한 재난의 정의는 인플레이션에 영향을 받을 수도 있으며 각기 다른 나라 또는 사회적 상황을 비교 연구하는 데는 별다른 도움이 되지 않는다.[6] 셋째, 모든 재난은 환경에 따라 다른 영향을 줄 수 있다. 현재 캘리포니아주에서 일어난 강한 지진이 1989년 이전의 캘리포니아주나 현재의 개발도상국에서 발생한다면 재앙이 될 것이다. 심지어 피해가 없는 재난도 있다. 예를 들면, 1935년 오슨

웰스(Orson Welles)의 세계전쟁(The War of the Worlds) 방송이 대표적인 예다.[7] 이 방송을 본 100만 명 이상의 사람들이 화성인 침략에 대한 소식을 듣고 극심한 공황 반응을 보였다. 하지만 중요한 것은 피해 강도에 따른 재난에 대한 정의가 재난의 핵심을 파악하기에는 부족하다는 것이다.

예외적인 외부 원인

대다수 사람들은 재난이 물리적 환경으로부터 일어난 사건이며, 이례적인 힘에 의해서 일어난다고 생각한다.[8, 9] 일반적으로 재난은 언제 일어날지 예측하기 힘들며 재난 피해자와 지역, 국가가 미리 대비하지 않았을 때 영향을 준다. 하지만 재난은 홍수와 같이 반복될 수 있으며 다양한 형식의 테러 공격처럼 지속되기도 한다. 이와 같이 재난이 반복되거나 지속될 경우, 그 지역사회에서는 재난에 대한 적응과 체념의 문화가 발달하게 된다.

재난은 일반적으로 '우연히' 일어나기 때문에 피할 수 없다고 인식된다. 과거에 재난은 신이 내리는 벌이라고 여겼고, 지금도 재난이 일어나면 '성경 가르침의 일부분'이라고 하거나 하나님이 노아의 방주 때와 같이 인간의 악행을 벌하고자 자연의 힘을 풀었다는 말을 쉽게 접하곤 한다. 사실, 영어로 재난을 뜻하는 단어인 'disaster'의 어원은 라틴어인데, 라틴어로 재난은 불운이나 불행으로 해석된다.

재난의 중요한 특성은 파괴력이다.[10] 엄청난 파괴력을 가진 재난을 두고 재앙이라고 하는데, 재앙이 일어난 지역에서는 일상의 모든 기능이 붕괴되고, 정상적인 사회 기능과 리더십이 상실되며 보건 체계와 비상 시스템도 부족해 생존자들이 도움받기 위해 어디로 가야 하는지 모르는 사태가 발생한다.

재난 원인의 특성

인재는 자연의 혹독함 때문에 일어나는 사건과는 다르게 구분된다. 이러한 인재는 여러 종류가 있지만 그중 몇몇 사건들은 인간의 과오의 결과로 의도치 않게 일어난다. 이러한 경우에는, 책임이 기관에 전가되며, 보험회사들이 피해 보상금을 지불한다.

한편, 전쟁과 같이 명확히 의도된 인재도 있다. 이러한 경우에는 각 개인이 공격을 피하기 위해 효율적인 대항과 방어 메커니즘을 시행할 수 있다. 제1차 세계 대전의 경우에는 전쟁이 전방에서 일어나 후방은 피해가 적었던 반면에, 스페인 내란과 제2차 세계 대전의 경우, 전후방에 상관없이 무차별적인 전투로 많은 피해자가 속출했다. 이에 따라 각 전쟁 피해자들의 심리적 반응이나 증상들은 다르게 나타나는 모습을 보였다. 제1차 세계 대전은, 전방에 있던 사람들이 안전한 후방 지역으로 대피할 수 있었고 세심한 지원 덕분에 피해자들이 빠른 회복 반응을 보였다. 반면에, 스페인 내란[11, 12] 중에는 후방으로 대피한 사람들이 더 큰 영향을 받았고 신체적·심리적 증상들을 보였다. 이와 같은 현상들은 제2차 세계 대전에서도 나타났다.

다른 경우, 폭력은 테러 공격, 강간범에 의한 폭행, 또는 이와 비슷한 사건에 의해서도 발생한다. 불특정다수를 대상으로 한 이러한 익명의 폭력은 피해자들로 하여금 어떤 방어도 하지 못하게 한다. 이러한 폭력은 언제, 어디서, 누구에게나 일어날 수 있다.

심각한 자연재난의 경우, 재난의 종류에 따라 피해가 인지되는 방식과 책임소재의 차이가 있다. 예를 들면, 허리케인이나 화산 폭발 또는 홍수 등이 자주 일어나는 지역은 예측이 가능하고, 갑작스러운 지진이나 대규모 화재의 경우는 예측이 불가능하다.

그러나 모든 재난에는 인간의 영향력이 존재하기 때문에 순수하게 자연적인 재난이 있다고 단정하는 것은 불가능하다. 이것은 미국에서 오랫동안 재난을 연구한 스타인버그(Steinberg)[13]의 이론이다. 그는 지역사회의 발달 정도에 따라 재난 발생이 결정된다고 했다. 1960년과 1987년 사이에 발생한 109개의 큰 재난 중 개발도상국에서 발생한 41%의 재난에서 758,850여 명의 사망자가 발생했던 반면, 남은 59%의 재난들은 선진국에서 일어났으며 11,441명이 사망했다.[14] 이러한 선진국과 개발도상국의 피해 비율은 기아, 에이즈 감염, 그리고 피난민들이 속출했을 때 나오는 선진국과 개발도상국의 피해 비율과도 유사하다.[15]

사회적 체계에 가해진 위협

예외적인 원인만으로 재난을 정의할 수는 없다. 사실, 많은 재난들은 사회적 조건과 관련되어 있다. 아무도 살지 않고 생태학적인 가치가 없는 평지에 홍수가 일어나는 것은 재난은 아니다. 인간의 존재가 필요하기 때문이다. 칼(Carr)[16]이라는 학자는 처음으로 이러한 사회적 특성을 제기한 사람이다. "모든 폭풍우, 약한 지진, 세찬 물줄기 자체는 재앙을 일으키지는 않는다. 재앙이라고 불릴 만한 재난의 결과들이 있을 때 재앙이라고 한다. 그러므로 만일 배가 무사히 폭풍을 벗어나고, 도시가 지진이 일어나도 무사하고, 부두나 둑이 물을 막아낸다면 이것은 재난이 아니다. 문화적 보호 체계(cultural protection)가 붕괴될 때 재난이라고 부를 수 있다."

그러므로 사회의 적응 메커니즘과 대처 방안에 따라 사건의 사회적 영향은 달라진다. 만일 적응과 대응 시스템이 효과적으로 작동한다면, 우리는 이러한 사건을 비상사태라고 하지 재난이라고 부르지는 않을 것이다. 예를 들면, 작은 마을에서 10명 정도의 부상자가 나온 교통사고를 재난이라 할 수 있지만, 큰 도시에서는 재난이라고 하지 않는다.[17] 재난이란 외부 사건이 사회 시스템을[8] 붕괴시키고 구조적 운영을 방해하는 것을 말한다.[18] 사회 · 정치 · 경제적 환경도 자연환경과 마찬가지로 중요한 원인인 셈이다. 이러한 사회·정치·경제적 환경은 한 사건을 재난으로 키울 수 있는 요소다.[19] 그러한 점에서 사회적 시스템의 붕괴는 물질적 손해보다 더 중요할지도 모른다.[20]

국제연합재난규격조정위원회는[21] 재난이란, 사회학적으로 일정한 시공간에서 일어난 사건이며, 사회구조와 시스템 운영을 방해하는 사건이라고 규정했다. 미국대학응급의료단[22]은 재난이란 모든 종류의 위험 요소와 가용자원 간의 심각한 불균형이라고 지적했다. 또한 세계보건기구(WHO)[23]에서도 재난을 동일하게 정의하고 있다. "재난이란 영향을 받은 지역이 올바르게 대처를 못할 정도로 극심한 사회심리적 피해를 주는 것이다." UN(국제연합)의 용어사전[24]에서도 우리는 동일한 정의를 찾을 수 있다. "영향을 받은 지역에 그 지역만의 자원을 가지고 올바르게 대처하지 못할 정도의 인명, 물질적, 자연적 피해가 발생하고, 사회적 기능에 심각한 혼란을 일으키는 것이다."

크로크와 동료들(Croq et al.)[25]은 재난 때문에 발생한 사회조직 손실의 중요성을 지적했다. 그들에게 있어서 재난의 제일 중요한 조건은 조화를 이루고 있던 사회 기능들을 갖춘 사회 시스템의 변화라고 주장했다(정보 시스템, 인력과 물자의 적절한 분배, 에너지 생산 및 소비, 식량 및 식수 배급, 의료 서비스, 공공질서와 안전, 그리고 시신수습 및 장례식 관련 일 등).

요약하자면, 재난이란 한 지역의 가용자원 이상의 인적·물적 피해가 사회에 영향을 주는 사건이며, 이로 인해 평상시의 사회 메커니즘이 긴급 상황에 효율적으로 대처하지 못하는 것을 말한다.

재난 피해는 재난 피해자들의 심리적 대처, 지역사회의 회복력, 외부의 도움과 지원에 따라 경감된다. 이것을 세 단계로 구분할 수 있다. 레벨 I(소수의 피해자가 나온 지역 내의 사건; 그 지역 내에서 피해자들을 찾고 치료하는 데에 적절하고 지원 가능한 의료 자원들이 있으며; 피해자들을 진단하고 치료할 수 있게 돕는 교통수단이 갖추어져 있다.); 레벨 II(피해자가 많으며 자원이 부족하다; 피해 지역의 단체들로부터의 도움이 필요하다; 물론 지역 구분은 각 나라의 분류기준에 따라 다르다); 레벨 III(피해가 막대하다; 지역과 주변 지역의 자원으로 대처하기 어렵다; 국가적이며 국제적인 지원이 필요하다).

　재난은 피해 강도뿐만이 아니라 여러 가지의 이유로 특별한 것이다. 동원되고 있는 물자와 인력이 부족할 수도 있고, 익숙지 않은 일들을 해 내야 하며, 단체나 기관에 변화가 있어야 하고, 새로운 집단들이 나타나고, 긴급 상황에 반응을 하지 않던 사람들이나 기관들도 동원되어야 한다. 또한, 어떠한 경우에는 긴급 상황에 쓰이던 자원과 팀들의 효율성이 저하될 수도 있고, 주민들을 안정시키고 대피시키는 과정에서 문제가 발생할 수도 있다.

　재난은 사회의 동원과 결속력을 유발한다.[26] 가끔은 이러한 도움이 역효과를 불러일으킬 수도 있다. 이것을 '2차 재난(second disaster)'이라고 부르는데, 피해 지역 내에서 여러 단체가 조직화되지 못한 채 너무 많은 외부의 도움을 받을 경우, 피해 지역의 회복을 더디게 하고 장기적인 발전에 방해가 된다.

　재난에는 몇 가지의 조건이 필요하다. 물적 파괴 및 많은 사상자를 내는 사건,[27] 또는 그 지역사회가 대처할 만한 자원이 부족한 상태에서 일어나는 사건[28]이다. 이는 외부 개입 및 도움을 필요로 하며, 사람들에게 무기력함과 위협을 느끼게 하고, 사회 시스템과 개개인의 충돌을 일으키고,[29] 사람들을 이어 주던 공동체의식을 악화시킨다.[30]

사회적 취약성

　재난이 사회 기능에만 영향을 주는 것은 아니다. 재난은 이전에는 드러나지 않았던 어떠한 사회적 취약성의 결과다. 재난은 그 이전에 일어났던 사회적 문제들을 드러낸다.

　취약성은 문명의 발달 정도에 따라 줄어든다. 문명의 본질적으로 인류 스스로가 피해가 되는 행동이나 자연에서 일어나는 힘들로부터 보호하는 것을 목표로 한다.[31]

이러한 사회적 취약성은 재난에 반응하는 병리적 반응에도 존재한다. 최근 미국에서 밝혀진 PTSD의 위험 요인들은 여성, 라틴아메리카계의 민족,[32] 자신 및 가족의 과거 심리 질환 경험자, (특히, 유년기에) 과거 트라우마 경험; 사회적 안정의 부족; 낮은 지능과 신경증적 특성, 자아존중감이 낮은 사람, 자기 자신이나 세상에 대한 부정적 신념을 가진 사람, 그리고 내외 통제성이 낮은 사람[33]이다. 흥미롭게도, 정치적 활동이 이러한 사회적 취약성을 예방하는 요인이 될 수 있다.

독성 기름 증후군의 경우,[34] 이러한 사회적 취약성이 나타났는데 독성물질이 혈액뇌관을 경유하지 않았고, 증후군 피해자들에게서 직접적인 뇌손상 증상이 나타나지 않았다. 이러한 점에서 피해 증상들이 독성 물질보다는 사회적 취약성과 더 관련되어 있다는 것을 알 수 있다. 정신병리학적 후유증의 발현과 관련된 요소에는 여성, 낮은 사회경제 수준, 낮은 학력 수준, 그리고 '신경질환' 및 정신과 자문을 구했던 전력 등이 포함된다.

포스트모던적 시각

쿠아랜텔리(Quarantelli)[1]는 구조요원 및 심지어 재난에 흥미를 보이는 사람을 포함한, 재난에 어떤 식으로든 연관되어 영향을 받는 사람들의 주관적 관점으로부터 재난이 고려되어야 한다는 포스트모더니즘적 입장을 취하고 있다. 모든 재난은 개인의 삶에 영향을 주며 삶의 기반을 뒤흔들어 놓는다. 또한, 재난은 지역사회에 영향을 주며 돋보기와 같이 사회부정의와 불공정을 드러내준다. 이러한 관점에서 보면, 재난은 사회 변화의 일부분이다. 재난은 사건이라기보다 기회다. 재난은 새로운 시각을 열어 주는 사회적 위기인 셈이다.

재난은 정치적 사건이다

만일 정치라는 것이 가치의 분배(allocation of values)라면, 정치와 재난의 연관성은 다음에 의해 결정된다. 정부 측에서는 재난이 발생하기 전에 안전을 위한 가치분배를 하고, 긴급 상황 시에는 생존 가능성을 위한 가치분배, 그리고 회복 및 복원 기간에는 피해 지역민들이 일상으로 적응할 수 있는 기회를 위한 가치분배를 한다.[35]

또한, 재난은 현재와 미래에 일어날 수 있는 위험의 결과를 줄이는 데 필수적이고 혁신적인 계획을 세우기 위한 정치적 기회이기도 하다. 그러나 모든 사건들이 비슷한 정도의 관심을 불러일으키고 정치적 반응을 촉발시키지는 않는다. 앞에서 언급했듯이, 사회적 취약성과 정치는 여기서도 중요한 역할을 한다.[36] 재난의 강도와 정치적 안정의 관계를 연구한 통계자료[37]에 의하면, 재난은 대개 소득 불균형이 아닌 권위주의적인 정권의 억압이나 정치 발달 수준에 의해 영향을 받는다.

에델먼(Edelman)[38]의 분석에 의하면 재난은 정치적으로 활용될 수 있다. 정부는 문제(problems)와 위기(crises)를 다른 방법으로 대처한다. 문제가 일어날 경우, 정부는 시민들에게 제공되는 물품과 서비스의 불평등을 체계적으로 줄이려 한다. 반면에, 위기가 일어날 경우, 정부는 자신들을 정당화하며 권력 장악의 기회로 이용한다. 이렇듯 위기의 반복은 권위주의를 강화시킨다.

재난에서의 희생양

재난은 희생양을 만들 수 있는 기회이기도 하다. 다른 사람이나 집단에 책임을 떠넘기는 것은 빈번하게 발생하는 일이다. 앨린슨(Allinson)에 따르면[39]

어떤 사건의 원인을 인간의 범위 내에서 찾을 때, 개개인의 사람들이 책임자가 누구인가를 밝히는 것은 아주 자연스러운 일이다. 만일, 의문에 싸인 사건이 일어나면, 사람들의 관심은 이것이 누구의 잘못인가를 찾는 일에 집중된다. 사람들은 일단 누군가 사건에 대한 책임을 지게 되면, 이후 재난 자체에 대한 설명이 이루어질 것이라고 생각한다. 그들은 죄를 범한 일행을 찾는 것으로 '문제'를 해결한다. 물론, 실제로 일이 해결되는 것은 아니다. 대신, 이러한 책임 전가는 해결책이 나타난 것처럼 꾸미고, 이렇게 해서 나타난 해결책은 미래의 재난을 방지하지 못한다.

누군가에게 책임을 전가하는 것은 올바른 방법이 아니다. 이것은 오히려 책임을 회피하는 데 쓰이는 수단이다. 이렇듯이 희생양을 만드는 사고방식으로 일을 한다면, 책임은 사라지게 된다.

재난은 신화에 대한 잘못된 인식을 벗겨낸다

재난은 인간이 자연과 문화에 대해 잘못된 개념[2]을 가졌다는 것을 체험적으로 증명한다. 재난으로 인해 사회구조들과 기능만 영향을 받는 것이 아니라, 많은 정신적 믿음 또한 무너지게 된다. 안전할 것이라는 의식이 갑자기 사라지는 것은 분명하다.[40] 나치 강제 수용소에서 살아남았던 프란켈(Frankel)[41] 및 브률(Brull)[42]과 다른 학자들이 말하기를, 이러한 경험 이후 세계, 나 자신, 그리고 미래에 대한 시각이 바뀌게 된다고 언급했다. 그러므로 트라우마를 극복하는 시기에는 현실에 재적응(re-adaption)하는 과정, 트라우마의 재합성(re-elaboration),[43] 새로운 신념의 발달, 과거의 "세상은 안전한 곳이야."라는 잘못된 믿음을 극복하고 "최악의 일들이 나에게도 항상 일어날 수 있어."라는 새로운 시각이 필요하다.

피해자 또는 피해를 입은 사람들

재난 전문가들이 범할 수 있는 최악의 실수는 재난에 영향을 받은 사람들을 피해자화(victimisation)시키는 것이다. 이럴 때일수록 정신의학이 중요한 역할을 할 수 있다. 벤야카르(Benyakar)[18]는 이에 주목했다. '피해자'란 어떠한 상황에 갇힌 채로 어떠한 위치에서 겁에 질려 굳어 버리고, 자신의 주관을 잃은 채로 사회적 현실의 대상이 되어 버린 사람을 가리킨다. '피해를 입은 사람'은 전체적 또는 일부분으로 고치기 쉽거나 아니면 고치기 어려운 피해를 입은 사람을 두고 하는 말이다. '피해를 입은 사람'이란 개념은 정신적 유동성을 함축함과 동시에 개개인의 주관성을 보존한다. 그러므로 정신건강 서비스는 영향을 받은 모든 사람들을 피해자가 아닌 피해를 입은 사람으로 간주하고 도와야 한다.

재난에 대한 보상

재난에 대한 반응과 재난의 정의는 언제나 피해 보상을 기준으로 해서 정해져 왔다. 보상신경증(compensation neurosis)에 관한 문헌은 그 역사가 오래되었다.[44] 실제로, DSM-III에 제시된 것처럼 거의 모든 사람들에게 영향을 주는 엄청난 강도의 스트레스 요인의 존재를 강조한 재난의 정의는 목격자들을 피해자들로 만들어 버릴 때도 있다. 재난은 사회의 틀을 파괴하기 때문에, 어느 개인이든지 사회에 자신이 시달리고 있는 피해를 고쳐 달라고 요구한다. 이는 경제적·정서적으로 또는 어떤 다른 종류의 보상을 받기 위해 정신적 피해를 영속화함으로써 이차 이익을 극대화하려는 경향이 피해자에게 있기 때문이다. 이러한 현상은 정신적 피해가 재난 이전에는 아무 이상 없이 일하던 사람에게 영향을 준다는 사실에 의해서 더 증폭된다.

　　재난의 손해 보상은 없어서는 안 되며 정신적인 피해도 포함해야 한다. 그러나 손상을 입은 사람의 정신건강의 회복 또한 평가되어야 한다. 누구나 기회가 된다면 정부로부터 보호받기 위해서 좀 더 수동적인 개인이 되는 방식으로 자신의 생활을 바꿀 권리는 있다. 그러나 정신건강 전문가들이 존재하는 이유는 의존적인 경향을 줄이기 위함이며 이들은 손상을 입은 사람들이 극복할 수 있도록 도와야 하고, 장애가 만성화되는 것을 방지해야 한다. 또한 사회는 조금이라도 가능한 피해 보상의 남용을 방지하기 위해 제한을 부과할 수도 있다.

　　정신건강 전문가들은 보상을 분배하는 일과 손상을 입은 사람들을 일상으로 재통합하는 프로그램에 포함시키기 위한 결정에 참여해야만 한다.[18]

참고문헌

1. Quarantelli E.L. (Ed.) (1998) *What is a Disaster?* Routledge, London.
2. Dombrowsky W.R. (1998) Again and again-is a disaster what we call a "disaster". In E.L. Quarantelli (Ed.), *What is a Disaster?*, pp. 241-254. Routledge, London.
3. Sheehan L., Hewitt H. (1969) Pilot survey of global natural disaster of the past twenty years. University of Toronto, Natural Hazard Research, Toronto.
4. Tobin G.A., Montz B.E. (1997) *Natural Hazard: Explanation and Integration.* Guilford, New York.
5. Wright S.B. (1997) Northridge Earthquake: Property Tax Relief. Disaster Legislation. White House, Washington, DC.
6. Dynes R.R. (1998) Coming to terms with community disaster In E.L. Quarantelli (Ed.), *What is a Disaster?*, pp. 109-126. Routledge, London.
7. Holmsten B.Y., Lubertozz A. (2001) *The Comeplete War of the Worlds.* Source-books, Napervill.
8. Burton I., Kates R.W. (1964) The perception of natural hazards in

resourcemanagement. *Natural resources J*, 3: 412–441.

9.　Burton I., Kates R., White G. (1993) *The Environment as Hazard*, 2nd edn. Guilford, New York.

10.　Green B.L. (1982) Assessing levels of psychological impairment following disaster. *J Nerv Ment Dis*, 170: 544–552.

11.　López-Ibor J.J. (1942) *Neurosis de Guerra*. Científico-Médica, Madrid.

12.　Rojas Ballesteros L. (1943) Alteraciones psíquicas de guerra. *Actas Luso-Españolas de Neurología y Psiquiatría*, 3: 90–112.

13.　Steinberg T. (2000) *The Acts of God: The Unnatural History of Disaster in America*. Oxford University Press, New York.

14.　Benz G. (1989) List of major natural disasters. 1960–1987. *Earthquake and Volcanoes*, 20: 226–228.

15.　Easterly W. (2001) *The Elusive Quest for Growth, Economists' Adventures and Misadventures in the Tropics*. MIT Press, Cumberland.

16.　Carr L. (1932) Disaster and the sequence-pattern concept of social change. *Am J Sociol*, 38: 207–218.

17.　Quarantelli E.L. (1997) Ten criteria for evaluating the management of community disasters. *Disasters*, 21: 39–56.

18.　Benyakar M. (2002) Salud mental en situaciones de desastres: nuevos desafíos. *Revista de Neurología Neurocirugía y Psiquiatría de Méjico*, 35: 3–25.

19.　Blaikie P., Cannon T., Davis I., Wisner B. (1994) *At Risk: Natural Hazards, People's Vulnerability, and Disasters*. Routledge, London.

20.　Quarantelli E.L. (1988) Community and organizational preparations for and responses to acute chemical emergencies and disasters in the United States: research findings and their wider applicability. In H.B.F. Gow, R.W. Kay (Eds.), *Emergency Planning for Industrial Hazards*, pp. 251–273. Elsevier, Amsterdam.

21.　United Nations Disaster Relief Coordinator Office (1984) *Disaster Prevention and Mitigation*, Vol. II: *Preparedness Aspects*. United Nations, New York.

22.　American College of Emergency Physicians (1985) Disaster medical services. *Ann Emerg Med*, 14: 1026.

23. World Health Organization (1991) *Psychosocial Consequences of Disasters–Prevention and Management.* World Health Organization, Geneva.

24. United Nations Department of Humanitarian Affairs (1992) *Internationally Agreed Glossary of Basic Terms Related to Disaster Management.* United Nations, Geneva.

25. Crocq L., Doutheau C., Salham M. (1987) Les réactions emotionnelles dans les catastrophes. In *Encyclopédie Médico–Chirurgicale. Éditions Techniques*, Paris, 37–113–D–10.

26. Blocker T.J., Rochford E.B., Sherkat D.E. (1991) Political responses to natural disaster: social movement participation following a flood disaster. *International Journal of Mass Emergencies and Disasters*, 9: 367–382.

27. Cohen R. (1999) *Salud Mental para Víctimas de Desastres.* Manual para Trabajadores. Organización Panamericana de la Salud, Washington, DC.

28. Anderson, J.W. (1968) Cultural adaptation to threatened disaster. *Human Organizations*, 27: 298–307.

29. Schulberg H.C. (1974) Disaster, crisis theory and intervention strategies. *Omega*, 5: 77–87.

30. Erikson P., Drabek T.E., Key W.H., Crowe J.L. (1976) Families in disaster. *Mass Emergencies*, 1: 206–213.

31. Gilbert J.E. (1958) Human behaviour under conditions of disaster. *Med Serv J Can*, 14: 318–324.

32. Ruef A.M., Litz B.T., Schlenger W.E. (2000) Hispanic ethnicity and risk for combat–related posttraumatic stress disorder. *Cultur Divers Ethnic Minor Psychol*, 6: 235–251.

33. Van Zelst W.H., de Beurs E., Beekman A.T., Deeg D.J., van Dyck R. (2003) Prevalence and risk factors of posttraumatic stress disorder in older adults. *Psychother Psychosom*, 72: 333–342.

34. López–Ibor J.J. Jr, Soria J., Cañas F., Rodriguez–Gamazo M. (1985) Psychopathological aspects of the toxic oil syndrome catastrophe. *Br J Psychiatry*, 147: 352–365.

35. Olson R.S. (2000) Toward a politics of disaster: losses, values, agendas, and blame. *International Journal of Mass Emergencies and Disasters*, 18: 265–

287.

36. Birkland T.A. (1997) *After Disaster*. Georgetown University Press, Washington, DC.

37. Drury A.C., Olson R.S. (1998) Disasters and political unrest: an empirical investigation. *Journal of Contingencies and Crisis Management*, **6**: 153–161.

38. Edelman M. (1977) *Political Language: Words that Succeed and Policies that Fail*. Academic Press, Boca Raton, FL.

39. Allinson R.E. (1993) *Global Disasters: Inquiries into Management Ethics*. Prentice Hall, New York.

40. Lifton R.J. (1979) *The Broken Connection*. Simon & Schuster, New York.

41. Frankel V. (1962) *Man's Search for Meaning*. Beacon Press, Boston.

42. Brüll F. (1969) The trauma-theoretical considerations. *Isr Am Psychiatr Relat Discip*, **7**: 96–108.

43. Horowitz M.J. (1993) Stress-response syndromes: a review of posttraumatic stress and adjustment disorders. In J.P. Wilson, B. Raphael (Eds.), *International Handbook of Traumatic Stress Syndromes*, pp. 145–55. Plenum Press, New York.

44. Kinzie J.D., Goetz R.R. (1996) A century of controversy surrounding posttraumatic stress stress-spectrum syndromes: the impact on DSM-III and DSM-IV. *J Trauma Stress*, **9**: 159–179.

재난의 심리적 · 정신병리학적 결과

Carol S. Fullerton and Robert J. Ursano
Uniformed Services University of the Health Sciences,
Bethesda, MD, USA

서론

외상이나 재난에 노출된 대다수의 사람들은 재난 이후에도 잘 지낸다. 그러나 몇몇 사람들은 정신적인 고통을 겪고, 어떤 사람들은 행동 변화를 나타내며 재난 이후에 정신병을 겪는 사람도 있다. 이러한 질병에는 급성 스트레스 장애(ASD), 외상 후 스트레스 장애(PTSD) 및 외상 관련 우울 증상과 같은 분명한 외상 관련 정신질환뿐만 아니라 신체적 피해(예를 들어, 기질성 뇌장애, 신체적 질병에 대한 심리적 반응)의 2차적인 것들도 포함된다.[1] 정신질환 발생률(psychiatric morbidity)은 다양한 요소에 의해서 결정되는데, 예를 들면 재난의 종류, 노출 강도, 부상의 정도, 생명 위협의 정도, 개인과 지역사회의 혼란이 지속되는 기간을 포함한다. 때때로, 외상적 사건과 재난은 많은 행사들을 개최하고 목적의식 및 긍정적 성장 경험의 기회를 제공하는 역할을 함으로써 유익한 영향을 미친다.[2, 3] 외상이나 재난의 영향들은 그 사람에게 과

거의 외상적 사건을 연상시키는 사건에 의해서 다시 되살아나기도 한다.[4] 외상과 재난은 외상적 사건에 영향을 받은 사람들의 회복 공간이 되는 지역사회에도 충격을 줄 수 있다. 이번 장에서는 외상과 재난에 관한 정신의학적 · 심리적 · 행동적 결과들의 위험요인과 중재를 포함한, 외상과 재난에 대한 정신의학적 반응들에 대해 살펴볼 것이다.

역사

재난을 겪은 사람들의 정서적인 반응에 대한 연구는 인류의 제일 오래된 인재인 전쟁을 관찰하면서 시작되었다. 미국 남북 전쟁 당시, 정신질환을 보인 사상자들은 향수병에 고통스러했던 것으로 생각된다.[5] 향수병은 실망감과 집에 가고픈 갈망에 의해서 일어난 일종의 우울감(melancholy) 혹은 가벼운 정도의 정신 이상증이다. 이는 또한 '전쟁과 관련되어 나타나는 마음의 병(soldier's heart)'이라고 알려졌다. 제1, 2차 세계 대전에서는 외상에 대한 정서적 반응들이 '포탄 충격(shell shock; 전투 피로에 의한 정신질환적 상태)', '전쟁 피로증(battle fatigue)' 또는 '전쟁 신경증(war neuroses)'으로 묘사되었다.[6, 7] 'thousand-mile stare'는 스트레스가 많은 상황이나 사건들로 인해 주변 환경을 차단하고 아무것도 보지 못하는 멍한 상태로서, 붕괴 직전의 파김치가 된 보병들을 묘사한다. 전투 스트레스의 증상들은 개인과 그 개인이 처한 전후 사정에 따라 다르지만, 대체적으로 불안, 깜짝 놀란 반응들, 그리고 무감각으로 나타났다.[8] 현재 PTSD라고 불리는 증상들에 대한 일부 초기 묘사들은 외상성 부상으로부터 비롯되었다. 예를 들면, 리글러(Rigler)는 1871년에 일어난 철도 사고들로 인한 심리적 영향을 두고 '보상신경증(compensation neurosis)'[7]이라고 불렀다. 1892년에 존스홉킨스 대학교의 첫 학장인 윌리엄 오슬러 경(Sir William Osler)[9]은 재난이나 어떠한 충격 이후의 상태를 외상성 신경증(traumatic neurosis 또는 'railway brain', 철도사고로 생긴

일동의 신경병; 'railway spine', 철도사고와 관련된 승객의 외상 후 증상에 관한 진단명; 'traumatic hysteria', 외상적 히스테리라고도 불림)이라고 묘사했다. 19세기 말부터 20세기 초에는 철도 사고들, 두 차례의 세계 대전, 홀로코스트, 히로시마와 나가사키를 잿더미로 만든 원자 폭탄으로 인한 외상적 스트레스 증상과 관련된 묘사들이 나왔다. 그 증상들은 '공포 신경증(fright neurosis)', '생존자 증후군(survivor syndrome)', '핵무기 보유주의(nuclearism)', '전쟁 피로증(operational fatigue)', 그리고 '보상신경증(compensational neurosis)'이라는 꼬리표(labels)가 달렸다. 샤르코(Charcot), 재닛(Janet), 프로이트(Freud), 그리고 브로이어(Breurer)는 심리적 외상이 히스테리 증상을 유발한다고 제시했다. 하지만 그 당시의 사람들은 외상적 사건만으로는 외상 후 증상을 일으키기에는 부족하다고 느꼈고, 유기적인 원인들(organic causes)을 찾고자 노력했다. 이러한 시각은 많은 베트남 전쟁 참전 용사들이 장기적인 정신적·심리적 문제들을 겪는다는 사실과 정신적인 문제가 없던 사람들이 끔찍한 스트레스 요인에 노출되면 임상적으로 심각한 정신적 문제가 생기게 된다는 사실들이 인지되기 시작하면서 변했다. 이러한 변화를 따라, PTSD의 진단은 DSM-III의 하나의 범주가 되었다.[10]

강제 수용소 생존자들,[11-14] 히로시마 참사의 구조 요원들[15] 등, 다양한 사람들의 외상적 경험 후 반응들에 대한 연구들은 외상이 사람에게 미치는 정신적·심리학적 영향에 대한 이해를 넓혀 주었다. 1942년 코코넛 그로브 나이트클럽 화재,[16, 17] 1972년 버팔로 크리크 홍수,[18-20] 1980년 세인트 헬렌스 화산 폭발,[21, 22] 1977년, 시드니 근교에서의 그랜빌 철도 재난(disaster),[23] 1984년에 리비아에서 잡혀 감옥에 갇히고 고문을 당한 노르웨이 선원들,[24] 콜롬비아에서의 화산 폭발, 1985년 알메로 마을을 뒤덮은 재난[25]과 같이 근래에 일어난 많은 재난에 관한 정신적·심리적 결과들이 심층적으로 연구되었다.

트라우마와 재난 관련 정신질환들

왜 어떤 사람들은 외상적 사건에 노출된 이후에 외상 후 정신질환에 걸리고 어떤 사람은 그렇지 않은지에 대한 우리의 이해는 이제 막 유아기에 접어들었다고 볼 수 있다(PTSD 예측 변수의 메타 분석을 원하면 참고문헌 26번을 참조하라). 외상 후 정신질환들은 대개 삶으로부터 직접적인 위협을 받거나 외상 후 사건의 공포에 떠는 사람들에게서 가장 자주 일어난다. 외상 후 스트레스 요인에 '노출'될수록, 정신질환 발생률도 높아진다. 하지만 특정 집단의 사람들은 좀 더 심각한 정신적 후유증의 위험에 처해 있다. 제일 큰 위험에 노출된 사람들은 일차 피해자들, 일차 피해자들에게 강한 애착이 있던 사람들, 최초 구조자들 및 지원을 제공한 사람들이다.[27] 신체적으로 위험에 빠졌거나 그 사건들을 직접적으로 목격한 어른들, 아이들, 그리고 노인들 또한 위험에 처해 있다. 외상적 사건에 노출되기 전의 심리적 취약점들, 예를 들자면 실직이나, 견딜 수 없을 정도로 더 길어진 출퇴근 시간, 또는 사람들의 늘어난 요구에 과로화되어 버린 대인관계 및 지역사회 지원 시스템의 침체와 같은 공포스러운 요인과 현실 때문에 외상적 사건이 더욱더 자신을 뒤흔들 수도 있다. 부상을 당한 사람들은 부상 자체가 보여 주듯이 그 사건에 처했을 때 높은 강도의 삶의 위협을 느꼈고 앞으로도 부상에 따른 추가적인 스트레스 부담, 그리고 부상이 그 사건을 지속적으로 상기시킴으로써 더한 위험에 빠지게 된다. 베트남 참전 용사들에 대한 유행병학적 수집 영역 연구(Epidemiologic Catchment Area Study)[28]는 부상을 입은 사람이 부상을 당하지 않은 사람보다 더 높은 비율의 PTSD가 나타나는 것이 사실임을 뒷받침해 준다. 비슷한 결과들이 재향 군인 업무의 연구(Veterans Affairs study)에서도 나타났다.[29, 30]

기존의 정신병이나 증상들이 외상적 사건 후 정신질환 발생률의 필수 요건은 아니다.[31-34] PTSD 혹은 우울증을 가진 오클라호마시티 폭탄 테러의 생존자 중 약 40%는 정신병을 앓았던 병력이 없었다.[35] 그러므로 치료가 필요한 사람들은 평상시의 예측 위험요인들이 없을 수도 있고 다른 정신건강 표집에 쓰인 대처 전략들이 통하지 않을 수도 있다. 재난이나 외상적 사건이 심각하지 않을수록, 신경증적 성격이나 정신병력과 같은 재난 이전의 변수들이 재난 후 정신질환을 예측하는 데 더 중요해 보인다.[32, 36-39] 스트레스 요인이 심각할수록 재난 이전의 정신질환들은 재난 후 정신질환을 덜 예측한다.

전반적으로, 어린아이들이나 청소년들이 외상에 따른 정신적 후유증의 위험에 더 취약하다. PTSD, 우울증, 분리불안장애,[40] 또한 넓은 범위의 증상들과 행동들[41, 42]이 외상에 노출된 아이들에게서 나타났다. ASD나 PTSD에서 흔한 재경험의 증상(re-experiencing symptoms)들은 트라우마 주제를 가지고 있는 반복적인 놀이나 악몽 그리고 트라우마의 구체적 재연을 통해 아이들에게 분명해질 수 있다.[43] 아이들은 비극을 상기시키는 구체적인 것들을 피하려는 행동을 나타낼 수도 있고(예를 들면, 누군가가 죽은 놀이터 근처를 피하는 행동) 가족이나 사랑하는 사람들에게서 떨어지는 것보다는 집에 머물고 싶어 할 수도 있다. 아이들에게서 흔하게 나타나는 다른 반응들로는 사건 재발의 두려움, 다른 사람들의 안전에 관한 걱정들, 그리고 죄책감이 있다. 특히 우려되는 것은 외상 후 청소년들에게서 위험을 감수하는 행동이 증가하는 것이다.[44] 중요한 어른들(예를 들면, 부모님이나 선생님)의 대처가 아이들의 외상에 대한 반응에 큰 영향을 준다.[45]

언론에 노출되는 것은 재난을 경험한 거의 모든 지역사회에서 일어나는 일이다. 언론 노출은 안심과 위협을 동시에 주기도 한다. 특히, 아이들에게 있어 이러한 노출의 제한은 불안감을 주는 영향들을 최소화할 수 있다.[46] 피해자의 배우자나 주변 사람들을 교육시키는 것은 치료에 도움이 될 수도 있고 증상들을 악화시키거나 지속시킬 수도 있다.

급성 스트레스 장애와 외상 후 스트레스 장애

ASD 혹은 PTSD 증상의 필수 요소인 외상성 사건에 노출되는 것은 비교적 흔한 경험이다. 약 50~70%의 미국인들이 인생의 어느 한순간에 외상성 사건에 노출된 적이 있다. 그러나 그중 대략 5~12%의 사람들만이 외상 후 스트레스 장애를 겪는다. 국립동반질환연구(National Comorbidity Study, 이하 NCS)[47]가 미 전역의 15~45세의 5,877명을 대상으로 연구한 결과에 따르면 남성이 외상에 노출되는 평생 유병률은 60.7% 그리고 여성은 51.2%로 나타났다. 미 전역의 여성 표본을 대상으로 한 전미 여성 연구(National Women Study, 이하 NWS)[48]는 69.0%의 미국 여성들이 살면서 한 번쯤은 외상성 경험에 노출된 것을 발견했다. NCS는 7.8%의 여성이 외상 후 스트레스 장애를 겪었다고 한 반면, NWS는 12.3%의 여성이 외상 후 스트레스 장애를 겪었다는 사실을 발견했다. 미국 도시건강관리기관의 유행병 연구에 의하면, 브레스라우와 동료들(Breslau et al.)[49]은 성인이 외상에 노출되는 평생 유병률이 9.2%라는 사실을 발견했다. 이 연구들은 인간의 경험 범위를 넘은 사건만을 필요로 하는 DSM-III와 DSM-III-R[50]의 조건 A를 사용했다. DSM-IV의 경우, 스트레스 요인으로서 극심한 두려움, 무력함, 그리고 공포 중 하나만을 필요로 하는 조건 A2로 대체됐다.

PTSD는 자연재해와 인적 재해 두 경우에 대해서 널리 연구되어 왔다(참고 문헌 51번 참조). PTSD는 테러부터 자동차 사고 그리고 산업 현장에서의 폭발(industrial explosion)까지 많은 외상성 사건들 이후에 흔하게 나타난다. 심한 경우에 PTSD는 평범한 감기처럼 많이 경험할 수 있으며, 거의 모든 사람들의 삶에 한 번쯤은 나타난다. 만일 이것이 지속된다면, 증상은 더욱 심각해지며 심리치료(psychotherapeutic)와 약물요법이 필요할 수도 있다.

흥미롭게도 DSM-III와 DSM-III-R에서 제외된 종류는 외상성이나 재난 사건들에 대한 급성 반응들의 진단 범주다. 급성 스트레스 장애의 진단을 포함한 DSM-IV[52]는 외상성 사건들에 대한 사람들의 반응들 간에 폭넓은 스펙

트럼을 인정했다. 급성 스트레스 장애는 상대적으로 새로운 진단이기 때문에 이 장애의 과정과 결과를 검사하기 위해 실험에 의거한 조사들이 이제 막 시작되었다.[53, 54] 그러나 전쟁에 관한 최근의 연구들은 급성 전투 관련 스트레스 반응들(현재 급성 스트레스 장애라고 고려될 수 있음)이 부정적 결과들을[32] 예측하고 신체적 통증과 관련 있다는 것을 제시했다.[55-57] 다수의 조사들은 급성 스트레스 장애 증후군의 일부분인 침습, 회피, 그리고 분열[58] 등의 증상들을 기록했고, 특히 외상 후 스트레스 장애와 같이 이후에 정신질환으로 발전할 수 있다고 예측했다.[59-64] 초기의 증상들은 충분한 휴식 취하기나 생물학적 리듬(예: 일정한 시간에 자거나 일정한 시간에 밥 먹기)을 유지하도록 가르치는 교육에 반응한다.[65]

외상성 스트레스 요인의 진단기준: 조건 A

외상성 스트레스 요인이 일상생활의 일부분에서 빈번하게 나타난다는 것을 인정하였기 때문에, DSM-IV[52]는 '일상생활 경험의 범주에서 벗어난' 스트레스 요인일 것이라는 DSM-III-R[50]의 조건을 삭제하였다. DSM-IV에서 급성 스트레스 장애나 외상 후 스트레스 장애의 필수적인 특징은 일반적인 인간 경험의 범주 밖에 존재할 필요는 없는 외상성 사건의 노출 이후 '극심한 두려움, 무기력함, 그리고 공포'의 발달이다(조건 A)[43](<표 2-1>과 <표 2-2> 참조). 노출은 자기 자신 혹은 다른 사람과 관련하여 '실제로 죽음이 발생했거나 죽음의 징후가 보임', '심각한 부상' 혹은 '신체의 온전함에 대한 위협'을 야기하는 외상성 사건에 대해 직접 경험하거나 목격하는 것 또는 알게 되는 것을 포함할 수 있다. 자연재해(예: 토네이도, 지진 등)와 인적 재해(예: 사고, 강간, 폭행, 전쟁, 테러 등)의 외상성 사건들은 둘 다 이와 같은 증상들을 일으킬 수도 있다. 이와 같은 외상성 사건들의 일부는 딱 한 번만 일어나는 반면, 다른 사건들은 만성적이거나 반복된 노출을 포함한다.

대체로, 인간에 의한 외상성 사건들은(자연재해들과는 달리) 좀 더 빈도가 잦고 지속적인 정신적 증상들과 고통들을 일으키는 것으로 알려져 왔다(참고문헌 66번 참조). 하지만 갈수록 이를 구별하기 어렵다. 자연재해의 원인과 결과들은 종종 인간의 영향을 받은 것들이다. 예를 들면, 지진에 의한 피해와 인명 손실은 부실 공사나 높은 거주 밀도 때문에 확대될 수가 있다. 마찬가지로, 홍수가 일어날 수 있는 가능성을 높이는 부실한 토지관리 관행들로 자연재해에 일조하거나 자연재해를 초래할 수도 있다. 개인 간 폭력(폭행)이나 집단 간 폭력(전쟁, 테러 등)은 어쩌면 가장 충격적인 외상성 경험이다. 기술의 발달에 의한 재해(technological disaster)들은 일상생활의 사건들에 대한 구체적인 정신적 우려를 가져올지도 모른다. 예를 들면, 비행기 추락사고 이후의 비행에 대한 두려움이나 광산재해 이후의 폐쇄공포증 등이다. 이러한 사건들은 구체적인 공포증을 치료하고 공포가 삶의 다른 영역으로 일반화되지 않도록 하기 위하여 평가와 개입이 필요하다(예: "나는 끓는 물이 폭발을 계속 상기시켜서 더는 요리를 못하겠어.").

 〈표 2-1〉 DSM-IV-TR 급성 스트레스 장애의 진단기준(308.3)

A. 다음 두 가지 항목에서 제시된 외상성 사건에 노출된 적이 있다.
  (1) 자기 자신이나 또는 타인과 관련하여 죽음 또는 죽음의 징후, 심각한 부상, 신체의 온전함에 대한 위협을 포함하는 사건(들)을 경험하였거나 목격하였거나 직면하였을 때
  (2) 개인의 반응에 극심한 공포, 무력감, 고통이 동반될 때
B. 고통스러운 사건을 경험하는 도중이나 그 이후에 개인은 다음 해리성 증상들 가운데 세 가지(또는 그 이상) 증상을 보인다.
  (1) 정서 반응의 마비, 소외, 결핍에 대한 주관적인 느낌
  (2) 주변에 대한 자각의 감소(예: '멍한 상태')
  (3) 현실감 소실
  (4) 이인증
  (5) 해리성 기억상실(예: 외상의 중요한 부분을 회상하지 못함)
C. 외상성 사건은 다음의 방식들 중 적어도 한 가지 방식이 지속적으로 재경험된다. 반복되는 영상, 사고, 꿈, 착각, 생생한 장면의 회상, 또는 경험이 뚜렷해지는 감각; 또는 외상성 사건을 생각나게 하는 사람에게 노출되면 고통이 유발됨
D. 외상을 연상케 하는 자극(예: 사고, 느낌, 대화, 활동, 장소, 인물)에 대한 명백한 회피

E. 현저한 불안이나 증가된 각성 반응의 증상(예: 수면장애, 자극 과민, 집중 곤란, 과
   잉경계, 과장된 놀람 반응, 운동성 좌불안석)

F. 심리적 장애가 임상적으로 심각한 고통이나 장해(사회적 · 직업적, 기타 중요한 기
   능 영역에 있어서)를 야기시키거나, 몇몇 필요한 작업(예를 들면, 가족에게 외상성
   사건에 대해 말함으로써 필요한 도움을 얻거나 개인적 자원을 동원시킴)을 수행할
   능력을 손상시킨다.

G. 심리적 장애는 적어도 2일간 그리고 길게는 4주간 지속되며, 외상적 사건이 일어
   나고 4주 이내에 증상이 나타난다.

H. 심리적 장애는 물질(예: 남용 약물, 투약 약물)이나 일반적인 의학적 상태의 직접
   적인 생리적 효과로 인한 것이 아니고, 단기 정신증 장애로 더 잘 설명되지 않으
   며, 단순히 기존의 축 1이나 축 2의 장애가 악화된 상태가 아니다.

어쩌면, 재난 후의 정신병들의 개연성과 빈도, 모두의 제일 좋은 예측 변
수들은 외상의 스트레스 요인의 강도와 노출의 강도일 수도 있다. 쇼어와 동
료들(Shore et al.)은[21, 22] 세인트 헬렌스 화산 폭발사건에 따른 재난 노출
강도가 정신적 결과와 연관이 있다는 것을 발견했다. 그들은 화산 근처에 살
던 사람들에게서 더 높은 비율의 외상 후 스트레스 장애, 일반적인 불안장애
와 우울증을 포함한 재난 후 정신질환들이 발생한다고 보고했다. 정신질환
과 외상 스트레스 요인 간 연관성의 부가적인 근거는 전쟁 외상의 연구에서
도 찾을 수 있다.

 〈표 2-2〉 DSM-IV-TR 외상 후 스트레스 장애의 진단기준(309.81)

A. 다음 두 가지 항목에서 제시된 외상성 사건에 노출된 적이 있다.
   (1) 자기 자신이나 또는 타인과 관련하여 죽음 또는 죽음의 징후, 심각한 부상, 신
       체의 온전함에 대한 위협을 포함하는 사건(들)을 경험하였거나 목격하였거나
       직면하였을 때
   (2) 개인의 반응에 극심한 공포, 무력감, 고통이 동반될 때
   주: 소아의 경우 이런 반응 대신 와해되거나 초조한 행동으로 표출될 수 있다.

B. 외상성 사건을 다음과 같은 방식 가운데 한 가지(또는 그 이상) 방식으로 지속적
   으로 재경험된다.

(1) 사건에 대한 반복적이고 집요하게 떠오르는 고통스런 회상(영상이나 생각, 지각을 포함)

주: 소아의 경우 사고의 주제나 특징이 표현되는 반복적 놀이를 한다.

(2) 사건에 대한 반복적이고 괴로운 꿈

주: 소아의 경우 내용이 인지되지 않는 무서운 꿈

(3) 마치 외상성 사건이 재발하고 있는 것 같은 행동이나 느낌(사건을 다시 경험하는 듯한 지각, 착각, 환각, 해리적인 생생한 장면의 회상들, 이런 경험은 잠에서 깨어날 때 혹은 중독 상태에서의 경험을 포함한다)

주: 소아의 경우 외상의 특유한 재연(놀이를 통한 재경험)이 일어난다.

(4) 외상적 사건과 유사하거나 상징적인 내적 또는 외적 단서에 노출되었을 때 심각한 심리적 고통

(5) 외상적 사건과 유사하거나 상징적인 내적 또는 외적 단서에 노출되었을 때의 생리적 재반응

C. 외상과 연관되는 자극을 지속적으로 회피하려 하거나, 일반적인 반응의 마비(전에는 없었던)가 다음 중 세 가지 이상으로 나타난다.

(1) 외상과 관련되는 생각, 느낌, 대화를 피한다.

(2) 외상이 회상되는 행동, 장소, 사람들을 피한다.

(3) 외상의 중요한 부분을 회상할 수 없다.

(4) 중요한 활동에 흥미나 참여가 매우 저하되어 있다.

(5) 타인으로부터의 이탈 또는 소외감

(6) 정서의 범위가 제한되어 있다(예: 사랑의 감정을 느낄 수 없다).

D. 증가된 각성 반응의 증상(외상 전에는 존재하지 않았던)이 두 가지 이상 발생한다.

(1) 잠들기 어려움 또는 잠을 계속 자기 어려움

(2) 자극에 과민한 상태 또는 분노의 폭발

(3) 집중의 어려움

(4) 지나친 경계

(5) 악화된 놀람 반응

E. 심리적 장애(진단기준 B, C, D)의 기간이 1개월 이상이다.

F. 리적 장애가 사회, 직업, 또는 다른 중요한 기능 영역에서 임상적으로 심각한 고통이나 손상을 초래한다.

세분할 것:

급성: 증상 기간이 3개월 이하

만성: 증상 기간이 3개월 이상

지연성: 외상 사건 이후 적어도 6개월 이후 증상이 발생하는 경우

베트남 전쟁의 경우 높은 비율의 외상 후 스트레스 장애, 우울증, 그리고 알코올 남용과 같은 정신병들은 전투에 노출된 경험과 상당히 연관이 있다.[29] 베트남 전쟁에 함께 참여하지 않은 일란성 쌍생아들의 외상 후 스트레스 장애에 관한 흥미로운 조사에 따르면, 골드버그와 동료들(Goldberg et al.)은 베트남에서 높은 강도의 전투에 노출되었던 쌍둥이가 동남아에서 군복무를 하지 않았던 쌍둥이에 비해 아홉 배 정도의 외상 후 스트레스 장애를 앓는다는 사실을 발견했다.[31]

정신질환 발생률은 다른 것들보다도 외상 사건들의 어떠한 측면들에 의해 일어난다. 정신질환 발생률의 가장 큰 위험은 삶에 높은 수준으로 인지된 위협, 낮은 (정신적) 통제(low controllability), 높은 손실(high loss), 부상(injury), 재난이 재발할 수 있는 가능성, 비정상적인 사건에 노출(exposure to the grotesque) 등의 요인들과 연관이 있다.[35, 52, 67-71] 예를 들면, 테러는 광범위한 두려움, 현 기관에 대한 신뢰(믿음) 상실, 예측 불가능과 안전 손실이 만연한 경험 등의 특성들에 의해서 자연재해나 인재로부터 쉽게 구분된다.[72] 2001년 9월 11일 재난의 반응들에 관해 미 전역에서 실시된 종단 연구에 의하면, 사건 발생 후 2개월이 지난 시점에서 뉴욕시 외부에 살고 있는 64.6%가, 6개월이 흐른 뒤에는 37.5%가 미래에 있을지 모를 테러에 대한 두려움을 가지고 있음을 보고하였다.[73] 게다가, 사건 발생 후 두 달째에는 59.5%의 사람들이, 사건 발생 후 여섯 달째에는 40.6%의 사람들이 가족들에게 해가 올 수도 있다는 두려움을 나타냈다. 테러는 정신병, 고통, 지역사회와 사회적 기능들을 붕괴시키는 가장 강력하고 만연된 원인들 중 하나다.[35, 74]

정신적 고통에 대한 취약성은 자신이 독소(예: 화학 물질들이나 방사능)에 노출되었다는 지식에 의해 더욱더 늘어난다.[75, 76] 이러한 경우, 정보 그 자체가 1차 스트레스 요인이다. 독소 노출들은 실제로 자신이 독소에 노출되었다는 것 외에 장기적인 건강 상태에 대한 불확실성에 머리가 혼란스러워지며 부가적인 스트레스를 준다. 불확실성을 안고 산다는 것은 사람에게 극도로 스트레스를 준다. 일반적으로 불확실성은 생물학 무기를 이용한 테러와 동반되며 생물적 · 화학적 · 원자적(핵무기의) 요소들을 사용한 테러 공격에 대비하여 준비하는 의학계의 큰 근심거리다.[73, 77-79]

급성 스트레스 장애(ASD)와 외상 후 스트레스 장애(PTSD)의 증상들

　가장 큰 차이점인 시간의 흐름에 따른 추이 변화와 급성 스트레스 장애의 진단기준인 해리 증상을 포함해야 한다는 요건을 제외하면 급성 스트레스 장애의 진단기준은 외상 후 스트레스 장애의 진단기준들(<표 2-3> 참조)과 매우 유사하다. 외상 후 스트레스 장애의 진단은 만일 증상들이 한 달 이상 지속되거나 아니면 증상들의 시작이 외상성 사건 이후 한 달 뒤에 일어나면 적용된다. 중요하게도, 급성 스트레스 장애와 외상 후 스트레스 장애 둘 다 증상의 심각도가 '임상적으로 심각한 고통'이나 기능장애를 일으킬 정도여야만 한다(기준 F).[43] 급성 스트레스 장애와 외상 후 스트레스 장애의 증상들은 세 가지의 부류로 나뉜다. 스트레스 요인의 지속적인 재경험(외상 후 스트레스 장애의 기준 B와 급성 스트레스 장애의 기준 C), 외상을 상기시키는 것들의 지속적 회피와 일반적인 반응의 마비(외상 후 스트레스 장애의 기준 C와 급성 스트레스 장애의 기준 B와 D), 그리고 증가된 각성의 지속적 증상(기준 D) 등으로 나누어진다.

〈표 2-3〉 급성 스트레스 장애와 외상 후 스트레스 장애의 비교

	ASD	PTSD
외상의 특성/외상에 대한 반응		
• 개개인은 자신이나 타인의 실제적이거나 위협적인 죽음이나 심각한 상해, 또는 신체적 안녕에 위협이 되는 사건(들)을 경험, 목격 또는 직면	×	×
• 극심한 두려움, 무력감 또는 공포를 포함한 개인의 반응	×	×

증상 기준		
• 지속적 외상의 재경험	×	×
• 외상을 상기시키는 대상을 회피	×	×
• 각성과민의 신체적 증상들	×	×
• 외상 도중 및 그 즉시 이후의 해리 증상들	×	
• 임상적으로 심각한 고통이나 기능장애	×	×
시간 요건들		
• 증상의 지속	이틀~4주	한 달
• 외상 관련 증상들의 시작	외상의 4주 내	외상 후

　급성 스트레스 장애의 기준 B는 개개인은 외상 도중이나 그 이후에 세 번 이상의 해리 증상들을 경험해야 한다는 것을 요구한다. 급성 스트레스 장애를 충족하기 위해서, 조건 D는 '외상을 떠올리는 자극에 대한 뚜렷한 회피'를 요구한다.[43] 이러한 급성 스트레스 장애의 기준들은 외상 후 스트레스 장애의 기준 C와 중복되지만 동일하지는 않다.

　재경험 부류는 사건의 '반복적이고 집요하게 떠오르는 기억', 사건에 대한 반복적이고 고통스러운 꿈, 마치 외상성 사건이 재발하고 있는 것 같은 행동이나 느낌, 외상의 단서에 노출되었을 때 '극심한 심리적 고통', 그리고 외상의 단서에 대한 생리적 반응[43] 등의 증상들을 포함한다. DSM-IV는 외상성 사건을 상기시키는 것과 관련된 생리적 증상들을 각성 부류에서 재경험 부류로 옮겼다. 이러한 변화는 외상 후 스트레스 장애의 생물학적인 이해와(외상 후 스트레스 장애가) 기억과 연관성 있음에 대한 이해가 최근 들어서 발달하고 있음을 비추어 준다.[80] 회피/마비 부류는 목적이 있는 행동들 또는 무의식적인 메커니즘들을 포함할 수도 있다. 예를 들자면, 외상과 관련되는 생각, 느낌, 또는 대화들을 회피, 외상의 기억을 되살리는 활동, 장소 또는 사람들의 회피; 외상의 중요한 측면의 회상 불능; '이전에는 즐기던 활동들에 대한 관심과 참여'의 현저한 저하; 이탈된 느낌이나 소외감; 제한된 정동 범위; 그리고 '단축된 미래에 대한 감각' 등이 있다.[43] 늘어난 각성은 수면 곤란, '자

극과민성 또는 분노 폭발', 집중 곤란, 과잉경계, 그리고 과장된 놀람 반응[43]
을 포함하며 스트레스 요인의 되살아남 때문에 촉발되기보다는 일반적인 각
성을 대표한다고 할 수 있다.

　외상 후 스트레스 장애와 급성 스트레스 장애는 각각의 요구된 부류의 많
은 증상들에서도 차이가 난다. 외상 후 스트레스 장애의 진단을 받기 위해서
는 적어도 한 번의 재경험 증상, 두 번의 각성 증상들, 그리고 세 번의 회피/
마비 증상들이 일어나야 하며 이러한 증상들이 일시적으로 스트레스 요인
들과 관련이 있어야 한다. 극성 스트레스 장애 진단을 받기 위해서는, 적어
도 한 번의 재경험 증상 및 '외상을 떠올리는 자극에 대한 뚜렷한 회피', 그리
고 '뚜렷한' 불안과 늘어난 각성 상태 그리고 세 번 이상의 해리 증상을 경험
해야 한다. 해리 증상은 외상성 사건 도중이나 이후에 일어날 수 있다. 외상
노출에 대한 초기의 흔한 반응들로는 시간감각과 우리의 내부 시간이 방해
를 받아 결국은 시간 왜곡이란 결과를 초래하는 증상들—시간이 더 빠르거
나 느리게 느껴짐—이 있다.[81] 다른 급성 스트레스 장애의 해리 증상들과 마
찬가지로, 시간 왜곡은 만성 외상 후 스트레스 장애에 걸릴 위험이 네 배 이
상이며 우울 증상들을 동반할 수도 있음을 보여 준다.

　또한, 급성 스트레스 장애와 외상 후 스트레스 장애는 증상기간과 외상 스
트레스 요인과의 일시적 관계에 있어서 차이가 있다. 즉, 급성 스트레스 장
애는 외상성 사건 이후 4주 사이에 일어나며 2일에서 4주 정도의 증상기간
이 있다. 외상 후 스트레스 장애 진단을 받기 위해서는, 적어도 한 달 이상
증상들이 나타나야 한다. 만일 증상기간이 3개월 미만이라면, 급성 외상 후
스트레스 장애로 진단된다. 만성 외상 후 스트레스 장애는 증상들이 3개월
또는 그 이상일 경우 진단된다. 외상 후 스트레스 증상들은 대개 노출된 지
3개월 이내에 발생한다.

　지연성 외상 후 스트레스 장애(즉, 스트레스 요인으로부터 6개월 또는 그 이
후에 일어나는 증상들)는 DSM-IV-TR에 나타난다.[43] 그러나 '진정한' 지연성
외상 후 스트레스 장애는 그 전에 보고된 바와는 다르게 좀 더 드물게 나타

난다. 임상적으로, 후발성 외상 후 스트레스 장애 또는 그 이전에 해결되었던 외상 후 스트레스 장애의 재발과 같은 경우, 최근의 생활사건들을 살펴야 한다.[35] 암 진단을 받거나 오랫동안의 군 생활에서 퇴직할 때와 같이 상징적으로 중요한 시기에 외상 후 스트레스 장애 증상들이 나타나는 것은 과거에 극심한 감정들을 자아냈던 외상성 사건들을 우리 마음이 현재에 은유적으로 표현하는 방법이라고 생각할 수 있다. 그러한 경우에는, 환자의 현 상황을 살피는 것이 과거에 중심을 두는 것보다 대체적으로 더욱더 효과적이다.

다른 외상 관련 장애들

외상 후 스트레스 장애만이 외상 관련 장애가 아니며 제일 흔한 장애도 아니다(<표 2-4> 참조).[35, 66, 82] 외상과 재난에 노출된 사람들은 우울증, 범불안장애, 공황장애, 그리고 늘어난 약물 사용에 빠질 (늘어난) 위험[1, 47, 49, 83]에 처해 있다.

 〈표 2-4〉 외상 관련 장애들

정신과적 진단들
- 외상 후 스트레스 장애
- 급성 스트레스 장애
- 주우울증
- 물질 사용장애
- 범불안장애
- 적응장애
- 머리 부상, 독성 노출, 질환, 그리고 탈수 이후의 기질적 정신장애
- 신체화 장애
- 신체적 질병(부상)에 영향을 주는 심리적 요소들

심리적/행동적 반응들
- 비정상적 사건에 대한 큰 슬픔의 반응들 및 다른 일반적 반응들

- 대인 상호작용에서의 변화(탈퇴, 공격성, 폭력, 가족의 갈등, 가족 폭행)
- 직업 기능에서의 변화[일하는 능력의 변화, 집중, 직장에서의 효율; 상습적인 무단 결근, 퇴직(사직)]
- 건강관리에서의 변화
- 흡연에서의 변화
- 알코올 사용에서의 변화

오클라호마시티 폭탄 테러 생존자들의 45%는 재난 후 정신질환이 생겼다. 그들 중에서, 34.3%가 외상 후 스트레스 장애를 그리고 22.5%가 주우울증을 갖고 있었다.[35] 재난이나 테러 이후에는 심리적 요인들의 의학적 질병에 대한 기여 또한 만연할 수 있다—심장병부터[84] 당뇨병까지.[85] 외상성 사건들에 따른 외상적 사별(traumatic bereavement),[86] 설명되지 않는 신체적 증상들,[87, 88] 우울증,[89] 수면장애, 늘어난 알코올, 카페인, 그리고 담배 사용,[83, 90] 그리고 가족 갈등과 가족 폭행 등은 흔하게 나타났다. 분노, 불신감, 슬픔, 불안, 두려움, 그리고 과민성 등은 다른 외상의(예를 들면, 정신적 고통을 수반하는 불안과 가족 갈등 및 외상성 사건의 재발에 대한 두려움, 계속되는 테러에 대한 위협, 재난의 영향으로 인한 폐쇄된 회사와 관련한 경제적 충격 또는 이사) 반응들로 예상된다. 외상성 사건 노출의 기능은 1차 진료 의사에 의해서 쉽게 간과될 수도 있다. 가족 갈등에 대한 질문이 포함된 의학적 평가는 위탁에 대한 논의를 시작할 수 있을 뿐만 아니라 안도감을 제공할 수 있고, 테러 공격 혹은 재난을 처음으로 경험한 아이들에게 부모를 통해 중재되는 주요한 예방적 개입이 될 수 있다.

재난 피해자들의 주우울증, 범불안장애, 약물 남용, 그리고 적응장애는 급성 스트레스 장애나 외상 후 스트레스 장애보다는 덜 연구되었지만, 자료에 따르면, 이 장애들 또한 평균보다 높게 일어났다고 제시한다.[21, 22, 29, 91] 주우울증, 약물 남용, 그리고 적응장애들(불안과 우울증)은 재난이 일어난 이후 6~12개월 정도 사이에 상대적으로 흔하게 발생하며 피해자들이 자신의 부상, 부상의 영향들, 그리고 재난에 의해 자극된 감정들, 그리고 이러한 감정들이 재난의 원인에 기여한 것 등을 보여 준다. 이러한 정신질환의 발생은 재난에 따른 이차적인 스트레스 요인[83, 92](즉, 배상액을 위해 보험 회사들과의 협상 또는 파괴된 사업에 따른 실업과 같은 재난 극복과 관련된 문제들)에 의해서 중재될 수도 있다. 주우울증과 약물 남용(마약, 알코올, 그리고 담배)은 자주 외상 후 스트레스 장애와 동반되고 더 많은 연구를 요구한다.[90, 93-95] 슬픔의 반응들은 모든 재난 이후에 흔하다. 외상 이후의 슬픔의 반응들에 관한 연구는 누가 지속적 우울증의 위험에 빠졌는지에 대한 이해를 하는 데 있어서 큰 도움이 되지는 않는다. 한 조사에 따르면, 한 부모인 경우 흔히 재난 이후 다시 시작할 때 가용한 자원들이 더 적고 재난 이후에 사회적 지지들을 잃기 때문에 정신질환에 걸릴 위험이 더 높을 수 있다고 하였다.[95]

　신체화 장애는 재난 이후에 흔하며 지역사회와 개개인의 환자들 내에서 관리가 되어야 하며[96] 재난과 구조대원들 사이에서도 관리가 되어야 한다.[88] 1차 진료 제공자들은 신체화 장애가 병원에서 돌봄을 요청하는 환자들에게 자주 일어나는 불안과 우울증의 표현이라는 것을 인지해야 한다. 이러한 인지는 정신질환들의 적당한 진단과 치료를 하는 데 도움이 될 수 있고, 그럼으로써 부적당한 의료 치료들을 최소화할 수 있다. 외상에 따른 수면장애도 치료가 필요할 수 있는 흔한 임상적 문제다. 수면장애는 반복되는 재난 사건들(예: 여진들)과 관련된 불안, 계속 진행 중인 테러 공격들의 위협, 아니면 우울증이나 외상 후 스트레스 장애와 같은 근본적인 정신질환들 때문일 수도 있다.[97] 이러한 장애들은 감별 진단과 증상에 따라 실시되는 적절한 치료들에 의해 고려되어야만 한다.

　사회적 분열에 따른 적개심, 좌절감, 그리고 혼란에 대한 지각은 외상 이후에 흔한 일들이다.[98, 99] 어떤 경우에는 그러한 적개심이 심리적 외상에서 정상적인 상태로 회복되고 있다는 증거일 수도 있지만, 다른 경우에는 적개심이 가정폭력과 약물 남용의 위험이 있음을 상기시켜야 한다.

　함께 발병하는 정신질환의 증상들은 부상으로 인한 스트레스에 대처하고 ‘

있는 생존자들에게서 흔히 나타난다.[22, 29, 35, 67, 91, 100, 101] 신체적으로 부상을 당한 생존자들에게서 높은 비율의 정신질환이 나타내기에, 병원 비상 대응 계획에 있어 적극적인 상담 연락이 필요하다.

외상으로 인한 사별은 생존자들에게 특별한 도전이다.[39, 86, 103, 104] 사랑하던 이들의 죽음은 언제나 괴롭지만, 예기치 않은 변사는 이보다 더 어려울 수 있다. 심지어 직접적으로 죽음을 목격하지 않더라도, 가족들은 권력자들이나 매체들에 의해서 얻은 정보에 기초한 불편한 이미지들을 발달시킨다. 어른들의 침습 증상과 유사한 현상인 아이들의 외상적 놀이는 정신적 고통의 신호이자 통제의 노력이다.[105]

재난에 대한 지역사회/직장의 반응들

재난이 지역사회와 직장에 지장을 주는 정도는 외상 후 스트레스 장애의 발달에 영향을 준다. 재난이나 테러 공격의 즉각적인 여파로 개인과 지역사회는 적응을 촉진하는 효과적인 방법으로 반응하거나 아니면 두려움 때문에 도움이 되지 않는 결정을 할 수도 있다. 개개인의 역치 이하의 정신적 고통을 포함하고 정신질환과 심리적 기능은 보건의료 자원의 신속하고 효율적이며 지속적인 동원 가능성에 달려 있다.

재난(또는 테러) 이전에 개인과 지역사회의 회복탄력성, 취약성에 대한 지식은 대중에게 이러한 사건에 대한 정신적 · 심리적 반응을 이해할 뿐만 아니라, 지도자 및 의학 전문가들이 탄력적이며 건강한 행동들을 촉진하고 지역사회의 구조를 지탱할 수 있으며 복구를 용이하게 할 수 있도록 알려 줄 수 있다.[79, 106] 지역사회 내의 개인과 집단의 적응 능력은 변화 가능하며, 따라서 효과적으로 도움이 필요한 사람들에게 주목할 수 있도록 위기가 일어나기 전에 미리 준비가 되어 있어야만 한다.

지역사회와 직장은 물리적 · 감정적 지원 체제 역할을 한다. 재난의 규모

가 클수록 지역사회와 직장에 더 큰 지장을 준다. 비행기 추락의 생존자들만
이 아니라 토네이도나 지진 등의 재난 피해자들이나 테러 공격의 피해자들
을 직면해야 하는 이들이 포괄적이고 독특한 도전들을 검사하는 것은 도움
이 된다. 만일 가족구성원들이 같은 비행기 내에 없다면, 비행기 추락 생존
자들은 가족, 친구들, 그리고 직장동료들이 있는 집으로 돌아갈 수 있다. 그
들은 구조적으로 손상되지 않은 집, 사고에 영향을 받지 않은 사회구성원,
똑같이 재정적 보장을 주는 직장으로 돌아갈 것이다. 반면에, 토네이도는 외
상을 증폭시키는 부가적인 요인들을 포함한다. 토네이도 생존자들은 아마
섬뜩한 광경들을 똑같이 경험하고 목격하겠지만, 회복 환경은 뚜렷하게 다
르다. 집과 일터가 파괴가 됐었을 수도 있고, 친척들, 친구들, 직장동료들이
죽거나, 부상당하거나 실종됐을 수도 있다. 그러므로 정신질환 발생률은 재
난이 지역사회에 영향을 가하는 정도에 영향을 받는다.[61, 107, 108]

　재난 그리고 테러 공격이 개인이나 지역사회에 주는 경제적 영향과 결과
들은 상당하다. 직업의 손실은 재난으로 인한 부정적인 정신적 결과의 주요
예측 변수다. 이러한 영향들은 거시적 수준에서 볼 수 있는데, 2002년 10월
워싱턴 지역에서 일어난 저격 공격 당시 그 이후에 떨어진 소비자 신뢰를 예
로 들 수 있다. 특정한 경제적 행동들과 결정들은 재난 또는 테러 공격의 다
양한 특징들과 재난에 대한 심리적 행동 반응에 영향을 받는다. 예를 들자
면, 테러 공격 이후, 여행, 주택 매입, 식량 소비, 그리고 의료 방문 관련 결정
과 행동들이 이용 가능성 측면에서의 변화에 직접적으로 변했을 뿐만 아니
라 지각된 안전성, 미래에 대한 낙관론 그리고 유독 물질 노출에 대한 믿음
의 측면 역시 변화한다. 위협이나 거짓들이 경제적 비용과 결과들을 함께 짊
어진다는 사실은 아마도 심리적·행동적 영향이 경제적 결정과 행동들 그리
고 이와 관련된 경제적 비용 측면에서 얼마나 중요한가를 보여 준다. 지역과
국가 경제에 미치는 영향은 변화된 식량 소비, 저축, 보험과 투자로부터 노
동참여도와 생산성, 그리고 변화된 금융 및 보험 시장들 또는 교통, 통신, 에
너지 네트워크에 지장을 주는 범위에 이른다.

재난에 관한 많은 정의들이 있지만, 공통된 특징은 사건이 지역의 자원들을 압도하고 지역사회의 기능과 안전을 위협한다는 것이다. 즉각적인 통신과 대중매체를 통한 방송의 출현으로 인해 테러나 재난이란 단어는 흔히 전 세계적으로 실시간으로 급격하게 퍼진다. 재난에 피해를 입은 지역사회는 갑작스럽게 외부 사람들(도움을 제시하는 사람들, 호기심 많은 탐구자와 매체)로 넘쳐나게 된다. 이처럼 낯선 사람들이 갑작스럽게 밀려드는 것은 지역사회에게 많은 방법으로 영향을 준다. 많은 수의 광고 대행회사들의 출현은 불편하고 둔감한 경험이 될 수도 있다. 호텔 방들은 꽉 차 있고, 식당들은 낯선 사람들의 얼굴로 붐비고, 지역사회의 평소 일상에 변화가 온다. 전통적으로, 지역사회가 영향을 받은 가족들을 마음 아파하며 돕기 위해 내부로 눈을 돌릴 때 일반적인 사회적 지원들은 외부인들에 의해 부자연스러워지고 혼란스럽게 된다.

불가피하게, 중대한 외상을 경험한 이후에는 외상 사건과 정부의 반응까지 이끌어 내는 주변 상황에 관한 지역사회 내에 소문이 돈다. 때때로, 고조된 공포 상황이 있을 수도 있다. 예를 들자면, 일리노이주에서 일어난 학교 총기 사건에 관한 연구는 높은 강도의 불안이 사건 이후 일주일 뒤에도 계속됐고, 범인이 자살했다는 사실을 알고 나서도 지속되었다는 결과를 나타냈다.[44]

부상자, 사망자, 그리고 그들의 친구와 가족들에 대한 쏟아지는 동정은 일반적이며 예측되는 일이다. 즉석에서 꽃들, 사진들, 기념품들의 추모비들이 빈번하게 세워진다. 교회들이나 유대교 회당(synagogue)들은 지역사회가 비극으로부터의 의미를 찾고 슬픔 과정을 돕는 데에 중요한 역할을 한다.

시간이 지남에 따라, 지역사회 내에서 분노가 흔하게 나타난다. 일반적으로, 준비 부족 또는 부적절한 대응과 관련하여 누구에게 책임을 물을 것인가에 초점을 맞추게 된다. 시장들, 경찰과 소방서장들, 그리고 지역사회의 지도자들은 이러한 강력한 감정들의 표적이다. 실제로 그들이 부정적인 결과를 방지하기 위해 할 수 있었던 것이 하나도 없었음에도 불구하고, 그들 스스로가 이미 책임을 지려고 하는 사람들에게 비난을 퍼붓는 것은 책임을 전가하는 파괴적인 과정이 될 수 있다.

또한, 전 국민들과 지역사회들은 자신의 삶을 새로운 일상으로 돌아가게 하기 위해 노력하는 동안 계속되는 신경과민과 안전감의 상실을 경험한다.

지역사회의 회복을 위해 영향을 미치고 기회를 제공할 수 있는 재난의 많은 중요한 단계들이 있다. 죽은 사람을 장사 지내는 것과 관련된 일반적 의식들이 있다. 그 이후에, 적절한 추모비들을 만드는 데에 많은 에너지를 쏟는다. 추모하는 것은 좋은 영향을 줄 수도 있지만 나쁜 영향을 줄 수 있는 가능성도 가지고 있다. 추모비가 어떻게 생겨야 하고 어디에 새워져야 하는지에 대한 열띤 의견 차이가 있을 수도 있다. 추모관들의 배치에 대하여 특별하게 생각해야 한다. 만약 기념물이 너무 눈에 잘 띄게 배치되어 지역사회 구성원들이 그것을 피할 수 없는 경우 추모관은 불편한 회상을 고조할 수도 있고 재난 반응의 해결에 방해가 될 수도 있다. 재난의 기념일들은(일주일, 한 달, 한 해) 종종 새로운 슬픔을 자극한다.

재난에 대한 병리적 반응과
평범한 반응들의 일반적 특성들

재난에 대한 심리학적 반응의 단계들

개개인의 외상과 재난에 대한 심리적 반응의 패턴들은 다양하지만, 시간이 지나면서 일반적으로 네 가지 단계가 나타난다.[96] 코헨과 동료들(Cohen et al.)[109]은 재난에 대한 반응의 네 가지 단계들을 제시했다. 첫 번째 단계는 재난 바로 직후에, 불신감, 불감증, 두려움, 그리고 혼란을 포함한 강한 감정들이 나타나는 것이다. 사람들은 서로 협조하려는 경향이 있고 영웅적 행위들이 가끔 나타난다. 이런 반응들은 '비정상적 사건에 대한 평범한 반응들'로 이해된다. 일반적으로 구조대원, 가족, 그리고 이웃들 사이에서 가장 많이 사용되는 지지 체계들이다.

두 번째 단계는 일반적으로 재난 후 일주일로부터 여러 달 동안 유지된다. 이 시점에서는 지역사회 밖의 단체들로부터의 도움이 쇄도하고 정화, 재건되는 과정이 시작된다. 이러한 적응 단계에는, 다른 불편한 증상들과 부인 (denial)이 번갈아 가며 나타난다. 불편한 증상들이 일반적으로는 먼저 일어나며 자율적 각성을 동반한 예상 밖의 생각들이나 감정들이 나타난다(예: 고조된 놀람 반응, 신경과민, 불면증, 그리고 악몽들). 적응 단계가 끝날 무렵에는 부인(denial)이 가장 눈에 잘 띈다. 이로 인해 피로, 현기증, 두통, 그리고 구토와 같은 신체화 증상들에 대한 불만을 토로하고 이 때문에 병원을 방문하는 일이 잦아지게 된다.[110] 분노, 자극과민성, 무관심, 그리고 사회적 위축 등도 흔히 존재한다.

세 번째 단계는 1년까지 지속되며 도움과 복구가 기대에 미치지 않을 때 실망으로 표현된다. 이 기간 동안에는 각 개인이 자신의 관심사에 초점을 맞춰 감에 따라 강한 공동체의식이 약해진다.

마지막 단계인 재건은 몇 해 동안 지속될 수 있다. 이 기간 동안 재난 생존자들은 집을 만들고 직업을 찾으며 자신의 삶을 서서히 재건한다. 재난으로부터의 회복은 사건의 재검토, 의미부여, 그리고 자신에 대한 개념을 재정립하면서 초기의 심리적 · 신체적 증상들[3]을 해결하는 것을 포함한다.

경찰, 긴급 의료진, 그리고 긴급 구조원으로 하여금 의료센터로 대피하도록 돕는 최전방의 응급 구조원들, 그리고 부상자들을 돌보는 병원 의료진들은 발생한 사안들을 처리하는 기회와 일반적인 반응에는 어떤 것들이 있는지에 대한 교육과 추가적인 도움을 요청하는 시기에 관한 정보들을 모두 필요로 한다. 비극의 현장을 처리해야 하는 이들 또한 지속적인 증상들 때문에 피해를 입기 쉽다. 피해자들에 대한 과잉 동일시(예: "내가 이들이 될 수도 있을 뻔했어.")나 피해자들의 고통 및 비통함은 공포 반응을 영구화시킬 수도 있다.[111] 보통 피해자들과 영웅들의 동일시는 일반적으로 건강과 성장을 촉진시키는 메커니즘이지만, 이와 같은 상황에서는 반대로 자가 면역 장애 (autoimmune disorder) 같은 방식으로 우리의 건강과 성장을 방해할 수 있다.

불가피하게도, 각각의 재난 상황에는 '조용한' 피해자들이 있으며 이러한 사실이 간과된다. 노출의 패턴과 유형에 세심한 주의를 기울여야만 이런 개인들이 식별되고 적절한 보살핌을 받을 수 있다. 예를 들자면, 지역사회 프로그램들과 이웃들이 사망자들의 배우자나 파트너 또는 어린 자식들에만 관심을 기울임에 따라 외상으로 성인 자식들을 잃어버린 부모들은 흔히 잊혀지는 집단이다.

외상성 사건들의 의미

임상 연구들은 외상에 따른 정신적 결과들이 개인, 가족들, 그리고 지역사회가 외상성 사건에 부여하는 의미에 영향을 받는다고 제시했다.[4, 69, 112] 재난의 원인에 대한 신념과 이러한(자기 비난, 인간 본성에 대한 믿음의 파괴, 그리고 사건을 예방할 수 있었다고 간주할 때 '책임이 있는 사람들'에 대한 격노와 같은) 신념의 여파는 정신감정에 의해서 평가되어야 하며 중재가 필요한 잠재적 영역을 명시해 주어야 한다. 만성 외상 후 스트레스 장애는 경험된 외상의 의미와 특히 관련이 있을 수도 있다. 치료사들은 환자들의 왜곡된 생각을 바꾸는 데에 도움을 줄 수 있다 (예: "이건 다 내 잘못이야. 만일 내가 주말에 어디로 떠나지 말아야 한다고 고집하지만 않았더라면, 우리는 토네이도의 피해를 입지 않았을 것이고 내 아내도 살아 있었을 거야."). 몇몇 사건들은 다른 사건들보다 정당하고 안전한 세상에 대한 사람들의 믿음을 깨지게 한다.[113] 다음 시나리오들이 암시하는 것들을 고려해 보라. 한 사람이 많은 사람들이 부상을 당하고 죽은 비행기 추락사고에서 살아남았다. 사고에 대한 여러 가지 설명들이 존재한다. 각각의 설명은 다른 의미와 감정적 대응에 자극을 줄 것이다. 비행기는 갑작스럽고 예기치 못한 풍속 변화, 아니면 단순한 조종사 오류, 또는 '복잡한' 조종사 오류(예: 조종사가 마약이나 알코올의 영향을 받았다) 등의 이유에 의해서 추락했다. 이러한 원인들을 거슬러 올라가면 종국에는 테러 혹은 특정 집단이나 한 개인의 이익을 증진시키기 위한 탐욕에 의해 비행기 추락이 일어날 것이다.

의미의 구성은 외상적 경험의 결과와 회복에 영향을 주는 적극적인 과정이다.[114, 115] 어떤 한 사람에게 재난의 의미는 그 사람의 과거 역사, 현재의 맥락, 그리고 생리적 상태 간의 상호작용으로부터 나온다. 구성된 의미는 무엇을 할지, 무엇을 고칠지, 그리고 누구에게 혹은 무엇에게 책임을 물어야 하는지에 대한 개인의 행동에 영향을 줄 것이다. 의미는 고정된 것이 아니라 역동적이다. 의미는 개인의 심리, 사회적 맥락이 변화함에 따라 시간이 지나면서 바뀐다. 이러한 변화들은 회복을 돕거나 방해할 수도 있다. 예를 들자면, 공군 C-140 화물기의 사고 직후, 비행 중대의 남은 요원들은 이 사고가 항공기 오작동에 의해서 일어났다고 확신했다. 하지만 이러한 믿음은 비행 중대 요원들이 똑같은 종류의 비행기를 조종할 날이 다시 다가오자 변화했다. 그 무렵, 비행 중대의 신념은 바뀌었고, 요원들은 비행기 추락이 인적 오류에 의해서 일어났다고 생각했다. 만일 이것이 인적 오류였다면, 요원들은 안전하다는 생각을 할 수 있었을 것이다. "나는 그런 실수를 범하지 않을 거야."

회복탄력성

외상의 정신의학적 결과가 수십 년간 지속될 수 있는 신경 쇠약과 연관될 수도 있지만, 외상성 사건들의 영향이 전적으로 나쁘지만은 않다. 몇몇 사람들에게 외상이나 손실은 건강을 위한 움직임을 촉진한다.[32, 116, 117] 외상적 경험은 가치관과 목표를 재건하며 이전에는 체계적이지 못했던 삶을 재정리할 수 있는 중심이 될 수 있다.[3, 33] 외상성 사건들은 상징적 · 환경적 · 생물적 자극을 경험한 후 일괄적으로 접근되는 사건과 관련된 감정들, 생각들, 그리고 행동들을 연결함으로써 정신적 지주 역할을 할 수도 있다.[4] 1974년 오하이오

주 크세니아에서 일어난 토네이도의 많은 생존자들은 심리적 고통을 경험했으나, 대부분의 사람들은 긍정적 결과들을 묘사했다. 그들은 자신이 위기를 효과적으로 처리할 수 있다는 것을 배웠고(84%) 이러한 유형의 도전을 만난 것이 자신에게 좋은 기회가 되었다고 믿었다(69%).[118, 119] 이런 '이점 반응(benefited response)'은 전투 외상 관련 글에서도 보고된다. 슬레지와 동료들(Sledge et al.)[120]은 미 공군 베트남 시절 전쟁 포로들의 3분의 1은 전쟁포로 경험으로부터 이점이 있었다고 보고했다. 그들은 인생의 목표에 대한 우선순위를 다시 설정하였고, 가족과 나라의 중요성을 새롭게 강조하였다. 이러한 이점들을 보고한 전쟁 포로들은 가장 심각한 외상적 경험을 한 사람들에게서 나타나는 경향을 보인다.

결론

외상과 재난에 대한 심리행동적 그리고 정신적 반응들은 예측 가능한 구조와 시간 경과를 가지고 있다. 하지만 몇몇의 재난의 경우, 과거의 외상적 사건을 되살리는 새로운 경험들에 의해 다시 재발함에 따라 재난의 영향이 오랜 기간 동안 지속된다. 심지어 평상시의 일상 사건들이 불안을 야기할 수 있으며 마음속에 파괴된 집이나 사랑하는 이의 죽음을 다시 떠올릴 수 있다. 회복탄력성과 취약성에 영향을 가하는 요인들은 이제 막 밝혀지고 있다. 많은 연구들이 재난에 대한 정신적 반응들을 조사해 왔지만, 외상 후 스트레스 장애를 위한 효과적인 치료 전략을 밝혀내기 위해서는 더욱더 많은 경험적 연구가 필요하다.

📔 **참고문헌**

1. North C.S., Tivis L., McMillen J.C., Pfefferbaum B., Spitznagel E.L., Cox J., et al. (2002) Psychiatric disorders in rescue workers after the Oklahoma City bombing. *Am J Psychiatry*, **159**: 857–859.

2. Foa E.B., Keane T.M., Friedman M.J. (2000) *Effective treatments for PTSD*. Guilford, New York.

3. Ursano R.J. (1987) Commentary. Posttraumatic stress disorder: the stressor criterion. *J Nerv Ment Dis*, **175**: 273–275.

4. Holloway H.C., Ursano R.J. (1984) The Vietnam veteran: memory, social context, and metaphor. *Psychiatry*, **47**: 103–108.

5. Glass A.J. (1966) Army psychiatry before World War II. In R.S. Anderson, A.J. Glass, R.J. Bernucci (Eds.), *Neuropsychiatry in World War II*, *Zone of the Interior*, Vol. 1, pp. 3–23. Office of the Surgeon General, Department of the Army, Washington, DC.

6. Shephard B. (2000) *A War of Nerves: Soldiers and Psychiatrists in the Twentieth Century*. Harvard University Press, Cambridge, MA.

7. Trimble M.R. (1985) Post-traumatic stress disorder: history of a concept. In C. Figley (Ed.), *Trauma and Its Wake*, pp. 5–14. Brunner/Mazel, New York.

8. Grinker R., Spiegel J. (1945) *Men under Stress*. Blakiston, Philadelphia.

9. Osler W. (1892) *The Principles and Practice of Medicine*. Appleton, New York.

10. American Psychiatric Association (1980) *Diagnostic and Statistical Manual of Mental Disorders*, 3rd edn. American Psychiatric Press, Washington, DC.

11. hodoff P. (1963) Late effects of the concentration camp syndrome. *Arch Gen Psychiatry*, **8**: 323–333.

12. Eitinger L., Strom A. (1973) *Mortality and Morbidity after Excessive Stress*. Humanities Press, New York.

13. Krystal H. (1968) *Massive Psychic Trauma*. International Universities Press, New York.

14. Matussek P. (1971) *Die Konzentrationslagerhaft und ihre Folgen*. Springer, New York.

15. Lifton R. (1967) *Death in Life-Survivors of Hiroshima*. Random House, New York.

16. Adler A. (1943) Neuropsychiatric complications in victims of Boston's Coconut Grove disaster. *JAMA*, 123: 1098-1101.

17. Lindemann E. (1994) Symptomatology and management of acute grief. *Am J Psychiatry*, 101: 141-148.

18. Erikson K.T. (1976) Loss of communality at Buffalo Creek. *Am J Psychiatry*, 133: 302-306.

19. Gleser G.C., Green B.L., Winget C.N. (1981) *Prolonged Psychosocial Effects of Disaster: a Study of Buffalo Creek*. Academic Press, New York.

20. Titchner J.L., Kapp, F.T. (1976) Family and character change at Buffalo Creek. *Am J Psychiatry*, 140: 1543-1550.

21. Shore J.H., Tatum E.L., Vollmer W.M. (1986) Psychiatric reactions to disaster: the Mount St. Helens experience. *Am J Psychiatry*, 143: 590-595.

22. Shore J.H., Vollmer W.M., Tatum E.L. (1989) Community patterns of posttraumatic stress disorders. *J Nerv Ment Dis*, 177: 681-685.

23. Raphael B., Singh B., Bradbury L., Lambert F. (1983) Who helps the helpers? The effects of a disaster on the rescue workers. *Omega*, 14: 9-20.

24. Weisaeth L. (1989) Torture of a Norwegian ship's crew. *Acta Psychiatr Scand*, 80(Suppl.): 63-72.

25. Lima B.R., Pai S., Santacruz H., Lozano J. (1991) Psychiatric disorders among poor victims following a major disaster: Armero, Colombia. *J Nerv Ment Dis*, 179: 420-427.

26. Ozer E.J., Best S.R., Lipsey T.L., Weiss D.S. (2003) Predictors of posttraumatic stress disorder and symptoms in adults: a meta-analysis. *Psychol Bull*, 129: 52-73.

27. Wright K.M., Bartone P.T. (1994) Community responses to disaster: the Gander plane crash. In R.J. Ursano, B.G. McCaughey, C.S. Fullerton (Eds.), *Individual and Community Responses to Trauma and Disaster: the Structure of Human Chaos*, pp. 267-284. Cambridge University Press,

Cambridge, MA.

28. Helzer J.E., Robins L.N., McEvoy L. (1987) Post-traumatic stress disorder in the general population. *N Engl J Med*, **317**: 1630-1634.

29. Kulka R.A., Schlenger W.E., Fairbank J.A., Jordan B.K., Hough R.L., Marmar C.R., *et al.* (1990) *Trauma and the Vietnam War Generation.* Brunner/Mazel, New York.

30. Kulka R.A., Schlenger W.E., Fairbank J.A., Jordan B.K., Hough R.L., Marmar, C.R., *et al.* (1991) Assessment of posttraumatic stress disorder in the community: prospects and pitfalls from recent studies of Vietnam veterans. *Psychol Assess*, **3**: 547-560.

31. Goldberg J., True W.R., Eisen S.A., Henderson W.G. (1990) A twin study of the effects of the Vietnam War on posttraumatic stress disorder. *JAMA*, **263**: 1227-1232.

32. McFarlane A.C. (1989) The aetiology of post-traumatic morbidity: predisposing, precipitating and perpetuating factors. *Br J Psychiatry*, **154**: 221-228.

33. Ursano R.J. (1981) The Vietnam era prisoner of war: precaptivity personality and development of psychiatric illness. *Am J Psychiatry*, **138**: 315-318.

34. Ursano R.J., Boydstun J.A., Wheatley R.D. (1981) Psychiatric illness in US Air Force Vietnam prisoners of war: a five-year follow-up. *Am J Psychiatry*, **138**: 310-314.

35. North C.S., Nixon S.J., Shariat S., Mallonee S., McMillen J.C., Spitznagel E.L., *et al.* (1999) Psychiatric disorders among survivors of the Oklahoma City bombing. *JAMA*, **282**: 755-762.

36. McFarlane A.C. (1986) Posttraumatic morbidity of a disaster: a study of cases presenting for psychiatric treatment. *J Nerv Ment Dis*, **174**: 4-14.

37. McFarlane A.C. (1988) The longitudinal course of posttraumatic morbidity: the range of outcomes and their predictors. *J Nerv Ment Dis*, **176**: 30-39.

38. McFarlane A.C. (1988) The phenomenology of post-traumatic stress disorders following a natural disaster. *J Nerv Ment Dis*, **176**: 22-29.

39. Fullerton C.S., Ursano R.J., Kao T.C. (1999) Disaster-related bereavement: acute symptoms and subsequent depression. *Aviation, Space, and*

Environmental Medicine, **70**: 902-909.

40. Nader K., Pynoos R. (1992) School disaster: planning and initial interventions. *J Soc Behav Personal*, **8**: 1-21.

41. Pynoos R.S., Steinberg A.M., Goenjian A. (1996) Traumatic stress in childhood and adolescence: recent developments and current controversies. In B.A. van der Kolk, A.C. McFarlane, L. Weisaeth (Eds.), *Traumatic Stress: the Effect of Overwhelming Experience on Mind, Body, and Society*, pp. 331-358. Guilford, New York.

42. Shaw J.A. (1996) Twenty-one month follow-up study of school-age children exposed to Hurricane Andrew. *J Am Acad Child Adolesc Psychiatry*, **35**: 359-364.

43. American Psychiatric Association (2000) *Diagnostic and Statistical Manual of Mental Disorders*, 4th edn., text revision. American Psychiatric Association, Washington, DC.

44. Schwarz E.D., Kowalski J.M. (1991) Malignant memories: PTSD in children and adults after a school shooting. *J Am Acad Child Adolesc Psychiatry*, **30**: 936-944.

45. Pynoos R.S., Nader K. (1988) Psychological first aid and treatment approach to children exposed to community violence: research implications. *J Trauma Stress*, **4**: 445-473.

46. Pfefferbaum B., Nixon S.J., Tivis R.D., Doughty D.E., Pynoos R.S., Gurwitch R.H., Foy D.W. (2001) Television exposure in children after a terrorist incident. *Psychiatry*, **64**: 202-211.

47. Kessler R.C., Sonnega A., Bromet E., Hughes M., Nelson C.B. (1995) Posttraumatic stress disorder in the National Comorbidity Survey. *Arch Gen Psychiatry*, **52**: 1048-1060.

48. Resnick H.S., Kilpatrick D.G., Dansky B.S., Saunders B.E., Best C.L. (1993) Prevalence of civilian trauma and posttraumatic stress disorder in a representative national sample of women. *J Consult Clin Psychol*, **61**: 984-991.

49. Breslau N., Davis G.C., Andreski P., Peterson E. (1991) Traumatic events and posttraumatic stress disorder in an urban population of young adults. *Arch*

Gen Psychiatry, **48**: 216-222.

50. American Psychiatric Association (1987) *Diagnostic and Statistical Manual of Mental Disorders*, 3rd edn., revised. American Psychiatric Association, Washington, DC.

51. Saigh P.A., Bremner J.D. (Eds.) (1999) *Posttraumatic Stress Disorder: a Comprehensive Text*. Allyn & Bacon, Boston, MA.

52. American Psychiatric Association (1994) *Diagnostic and Statistical Manual of Mental Disorders*, 4th edn. American Psychiatric Press, Washington, DC.

53. Bryant R.A., Harvey A.G. (2000) *Acute Stress Disorder: a Handbook of Theory, Assessment, and Treatment*. American Psychological Association, Washington, DC.

54. Spiegel D., Cardena E. (1991) Disintegrated experience: the dissociative disorders revisited. *J Abnorm Psychol*, **100**: 366-378.

55. Solomon Z., Mikulincer M. (1987) Combat stress reactions, posttraumatic stress disorder, and social adjustment: a study of Israeli veterans. *J Nerv Ment Dis*, **175**: 277-285.

56. Solomon Z., Mikulincer M., Kotler M. (1987) A two year follow-up of somatic complaints among Israeli combat stress reaction casualties. *J Psychosom Res*, **31**: 463-469.

57. Solomon S.D., Smith E.M., Robins L.N., Fischbach R.L. (1987) Social involvement as a mediator of disaster-induced stress. *J Appl Soc Psychol*, **17**: 1092-1112.

58. Cardena E., Spiegel D. (1993) Dissociative reactions of the San Francisco Bay area earthquake of 1989. *Am J Psychiatry*, **150**: 474-478.

59. Perry S., Difede J., Musngi G., Frances A.J., Jacobsberg L. (1992) Predictors of posttraumatic stress disorder after burn injury. *Am J Psychiatry*, **149**: 931-935.

60. Smith E., North C. (1993) Posttraumatic stress disorder in natural disasters and technological accidents. In J.P. Wilson, B. Raphael (Eds.), *International Handbook of Traumatic Stress Syndromes*, pp. 405-419. Plenum, New York.

61. Steinglass P., Gerrity E. (1990) Natural disasters and post-traumatic stress

disorder: short-term versus long-term recovery in two disaster-affected communities. *J Appl Soc Psychol*, 20: 1746-1765.

62. Van der Kolk B.A., Van der Hart O. (1989) Pierre Janet and the breakdown of adaptation in psychological trauma. *Am J Psychiatry*, 146: 1530-1540.

63. Weisaeth L. (1989) A study of behavioral responses to an industrial disaster. *Acta Psychiatr Scand*, 80(Suppl.): 13-24.

64. Weisaeth L. (1989) The stressors and the post-traumatic stress syndrome after an industrial disaster. *Acta Psychiatr Scand*, 80(Suppl.): 25-37.

65. National Institute of Mental Health (2002) *Mental Health and Mass Violence: Evidence-Based Early Psychological Intervention for Victims/Survivors of Mass Violence. A Workshop to Reach Consensus on Best Practices*. US Government Printing Office, Washington, DC.

66. Norris F.H., Friedman M.J., Watson P.J., Byrne C.M., Diaz E., Kaniasty K. (2002) 60,000 disaster victims speak, Part I. An empirical review of the empirical literature: 1981-2001. *Psychiatry*, 65: 207-239.

67. Zatzick D.F., Kang S.M., Hinton L., Kelly R.H., Hilty D.M., Franz C.E., *et al.* (2001) Posttraumatic concerns: a patient-centered approach to outcome assessment after traumatic physical injury. *Med Care*, 39: 327-339.

68. Epstein J.N., Saunders B.E., Kilpatrick D.G. (1997) Predicting PTSD in women with a history of childhood rape. *J Trauma Stress*, 10: 573-588.

69. Green B.L., Wilson J.P., Lindy J.D. (1985) Conceptualizing post-traumatic stress disorder: a psychosocial framework. In C.R. Figley (Ed.), *Trauma and its Wake. Vol 1. The Study and Treatment of Post-Traumatic Stress Disorder*, pp. 53-69. Brunner/Mazel, New York.

70. Boudreaux E., Kilpatrick D.G., Resnick H.S., Best C.L., Saunders B.E. (1998) Criminal victimization, posttraumatic stress disorder, and comorbid psychopathology among a community sample of women. *J Trauma Stress*, 11: 665-678.

71. Schuster M.A., Stein B.D., Jaycox L.H., Collins R.L., Marshall G.N., Elliot M.N., *et al.* (2001) A national survey of stress reactions after the September 11, 2001 terrorist attack. *N Engl J Med*, 345: 1507-1512.

72. Fullerton C.S., Ursano R.J., Norwood A.E., Holloway H.C. (2003) Trauma,

terrorism, and disaster. In R.J. Ursano, C.S. Fullerton, A.E. Norwood (Eds.), *Terrorism and Disaster. Individual and Community Mental Health Interventions*, pp. 1-20. Cambridge University Press, Cambridge, UK.

73. Silver R.C., Holman E.A., McIntosh D.N., Poulin M., Gil-Rivas V. (2002) Nationwide longitudinal study of psychological responses to September 11. *JAMA*, **288**: 1235-1244.

74. Holloway H.C., Norwood A.E., Fullerton C.S., Engel C.C., Ursano R.J. (1997) The threat of biological weapons: prophylaxis and mitigation of psychological and social consequences. *JAMA*, **278**: 425-427.

75. Baum A., Gatchel R.J., Schaeffer M.A. (1983) Emotional, behavioral, and physiological effects of chronic stress at Three Mile Island. *J Consult Clin Psychol*, **51**: 565-572.

76. Weisaeth L. (1994) Psychological and psychiatric aspects of technological disasters. In R.J. Ursano, B.G. McCaughey, C.S. Fullerton (Eds.), *Individual and Community Responses to Trauma and Disaster: the Structure of Human Chaos*, pp. 72-102. Cambridge University Press, Cambridge, UK.

77. Benedek D.M., Holloway H.C., Becker S.M. (2000) Emergency mental health management in bioterrorism events. *Emergency Medicine Clinics of North America*, **20**: 393-407.

78. DiGiovanni C. Jr. (1999) Domestic terrorism with chemical or biological agents: psychiatric aspects. *Am J Psychiatry*, **156**: 1500-1505.

79. Ursano R.J., Norwood A.E., Fullerton C.S., Holloway H.C., Hall M. (2003) Terrorism with weapons of mass destruction: chemical, biological, nuclear, radiological, and explosive agents. In R.J. Ursano, A.E. Norwood (Eds.), *Trauma and Disaster: Responses and Management*, pp. 125-154. American Psychiatric Press, Arlington.

80. Bremner J.D., Davis M., Southwick S.M., Krystal J.H., Charney D.S. (1993) Neurobiology of posttraumatic stress disorder. In J.M. Oldham, M.B. Riba, A. Tasman (Eds.), *Review of Psychiatry*, Vol. 12, pp. 183-04. American Psychiatric Press, Washington, DC.

81. Ursano R.J., Fullerton C.S. (2000) Posttraumatic stress disorder: cerebellar regulation of psychological, interpersonal and biological responses to trauma?

Psychiatry, 62: 325-328.

82. Fullerton C.S., Ursano R.J. (Eds.) (1997) *Posttraumatic Stress Disorder: Acute and Long Term Responses to Trauma and Disaster.* American Psychiatric Press, Washington, DC.

83. Vlahov D., Galea S., Resnick H., Boscarino J.A., Bucuvalas M., Gold J., Kilpatrick D. (2002) Increased use of cigarettes, alcohol, and marijuana among Manhattan, New York, residents after the September 11 terrorist attacks. *Am J Epidemiol*, 155: 988-996.

84. Leor J., Poole W.K., Kloner R.A. (1996) Sudden cardiac death triggered by an earthquake. *N Engl J Med*, 334: 413-419.

85. Jacobson A.M. (1996) The psychological care of patients with insulin-dependent diabetes mellitus. *N Engl J Med*, 334: 1249-1253.

86. Prigerson H.G., Shear M.K., Jacobs S.C., Reynolds C.F., Maciejewski P.K., Davidson J.R., *et al.* (1999) Consensus criteria for traumatic grief: a preliminary empirical test. *Br J Psychiatry*, 174: 67-73.

87. Ford C.V. (1997) Somatic symptoms, somatization, and traumatic stress: an overview. *Nordic J Psychiatry*, 51: 5-13.

88. McCarroll J.E., Ursano R.J., Fullerton C.S., Liu X., Lundy A. (2002) Somatic symptoms in Gulf War mortuary workers. *Psychosom Med*, 64: 29-33.

89. Kessler R.C., Barber C., Birnbaum H.G., Frank R.G., Greenberg P.E., Rose R.M., *et al.* (1999) Depression in the workplace: effects of short-term disability. *Health Affairs*, 18: 163-171.

90. Shalev A., Bleich A., Ursano R.J. (1990) Posttraumatic stress disorder: somatic comorbidity and effort tolerance. *Psychosomatics*, 31: 197-203.

91. Smith E.M., North C.S., McCool R.E., Shea J.M. (1989) Acute postdisaster psychiatric disorders: identification of those at risk. *Am J Psychiatry*, 147: 202-206.

92. Epstein R.S., Fullerton C.S., Ursano R.J. (1998) Posttraumatic stress disorder following an air disaster: a prospective study. *Am J Psychiatry*, 155: 934-938.

93. Davidson J.R.T., Fairbank J.A. (1992) The epidemiology of posttraumatic stress disorder. In J.R.T. Davidson, E.B. Foa (Eds.), *Posttraumatic Stress*

Disorder: DSM-IV and Beyond, pp. 147-69. American Psychiatric Press, Washington, DC.

94. Rundell J.R., Ursano R.J., Holloway H.C., Silberman E.K. (1989) Psychiatric responses to trauma. *Hosp Commun Psychiatry*, **40**: 68-74.

95. Solomon S.D., Smith E.M. (1994) Social support and perceived control as moderators of responses to dioxin and flood exposure. In R.J. Ursano, B.G. McCaughey, C.S. Fullerton (Eds.), *Individual and Community Responses to Trauma and Disaster*, pp. 179-200. Cambridge University Press, Cambridge, UK.

96. Rundell J.R., Ursano R.J. (1996) Psychiatric responses to trauma. In R.J. Ursano, A.E. Norwood (Eds.), *Emotional Aftermath of the Persian Gulf War: Veterans, Communities, and Nations*, pp. 43-81. American Psychiatric Press, Washington, DC.

97. Mellman T.A., Kulick-Bell R., Ashlock L.E., Nolan B. (1995) Sleep events among veterans with combat-related posttraumatic stress disorder. *Am J Psychiatry*, **52**: 110-115.

98. Forster P. (1992) Nature and treatment of acute stress reactions. In L.S. Austin Ed.), *Responding to Disaster: a Guide for Mental Health Professionals*, pp. 25-51. American Psychiatric Press, Washington, DC.

99. Ursano R.J., Fullerton C.S., Bhartiya V., Kao T.C. (1995) Longitudinal assessment of posttraumatic stress disorder and depression after exposure to traumatic death. *J Nerv Ment Dis*, **183**: 36-42.

100. Brandt G.T., Norwood A.E., Ursano R.J., Wain H., Jaccard J.T., Fullerton C.S., *et al.* (1997) Psychiatric morbidity in medical and surgical patients evacuated from the Persian Gulf War. *Psychiatr Serv*, **48**: 102-104.

101. Goenjian A. (1993) A mental health relief program in Armenia after the 1988 earthquake: implementation and clinical observations. *Br J Psychiatry*, **163**: 230-239.

102. Norris F.H., Murphy A.D., Baker C.K., Perilla J.L., Rodriguez F.G., Rodriguez J. (2003) Epidemiology of trauma and posttraumatic stress disorder in Mexico. *J Abnorm Psychol*, **112**: 646-656.

103. Raphael B. (1977) Preventive intervention with the recently bereaved. *Arch*

Gen Psychiatry, **34**: 1450–1454.

104. Shear M.K., Frank E., Foa E., Cherry C., Reynolds C.F., Bander Bilt J., Masters S. (2001) Traumatic grief treatment: a pilot study. *Am J Psychiatry*, **158**: 1506–1508.

105. Terr L.C. (1981) "Forbidden games": post-traumatic child's play. *J Am Acad Child Psychiatry*, **20**: 741–760.

106. IOM (2003) *Preparing for the Psychological Consequences of Terrorism: a Public Health Strategy.* National Academies, Institute of Medicine, Washington, DC.

107. Gerrity E.T., Steinglass P. (1994) Relocation stress following natural disasters. In R.J. Ursano, B.G. McCaughey, C.S. Fullerton (Eds.), *Individual and Community Responses to Trauma and Disaster*, pp. 220–247. Cambridge University Press, Cambridge, UK.

108. Noji E.K (Ed.) (1997) *The Public Health Consequences of Disasters.* Oxford University Press, New York.

109. Cohen R., Culp C., Genser S. (1987) *Human Problems in Major Disasters: A Training Curriculum for Emergency Medical Personnel.* US Government Printing Office, Washington, DC.

110. Green B.L. (1990) Defining trauma: terminology and generic dimension. *J Appl Soc Psychol*, **20**: 1632–1642.

111. Ursano R.J., Fullerton C.S., Vance K., Kao T.C. (1999) Postraumatic stress disorder and identification in disaster workers. *Am J Psychiatry*, **156**: 353–359.

112. Dollinger S.J. (1986) The need for meaning following disaster: attributions and emotional upset. *Pers Soc Psychol Bull*, **12**: 300–310.

113. Holloway H.C., Fullerton C.S. (1994) The psychology of terror and its aftermath. In R.J. Ursano, B.G. McCaughey, C.S. Fullerton (Eds.), *Individual and Community Responses to Trauma and Disaster*, pp. 31–45. Cambridge University Press, Cambridge, UK.

114. Ursano R.J., Fullerton C.S. (1990) Cognitive and behavioral responses to trauma. *J Appl Psychol*, **20**: 1766–1775.

115. Ursano R.J., Kao T.C., Fullerton C.S. (1992) Posttraumatic stress disorder and meaning: structuring human chaos. *J Nerv Ment Dis*, **180**: 756-759.

116. Card J.J. (1983) *Lives after Viet Nam*. Lexington Books, Lexington.

117. Tedeschi R.G., Park C.L., Calhoun L.G. (1998) *Posttraumatic Growth: Positive Changes in the Aftermath of Crisis*. Lawrence Erlbaum, Mahwah, NJ.

118. Quarentelli E.L. (1985) An assessment of conflicting views on mental health: the consequences of traumatic events. In C.R. Figley (Ed.), *Trauma and its Wake*, pp. 173-215. Brunner/Mazel, New York.

119. Taylor V. (1977) Good news about disaster. *Psychol Today*, **11**: 93-94, 124-126.

120. Sledge W.H., Boydstun J.A., Rahe A.J. (1980) Self-concept changes related to war captivity. *Arch Gen Psychiatry*, **37**: 430-443.

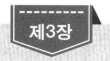

재난 이후 정신질환의 질병률: 전염병의 위험과 보호요인

Alexander C. McFarlane

University of Adelaide, Queen Elizabeth Hospital, Woodville South,

South Australia, Australia

서론

외상성 스트레스의 분야는 재난, 전쟁, 범죄의 세 가지 피해 유형을 주로 다루며 발전해 왔다. 재난은 아주 드물게 일어날 뿐 아니라 한 번 일어나면 많은 수의 희생자를 초래하기 때문에, 재난 피해는 흔치 않은 사건이라고 할 수 있다. 특히, 도시에서 매일 같이 일어나는 범죄나 교통사고에 비하면 그 빈도수가 매우 희박하다. 그리고 범죄나 교통사고는 대개 한 명 내지는 작은 수의 희생자를 초래한다. 따라서 재난 피해를 연구함으로써 다수의 피해자들의 집단적인 적응 상황이나 피해 경험과 관련된 공동대응 과정 그리고 후속적인 영향 등에 대한 많은 시사점을 얻을 수가 있다.

재난이란 본질적으로 사람들의 관심을 단번에 사로잡게 마련이다. 그러나 대중의 관심은 대체로 그 지속기간이 짧고 장기간의 질병률은 최근에서야 복지 관련 연구자와 실무자들의 주목을 받게 되었다. 그동안의 재난 피해 연구들은 주로 피해 경험에서 파생되는 장기화된 악영향들에 초점을 맞추어 왔다.[1-6] 첫 번째 주목할 만한 연구는 스위스 정신병리학자인 스티어린 (E. Stierlin)의 연구다.[7, 8] 그는 이탈리아 메시나(Messina) 지역에서 1907년 발생한 지진과 1906년에 일어난 광산 재난을 중심으로 연구했다. 연구에 따르면 상당수의 희생자들이 장기적인 PTSD 증후군을 경험한 것으로 나타났다. 메시나 지진은 재난 연구자들에 의해 일반적으로 연구되었던 것보다 훨씬 더 큰 규모의 사건으로 그 지역의 주민들 가운데 7,0000명이 희생되었다. 생존자 중 25%가 수면장애와 악몽을 경험했다. 지난 재난사를 살펴보면, 정신의학계나 지역사회 모두 재난 경험이 사회와 개인에게 얼마나 파괴적 영향력을 갖는지에 대해서 제대로 탐색되지 않았음을 알 수 있다.[9, 10] 19세기 마지막 20년 동안 재난 경험이 정신병리를 일으키는 주된 요인이라는 사실에 서서히 주목하게 되었으나 정신의학계는 이러한 사실에 너무나 느리게 주목하였으며, 사회도 개인 및 사회가 받은 충격을 너무나 쉽게 잊어버리는 일이 반복되었다. PTSD의 주된 요인 중 하나가 재난으로 인한 기억을 병리적으로 계속 지속하게 되는 것임을 고려할 때, 이 같은 무관심은 정말 흥미로운 반응이 아닐 수 없다. 그럼에도 사회는 전쟁이나 재난 후에 마주치게 되는 집단적인 충격과 피해 경험을 제대로 인식하는 데 크나큰 어려움을 겪었다. 어떤 재난 경험 이후라도 가장 어려운 점은 지난 경험으로부터 계속 교훈을 얻는 것이며 경험으로부터 직접 체득한 지식들을 결코 잊지 않는 것이다. 지난 25년간 실행되어 온 연구들이야말로 이런 지식과 경각심을 공고히 해 주는 역할을 수행해 왔다.[11, 12]

재난 연구의 역할

체계적으로 수행된 연구들은 교훈을 사회로 널리 확산시키고 재난에 대한 경각심을 잃지 않도록 돕는 데 큰 공헌을 해 왔다. 궁극적으로 정신건강 서비스의 가장 큰 도전은 방송매체의 보도가 재난 피해자들을 안전하게 하는 것과 같은 방식으로 연대의식에 이르지 못한 다른 외상 피해자들의 필요를 해결하기 위한 재난 이후의 발전된 건강 전달 시스템과 치료기술을 확장하는 것이다. 또한, 연구는 재난 경험을 체계적으로 되돌아보고 시사점을 얻는 데 중요한 역할을 수행한다. 한 연구에서 얻어진 시사점들은 이전 연구의 시사점들에 축적, 통합되어 미래의 재난 경험에 대처하는 기술을 향상시킬 뿐 아니라 더욱 유연한 대처를 가능하게 한다.

대규모 재난은 개인의 태도에 영향을 끼칠 뿐 아니라 사회에 중요하지만, 종종 잘 드러나지 않는 변화를 가져오게 된다. 따라서 재난이 발생한 이후에 재난 경험을 관리하고 대처하는 데 직접 참여했던 소수의 행정가들이나 심리 안전 전문가들이 얻은 교훈들이 종국에는 전체 대중 및 전문가들의 태도를 변화시킬 수 있다고도 볼 수 있다. 장기적으로는 이것이 미래의 재난에 대처하는 지역사회의 역량을 보다 광범위하게 향상시키는 디딤돌이 될 수도 있다. 연구는 또한 재난 직후 즉시적으로 대처했던 것들이 장기적으로는 어떠한 영향을 초래하는지 기록해 주는 역할도 수행한다. 여기서 얻은 시사점들은 위험에 직면 시 나타나는 반응행동이나 위험을 재경험했을 때 어떻게 적응할 수 있는지에 대한 시사점들로 이어지게 된다.

재난 발생 시 사망에 이르는 주요 이유는 기술적인 실패라든지 위험에 대한 잘못된 인식 및 평가다.[13] 아마도 서구사회에서 이러한 현상을 가장 잘 설명하는 상징적 사례는 타이타닉호의 침몰일 것이다. 배를 설계한 사람들은 이 배가 절대로 파손될 수 없도록 건조되었다고 주장했다. 결과적으로 이러한 잘못된 믿음 때문에 배에는 승객 전체를 구조할 구조선이 애초부터 충분치 않았다. 이러한 판단 착오는 미처 생각지 못했던 상황이 발생했을 때 재난의 규모를 증폭시켰다.

하나의 연구 분야로써 재난 연구는 대부분의 정신의학 연구와는 다른 특징들을 가지고 있다. 과학의 핵심 프로세스(core process)는 이미 존재하는 선행지식을 기반으로 이후 연구를 통해 이를 더 개선시키고 발달시키는 것이다. 후속적인 탐색과정은 이러한 목적을 달성하고자 가설을 세우고 확인하는 것이다. 재난 연구도 재난 경험 이후의 반응을 현상학적 관점에서 탐색하여 일반적인 지식을 도출해 내는 데 일부 목적이 있다. 그러나 각각의 재난들은 새로운 경험으로서 탐색되어야 할 필요가 있다. 사실 지난 자기보고식 인터뷰 질문들은 그 내용이 다양하지 못했다. 마찬가지로 핵심적인 위험요인들도 많이 달라지지 않았다. 최근 연구들의 시사점들은 1980년대 이미 수행된 연구들에서 도출된 일반 지식 외에 특별한 공헌점을 찾아보기 어렵다.

앞으로의 재난 연구는 지난 재난 회복 프로그램에서 쉽게 간과되곤 했던 재난 경험의 장기적인 영향력[14]에 대해 조금 더 주의를 기울일 필요가 있다. 이러한 연구들을 통해 지역사회[15]가 재건되어 가는 과정이라든가, 재난 직후에 잘 드러나지 못했던 피해 부분들에 대해 더욱 명확하게 규명할 수 있게 되는 것이다.

재난의 정의와 유형

재난이라는 용어를 제대로 정의한 경우는 사실 드물다. 옥스퍼드 사전[16]에 따르면 재난이란 "갑작스럽거나 굉장히 극심한 불운, 완전한 몰락"이라고 정의되어 있다. 이러한 용어 정의의 범위를 고려해 볼 때, 재난이란 상당히 복잡한 현상이며, 다른 유형의 트라우마성 사건으로부터 재난을 명확하게 구분하기란 쉽지 않음을 알 수 있다.[17]

초기 재난 연구가인 킨스턴과 로스(Kinston & Rosser)[18]는 '대중의 집단적인 스트레스'를 설명하는 용어로 재난 경험이 사용되어야 한다고 제안했다. 노리스(Norris)[19]는 이들 용어가 자연, 기술 혹은 인류가 파괴적으로 충돌한 사례들을 가리킨다고 제시했다. 이러한 정의들을 바탕으로 다양한 재난 유형이 제기되었다. 그리고 유형의 구분은 파괴의 결정적인 요인이 무엇인가에 바탕을 둔 것이었다. 물론 인재와 자연재해는 다른 것이지만 결과적인 피해 사항에 대해서는 별반 차이가 없는 것이 사실이다.[12] 인재는 자연재해에 반해 어떤 좋지 못한 의도가 원인이 될 수 있다. 그러나 이런 차이는 사실상 무의미한 것이다. 예컨대, 부주의함 때문에 숲에 화재가 일어날 수 있고 건설법을 위반하여 지진 시 빌딩이 무너질 수도 있다. 규약을 제대로 지켰을 때에 비해 훨씬 더 많은 생명을 잃을 수도 있다.[20] 종종 자연재해에서의 인명 피해는 기술이나 설계상의 잘못에서 비롯될 수 있다는 것이다. 많은 경우에 위험을 감지 못했다기보다는 위험을 무시한 것이다. 보팔(Bhopal) 재난이 바로 이와 같은 사례다. 보팔 재난은 지역사회를 전체 지역 주민의 복지에는 별로 관심이 없는 부와 특권을 갖춘 계층과 그렇지 못한 계층으로 나누어 버렸다.

또한, 인재는 피해자들에게 더더욱 견디기 힘든 재난으로 인식된다. 자연재해는 충분히 신이 내린 저주 같은 것으로 받아들여질 수가 있다. 다른 극단에 있는 재해들은 폭력, 강간, 고문과 같이 인간이 치밀하게 계획하고 시행한 인재들이다. 스미스와 노스(Smith & North)[21]는 기술에 의한, 그리고 인간에 의한 재난이 자연재해보다 훨씬 더 충격이 심할 수 있다고 주장한다. 왜냐하면 인재는 인간이 같은 동료인 다른 인간으로부터 고의에 의해 피해자가 될 수밖에 없다는 것을 적나라하게 보여 주기 때문이다. 그러나 재난과 정신병리[22]와의 관련된 외상 간의 관계에 대한 메타연구 결과는 정반대의 결과를 보여 주고 있다. 즉, 자연재해 역시 극심한 정신병리로 귀결된다는 것이다. 그리고 재난에 대한 어떤 유형 분류든지 객관적으로 탐색할 필요가 있다는 것이다.

실제적인 결과들을 가지고 이야기하는 다른 분류 체계로는 재난의 강도와 영향력의 범위에 따른 재난의 구분이다(<표 3-1>). 첫 번째 유형은 명백한 경계의 노출이 있는 경우다. 예컨대, 숲의 화재나 폭발[23]의 경우는 재난을 피해 구조될 가능성이 명백하게 남아 있다. 그러나 지진이나 핵폭발, 폭풍우 같은 경우는 정확한 재난의 경계를 예측하기란 사실상 불가능하다.[24] 이러한 유형의 재난들은 이 지역에서 일하거나 생활하는 주민들에게 엄청난 위험을 부가하게 된다.

🔍 **〈표 3-1〉 재난의 분류**

a. 노출(exposure)의 경계
　　분명한 경계(clear margins)-화재, 폭발
　　등급(단계)으로 나뉘는 파괴(graded destruction)-지진, 폭풍우
b. 영향 받은 인구
　　출퇴근 인구(commuter)-지역사회 내에서 영향
　　국제적 인구-다국적 영향
c. 기간
　　경고
　　간략 혹은 부재-지진, 테러 공격
　　장기적인-사이클론, 홍수
　　충격
　　간략-폭발, 사고
　　장기적인-화재, 홍수, 허리케인

　　여행 중 교통사고나 테러에 의한 피해는 개인이 아닌 집단에게 우연성에 근거하여 발생할 수가 있다. 이러한 재난들, 특히 국외 여객기의 경우, 재난이 좁은 지역에 국한되지 않고 발생한다.[25, 26] 즉, 지역 주민뿐 아니라 외부에서 방문한 많은 사람들이 재난의 피해자가 될 수도 있는 것이다. 이와 같은 경우, 어떻게 구조를 시행하고 재난에 대처하는 서비스를 제공할 것인지가 주요한 사안이 된다.[27] 200명의 희생자가 발생한 발리에서 일어났던 폭발 사고는 이러한 차이점을 잘 보여 주는 사례다. 발리 사람들도 많이 생명을 잃었지만 전 세계에서 발리를 방문했던 여행객 역시 생명을 잃거나 중상을 입었다.

　　위와 같은 재난의 피해 상황은 여러 가지 이유로 다른 재난들과 구분될 수 있다. 첫 번째로, 지리적으로 분명하게 나타나는 재난의 경우는 경고에 단계

적 절차를 마련하여 사전에 예방할 수 있기 때문이다. 또한 구조와 회복을 위해 지역 주민들이 동원될 수밖에 없다. 따라서 이들은 피해자임과 동시에 구조의 역할을 수행해야 하므로 여러 가지 심리적·물리적 충돌을 피하기 어려울 수 있다. 만약에 유형 구분의 목적이 연구 및 재난 경험으로부터 어떤 일반화된 지식을 도출하고자 하는 것이라면, 재난 사건들 자체가 단순히 어떤 파괴력을 지녔는가보다는 위에 언급했던 구분 양식이 오히려 더 유용할 것이다.

재난 발생의 빈도

적십자사는 제3세계에서 일어난 재해들의 다양한 영향들에 대해 특히 주목한 보고서를 발간했다. 1967년에서 1991년 사이에 매년 약 17,000,000명에 이르는 개발도상국민들이 재난의 영향을 받았다. 이 같은 수치는 같은 기간 700,000여 명의 선진국민이 재난 피해를 입었던 것과 극명한 대조를 이룬다(166:1).[28] 재난을 이미 많이 경험한 개발도상국의 지역사회는 또 다른 재난을 당할 경우 극심한 위기에 처할 것이다. 이들은 이미 긴장 속에 버텨 왔으며, 비축해 둔 자원도 없고, 따라서 구조와 보호가 필요한 시기를 견디기 어렵다. 정신건강의 회복을 돕기 위한 건강복지 시스템 또한 그 여력이 거의 없다.

지난 10년 동안 서구 문명권을 벗어난 기타 문화권에서 일어난 주요 재난들에 대해 집중적으로 탐구한 연구가 진행되어 왔다.[29] 이들 연구는 서구 문화 중심으로 진행되어 왔던 재난 연구의 결과들을 즉각적으로 적용시키기에는 여러 가지로 맞지 않고 또 그 적용 영역이 모호하다는 점에서 재난 연구에 중대한 시사점을 제공해 주고 있다. 한 예로, 대규모 전자 논문 데이터베이스를 통해 적합한 연구논문을 신속하게 찾는 것이 어렵다는 점이다. 특히 주목할 만한 것은 최근에 일본 고베,[30, 31] 중국,[32] 타이완,[33] 그리고 인도와 터키 지역[34]을 강타한 지진에 관한 연구다. 이들 연구들은 트라우마성 스트레스와 관련된 개념들이 이들 지역사회에 어떻게 소개되었는지 보여 주고 있으며 대규모 지진 재난과 관련된 다양한 영향들을 비롯해 아주 소중한 시사점들을 제시해 주고 있다.

전쟁에 의한 영향과 재난에 의한 영향 사이의 경계는 시민을 대상으로 벌어진 테러가 점점 더 성행하면서 정의하기가 어려워지고 있다. 예컨대, 이스라엘, 미국 9 · 11 사건, 팔레스타인, 그리고 발리에서 있었던 테러리스트들의 공격은 전쟁을 방불케 한다. 다른 학자들은 이들 테러에 의한 재난들을 극단적인 악의로 특징지어진 인재로 보기도 한다.

두 번째 분류 방식을 주장하는 근거는 9 · 11 테러와 같은 재난의 희생자들이 보통의 전형적인 무력 충돌과 대비되게, 그런 일이 발생하리라는 예측을 전혀 하지 못했다는 데 있다.

개인이 이야기에 포함되도록 요구되는 노출의 임계치는 재난 연구에서 결정하기 어려운 주제들 중 하나다. 예컨대, 인간의 무지와 오류로 인한 트라우마가 허리케인과 홍수와 같은 자연재해보다 개인의 심리적인 예측력을 뒤엎어 버릴 수 있다는 상식은 객관적인 증거들에 비추어 볼 때 별로 지지를 받지 못한다. 하지만 이러한 결론은 해당 연구에 포함된 사람의 임계치 차이에 의한 결과일 수 있다. 게다가 인재에 대한 소송 자원의 결과는 일반적으로 자연재해 피해자들은 이용할 수 없는 재정적 보상의 정도로 끝나며, 적절한 재정적 구제는 이러한 사건들의 부정적인 영향에 대한 완충장치를 제공할 수 있다.

DSM-III가 출간된 이후 재난의 충격적 영향에 대해 급격히 관심이 높아졌으며,[35] 이로 인해 외상 후 스트레스 장애가 일반인들에 의해 보다 많은 주목을 받게 되었다. 과거에는 이러한 재난의 경험은 인간의 일상적 경험을 아예 벗어나는 것으로 믿어 왔으나 이제는 체계적인 연구를 통해 재난이 생각보다 빈번하게 일어난다는 것을 알게 된 것이다. 노리스(Norris)는 미국 남부에 거주하는 1,000여 명의 성인을 대상으로 설문을 실시했는데,[19] 69%의 참여자가 트라우마를 일으킨 스트레스 사건을 경험한 적이 있다고 보고하였으며, 이들 중 21%가 조사 시점부터 1년 이내로 이를 경험했다고 보고했다. 또, 한 해 동안 미국 남부 거주 가구의 2.4%가 재난 또는 손상을 경험했으며, 일생 동안 재난에 노출된 경험이 있다고 보고한 가구는 13.2%에 달했다.

케슬러와 동료들(Kessler et al.)의 연구에서는[36] 미국 인구를 계층 표집했는데, 60.7%의 남성 참여자와 51.2%의 여성 참여자가 DSM-IV 기준으로 트라우마를 유발할 수 있는 스트레스를 경험한 적이 있다고 보고하였다. 또한, 18.9%의 남성과 15.2%의 여성이 자연재해에 노출된 경험이 있으며, 이들 가운데 생애 동안 PTSD 증후군을 경험하고 있는 남성의 비율은 3.7%, 여성의 비율은 5.4%였다. 크리머와 동료들(Creamer et al.)은 호주 성인 10,641명을 계층 표집하여 조사를 실시한 결과,[37] 유사한 재난 경험 비율을 보고하였다. 이 연구에서는 남성의 19.9%, 여성의 12.7%가 재난을 경험한 것으로 나타났다. 그러나 지난 1년간 PTSD를 경험했다고 보고한 158사례 가운데, 자연재해는 단지 네 사례에 그쳤으며 나머지는 인재의 경우였다.

이러한 연구 결과들은 대략 1/6의 인구가 일생 동안 자연재해를 경험하지만, 이는 해당 지역 내 외상 후 스트레스 장애군의 극히 일부분을 설명한다는 점을 시사한다. 조사 참여자들에게 일생에 걸쳐 가장 트라우마를 극심하게 유발한 사건을 꼽아 보라고 하면, 재난 경험을 꼽는 사람은 5% 미만에 불과하다. 이런 수치가 이러한 연구들의 문제점을 잘 나타내준다. 즉, 이들 연구에서는 단지 자연재해에 노출된 경험이 있는지, 없는지를 질문할 뿐, 재해 경험 자체의 요건에 대한 기준이 없기 때문이다. 노출의 정도와 같은 기준들은 재난 사건과 연관되어 있는 위험성을 측정함에 있어서 중요하다.

재난 연구의 유형

재난 연구는 다양한 방법을 통해 수행되어 왔다.

- 통제 집단과 재난을 경험했던 집단에서 표본을 추출하여 비교한 연구[38, 39]
- 치료받기를 원하거나 부상을 당한 재난 피해자들의 하위 집단에 초점을 두어 수행된 연구. 이러한 연구는 재난의 위험, 보호요인에 대해 보다 집중적이며 깊이 있는 분석을 가능하게 한다.[40]
- 아이들[41] 혹은 구조요원들과 같은 특정 집단에게 재난이 미치는 영향에 대한 연구[42, 43]
- 동류 집단 추적조사(longitudinal cohort studies). 일반적으로, 이러한 연구들은 재난이 일어난 이후 피해자들을 추적 분석하지만, 몇몇 다른 이유로 피해자들이 있는 지역에 관한 연구들이 있으며, 재난이 그 지역에 미친 영향에 관한 연구들이 있다.[44-48]
- 한 지역사회에서 특정 재난 피해자들을 추출하여 다른 집단, 즉 재난 경험이 전혀 없는 집단 또는 다른 유형의 트라우마를 경험한 집단과 비교하는 연구[36, 37]

이렇게 다양한 유형의 연구들은 종종 같은 재난 상황을 분석하면서도 다양한 결과를 도출한다. 연구의 대상이 된 집단에 따라 재난 피해의 각기 다른 이슈들을 대변하고 있기 때문이다.[49] 또한 재난이 실제 일어났을 때와 연구가 개시되었을 때의 시간차가 연구 결과에 지대한 영향을 미칠 수가 있다. 대부분의 재난 피해는 재난 발생 후 첫해에 가장 많이 경감하기 때문이다. 대다수의 연구들은 자연재해를 살펴보았으며(88건 = 55%), 기술에 의한 인재는(54건 = 34%), 대량 학살의 영향을(18건 = 11%) 살펴본 것으로 나타났다.[12] 약 29개국에 걸쳐 일어났으며, 그중 57%가 미국에서 일어난 재해였으며, 29%가 유럽, 일본, 오스트레일리아에서 일어난 재해들이었다. 동유럽, 아시아, 그리고 아프리카를 포함한 개발도상국을 대상으로 한 연구는 14%에 불과했다. 다양한 피해 경험에 대한 연구도 이루어졌다. 생존자로 연구에 참여한 인원 대다수는 성인이었으며, 단지 17%만이 학령기 아이들과 청소년이었다.[50, 51] 소수의 연구만이 구급 구조 요원[52]이나 가족상담사를 대상으로 수행되었다. 또한, 대다수의 연구가 재난을 당한 피해자들의 경험을 6개월 정도의 기간을 중심으로 단편적으로 보고하고 있다. 몇몇 연구들은 최장 32년까지 피해자들을 추적하여 상당히 긴 기간 동안 종단연구를 수행했지만 절반 이상의 연구가 재난 이후 1년 미만의 기간 동안 수행된 결과를 보고하고 있다.

　질병률을 측정하는 방식도 매우 다양했다. 아주 소수의 연구들만이 구조화된 인터뷰 질문지[54-56]를 사용했다. 다른 연구들은 보다 손쉬운 행정상의 질문지들[57, 58]을 활용했다. 광범위한 종류의 검사 도구가 재난 피해 경험에 따른 심리적 결과를 측정하는 데 사용되었다. 가장 흔히 사용된 것은 PTSD[59]에 대한 측정도구였다. 일반적인 질병률은 일반 정신건강 척도(General Health Questionnaire: GHQ)[60-63]와 같은 질문지로 측정되었다. 다른 증상들, 해리 혹은 혼동 상태에 대한 연구도 이루어졌다.[50, 64] 복합 국제 진단 면담도구(Composite International Diagnostic Interview: CIDI)와 같은 아주 종합적인 연구의 경우에는 체계적으로 구조화된 진단 질문지를 활용하여 일련의 정신병리학적 진단을 가능하게 해 주고 있다.[43] 대략 1/4가량의 연구들은 신체 건강 상태와 문제점들을 살펴보고 있다.[65-69] 무엇보다 흥미로운 점은 시간이 경과함에 따라 신체 증상은 임상 장면에서 더 악화되었으며, 지각된 질병은 재난으로 영향을 받은 지역사회에 커다란 부담으로 남게 되었다는 것이다.

장애가 발생하는 빈도

　재난별로 다르게 나타나는 결과를 규정짓기란 어려운 일이다. 왜냐하면 이전에 언급했던 것처럼 연구의 대상이 되는 표본을 추출하는 방식이 다양하기 때문이다. 마찬가지로, 재난 경험자들이 체험하는 피해의 강도도 장애가 발생하는 주된 영향요인이라고 할 수 있다. 다른 선진국에 비해서도 미국에서 일어난 재난 경험자들 사이에서 장애 발생 빈도가 낮았다.[12] 장애 발병률이 가장 높았던 곳은 개발도상국이었다. 이러한 결과는 연구 대상을 선별하는 과정 때문일 수도 있지만, 개발도상국들의 경우, 자원 부족과 재난으로부터 회복하는 과정에 대한 전반적인 체계가 비활성화되어 있기 때문일 수도 있다. 노리스와 동료들(Norris et al.)[12]은 Lockerbie[70]와 Jupiter 유람선 사고[71]에 의한 재난을 예로 들면서 이들 재난이야말로 가장 정신장애 발병률이 높았음을 지적했다. 장애 유발률이 가장 높은 재난이 어떠한 유형인가에 대한 답은 얼마나 그 재난이 많이 연구되었는지에 따라 결정될 수 있을 것이다. 태풍 Andrew는 가장 파괴력이 컸던 자연재해로 일컬어지며 가장 많이 연구된 재난 가운데 하나다.[12, 48, 72, 73] 그리고 이는 자연재해와 인재가 그 영향력에서 차이가 있다는 점을 재차 확인시켜 준다.

외상 후 스트레스 장애

PTSD의 발병률은 연구에 참여한 대상에 따라, 그리고 사건의 성향이나 심각도에 따라서도 그 차이가 컸다. 따라서 재난 사건 각각에 맞추어 질병의 빈도를 새롭게 추정해야 할 필요가 있다. 또한 재난 피해 집단의 특성 및 재난 발생 후 경과 기간도 PTSD 발생 빈도 추정 시 고려되어야 할 필요가 있다.

버펄로 크리크(Buffalo Creek)의 댐 붕괴로 발생했던 재난은 1972년에 발생했으며, 연구가 가장 잘 진행된 재난 중 하나다. 생존자 가운데 59%가 일생 동안 지속된 PTSD 증상을 보였으며, 약 25%의 생존자는 14년이 지난 시점에도 PTSD 증후군을 보였다.[17] 재난 중 PTSD 발병률이 가장 높았던 재난은 아르메니안 지진을 연구했던 고엔지안과 동료들(Goenjian et al.)[57]의 연구 결과에서 나타났다. 약 69%에 달하는 생존자들이 지진 후 18개월 지난 시점에서 조사했을 때, PTSD 증상을 보였다. 허리케인 앤드루(Andrew)[72]의 경우,

발생 후 1~4개월 사이에 시행되었던 연구에서는 33%가 PTSD 증상을 보였다. 그러나 상대적으로 재난 사건에 대한 노출 경험이 적었던 피해자들에게서는 PTSD 발병률이 현저하게 낮았다.[12] 예컨대, 쇼어와 동료들(Shore et al.)[55]은 세인트 헬렌(St. Helen)산의 화산 폭발의 경우, 통제 집단은 2.6% 그리고 노출 집단은 3.6%의 평생 동안 지속된 PTSD 증상을 보였다고 하였다.

중국 윈난(Yunnan)성의 지진에 대한 연구에 의하면 PTSD 발병률은 대부분의 주택이 붕괴된 마을에서는 23.4%로 나타난 데 비해, 일부 주택만 붕괴된 마을에서는 16.2%로 나타났다.[39]

성별도 발병률에 영향을 주는 요인이다. 대량 학살을 불러일으킨 총기 난사 사건 1년 후, PTSD 증상을 보인 경우 20%는 남자에게서, 36%는 여자에게서 나타났다.[56] 아베르판(Aberfan) 재난의 경우에는 재난 발생 후, 33년을 추적하여 아동이었던 피해자들에게 미친 영향이 연구되기도 했는데, 29%가 현재에도 PTSD 증상을 보였으며, 46%는 일생 동안 PTSD 증상으로 고통받은 것으로 나타났다.[53]

기타 장애들

유사한 요인들이 재난 후 기타 다른 장애의 유발에도 영향을 주는 것으로 나타났다. 이들 장애군은 PTSD의 일환으로 나타나기도 했으며, PTSD와 그 이면의 더 심각한 트라우마로 인한 스트레스성 반응들을 동반한 증상의 형태로 나타난 경우가 많았다. 선행연구들에 대한 리뷰를 살펴보면, PTSD는 다른 장애 증상과 동반하여 진단된 경우가 그렇지 않은 경우에 비해 네 배나 더 많았다.[21]

알코올 음주는 재난으로 영향을 받은 인구 중 특히 응급 서비스 요원들에게서 빈번하게 나타났다.[12] 반대로 PTSD 증상이 없는 경우에는 우울 및 불안 장애 증상의 징후가 많이 나타났다.[17] 예컨대, 직관적으로 우울장애에는 상실이 많은 영향을 미치고, 불안장애에는 위협이나 공포가 많은 영향을 끼칠 것이라는 논리를 생각해 볼 수 있다.[43] 위험요인과 관련하여, 재난을 경험하는 각기 다른 유형의 상태가 있음을 탐색해 본 연구가 있지만, 아직도 이 분야는 더 많은 연구를 필요로 하고 있다.[43] 이와 달리, PTSD의 높은 비율에도 불구하고 기타 장애군은 발견하지 못한 다른 연구들도 존재한다.[53]

기타 장애의 유발을 정의하는 데 따르는 어려움은 다음과 같다. 첫째, 평가 과정에서 심도 있게 구조화된 진단을 위한 인터뷰가 필요하고, 둘째, 시간이 많이 요구되며, 때로는 재난 피해 대상자에게 평가 자체를 실시하기조차 어려운 경우도 있다. 더군다나, 우울이나 불안장애는 연속성 스케일을 이용하여 점수를 산출하는데, 점수를 바탕으로 임상이나 진단에 필요한 해석을 내리기가 쉽지 않다. 또 다른 방법상의 어려움은 우울이나 공포장애가 PTSD보다 진단 자체가 어렵다는 것이다. PTSD는 특정 사건이 지속적으로 일상생활을 방해하는 기억을 제공한다는 명확한 진단의 기준이 있다. 그러나 우울이나 불안은 재난을 경험한 적 없는 일반 주민들 가운데에서도 흔하기 때문에, 증상이 명확하게 재난에 의해서 촉발되었는지 확인하기가 어렵다.

연구 보고에 따르면, 우울은 재난 후 두 번째로 발병률이 높은 병리 증상이다.[12] 여기서 한 가지 중요한 이슈는 재난 이후 우울이 어떤 과정을 거쳐 지역사회에 이미 존재하던 역학과 연관성을 가지고 발생하는가다. 브라보와 동료들(Bravo et al.)[47]은 푸에르토리코(Puerto Rico)에서 발생한 홍수로 약 800여 명이 사망한 재난 사태를 연구했다. 다행히 이들은 이 사태가 일어나기 전에 연구 대상자들을 이미 연구했었고, 따라서 재난 발생 후에는 이들을 재평가할 수 있었다. 브라보와 동료들(Bravo et al.)은 재난 이후 같은 연구 대상에게서 우울과 심인성 증상에 대해 호소하는 비율이 유의미한 수준으로 증가함을 발견했지만, 알코올 중독이나 공포장애에서는 차이가 없음을 발견하였다. PTSD 역시 그 보고율이 의미 있게 증가하였다. 스미스와 동료들(Smith et al.)[74]은 세인트루이스(St. Louis)에서 발발한 다이옥신(dioxin) 누출 및 홍수, 토네이도를 동반한 재난 사건을 연구했는데, 재난에 노출된 연구 대상자에

게서 PTSD가 높은 비율로 증가했음을 발견했다. 그러나 우울은 재난 이전에
도 우울증을 앓았던 대상에게서만 확인이 되었다. 1988년 발발했던 아르메
니안(Armenian) 지진의 경우, 아주 영향력이 지대했던 재난 사건이었기 때문
에, 주요 우울장애를 보인 대상자가 표집 인구 1,785명 중 무려 52%에 달했
다. 이 가운데 177명의 대상자에게서는 우울 증상만 보고되었으며, 이는 재
난에 노출됨으로써 얻게 된 상실이라는 측면과 직결되어 있었다.[75]

　요컨대, 우울과 같은 장애는 발병률에 있어 그 격차가 상당히 존재하며, 재
난의 특성과 심각도에 따라서도 변화가 많다고 할 수 있다. 따라서 대상자에
게 보건 서비스가 필요한지 판단하는 데는 재난 사건의 특성이 고려되어야
하며 단순히 연구 결과를 바탕으로 단정 지어서는 안 된다. 불안 및 우울 장
애의 유발에 대한 문제는 더 심도 있는 연구가 필요하며, 반드시 재난 이전에
지역사회에 존재했던 역학과 관련지어 고려될 필요가 있다. 정신병리 및 장
애를 진단하는 경우에도 보다 명확한 분류 체계가 필요하며, 이는 재난 이후
피해자들이 실제로 호소하는 스트레스에 의한 심인, 신체 증상이 재난 후 보
건 서비스에 개발에 있어 가장 중요한 시사점을 제공하기 때문이다.[65, 69]

위험요인

　체계적인 재난 연구로부터 부각되는 일관적 결과들 중 하나는 외상 후 정
신질환은 소수 집단에서 발생한다는 것이다. 이것은 보호하는 것뿐만 아니
라 증상을 나타내는 고통의 시작을 초래했을 수 있는 다른 변인들을 살펴보
아야 할 필요성을 강조한다.

노출의 강도

일반적으로, 재난에 노출된 정도는 정신병리의 수준이나 위험에 빠질 확

률의 주요한 결정요인이다.[76-79] 주거지의 붕괴나 재산이 몰수되는 일은 한 개인의 정체성과 사회적 통합성을 혼란시키기에 충분하다. 물질만능주의 세상에서 물리적 소유물이야말로 한 개인의 심리적 안녕을 좌우하는 요소임에도 상대적으로 이에 대한 관심이 적은 편이었다. 또한 가족원을 여러 명을 잃게 되는 것도 심리적 건강에 치명적인 영향요인으로 보고되어 왔다.[75]

와이새스(Weisaeth)의 공장 폭발 재난 연구에는 재난을 경험하는 것이 어떤 일인지 잘 기술되어 있다.[76,80] 연구 보고에 따르면, 폭발 장소에서 얼마나 거리가 떨어져 있었는지가 생사 및 부상 정도와 직결되어 있었다. 이러한 요소는 다시 재난 후 PTSD 유발과 밀접한 관계를 보였다. 재난을 생생하고 강렬하게 경험한 집단에서는 PTSD 발병률이 7개월 지난 시점에서 36% 비율로 나타났다. 2년 후에는 27%, 3년 후에는 22%, 4년 후에는 19%로 나타났다. 중간 정도의 강도로 폭발을 경험한 집단에서는 PTSD가 7개월 후에 17%에서 4년 후에는 2%로 급격하게 줄어든 것과 아주 대조적이다. 따라서 스트레스의 강도는 초기 발병률뿐 아니라 지속 정도도 좌우할 수 있다. 와이새스는 폭발을 아주 가까이에서 목격한 노동자들에게서 질병이 생기기 전에 이미 존재하던 예민함이 증상을 증폭시키는 데 주요한 역할을 했다는 것을 발견했으며 이는 재난 경험과 재난에 대한 취약성 사이의 상호 관계를 다시 한 번 강조하는 결과다.

재난 경험의 강도를 측정하는 데는 여러 가지 방법이 사용되었다. 일부 연구자들은 트라우마의 심각도를 측정하는 지표로 스트레스를 유발한 사건의 수를 합산하는 방법을 사용하였다.[14] 예상대로, 스트레스를 유발하는 사건을 다수 경험할수록 증상도 증가하는 것으로 보고되었다. 다른 접근방식에서는 재난 경험에 서열을 매겨서 재난의 상대적인 심각도나 영향력을 측정하고자 했다.[47] 이 방식에서도 역시, 높은 빈도의 재난 사건 경험이 정신병리의 예측변인으로 활용되었다. 그러나 극도의 위협과 공포가 일반적인 지역에서 일정 수준 이상일 경우, 고원 효과(별다른 차이가 나타나지 않음)가 있는 것으로 나타난다.

재난 경험의 여러 요소들이 각기 독립적으로 작용하는 것이 아니기 때문에, 재난 경험의 강도를 평가할 때 한 가지의 이상적인 방법을 제안하기는 어렵다. 예컨대, 생명에 대한 위협감과 상해를 입은 정도라는 요소들은 서로 밀접하게 연관되어 있다. 모든 재난에 동일하게 적용될 수 있는 도구도 찾기가 어렵다. 마지막으로, 각각의 재난 사건에 따라 상실의 유형 및 그 영향력이 다르게 작용한다.

긴급 구조 요원들을 대상으로 노출을 측정하는(measuring exposure) 것은 또 하나의 도전이다.[81-84] 그들에게, 실제 재난 상황에서의 노출 강도와 기간만이 고려되어야 할 변인들은 아니다. 다른 중요한 요소에는 신체 회복과 관련된 한계 또는 사건으로 죽은 사람들의 가족을 다루는 필요가 포함된다.[85]

지역사회 파괴와 개인적 노출(exposure) 간의 상호작용은 좀처럼 연구되지 않았다. 공동(집단)의 상실감에 개인의 재난 노출에 관한 수준에 별다른 기여를 하지 않는다는 몇 가지 의견들이 있다.[86] 하지만 파이퍼와 노리스(Phifer & Norris)[87]는 개인적 상실과 지역사회 파괴는 서로 연관되어 있다는 것을 보여 주었다. 끔찍한 일을 당한 개인들은 높은 수준의 지역 파괴와 개인적 상실을 모두 겪은 사람들이다.

재난 노출에 관한 측정도구를 개발하는 것과 관련된 잇따른 방법론적 문제들이 있다. 측정 방법과 같은 타당도에 대한 연구가 조금 진행되었다. 예를 들면, 양적인 의미(quantitative sense)에서, 배우자의 죽음이 자녀의 죽음보다 얼마나 더 높은 순위에 있을까? 사람의 죽음과 부상 중, 어떤 것이 자산 손실의 충격과 비교할 수 있을까? 수치적인 등급의 맥락에서, 만약 재난 노출에 관한 점수가 만들어졌다면, 이러한 비교가 필요하다.

이러한 측정의 개발과 관련된 문제들의 한 가지 예로는, 재난의 영향을 받지 않은 비교 인구 집단들보다 주요 상실 충격의 심각성이 훨씬 적게 측정되었던 지진-영향 인구에 대한 연구가 있다.[88] 이 발견은 큰 충격에 빠진 집단들이 특정한 사건에 부딪치지 않은 사람들보다 그들의 경험을 다른 시각에서 보고 있다는 것을 제안한다. 이는 연구자들이 외상성 스트레스의 심각도를 판단하고 어떤 재난의 요소들이 대부분의 사람들을 눈에 띄게 고통스럽게 하는지 찾아내려 노력할 때, 심각한 오류를 만들어 낼 수 있다는 가능성을 보여 준다. 더욱이, 이는 재난 노출의 측정이 그러한 경험들에 대해 지식을 가지고 있는 지역사회 내에서 개발된 등급에 기반을 두고 측정되어야 한다는 것을 시사한다.

이는 임상적, 연구적 관점 모두에서 복잡한 문제다. 그 당시의 사람들의 정신 상태(예: 공황 또는 해리 경험)와 위험에 대한 판단력 그리고 적절하게 행동하기 위한 능력에 영향을 받을 수 있는 재난의 지각과 관련한 많은 요소들이 있다. 부분적으로 부상과 죽음의 가능성은 개인의 평가와 적절하게 대응하는 능력에 달려 있다. 이러한 행동과 노출 정도의 측정은 일상적으로 고려되는 방법과는 관련이 없다. 예를 들면, 특정 성격 속성은 재난에 노출된 개인에게 PTSD의 위험 요소로 간주될 수 있지만 문제의 특성은 실제로 노출유형에 관한 결정요인이었다. 사람들이 그들의 재난 노출기간에 대한 추정 또한 주변 외상성 해리(peritraumatic dissociation)에 의해 영향을 받을 수 있다.[89]

그러나 죽음과 부상의 목격 혹은 실제로 부상당하는 것과 같이 노출의 객관적인 측정이 있을 것이다. 파괴와 손실의 정도 또한 객관적인 문제다. 외상의 정도를 결정하는 데 있어 동등하게 중요한 문제들은 아주 기이한 상황 혹은 우연히 안전한 상황에 있거나, 상황을 통제할 수 없는 사람의 인식들을 포함한다. DSM-IV[90]는 비교적 이러한 외상적 경험의 성질을 측정하는 주관적인 요소들의 중요성을 알렸다.

다른 위험요인

연령

연령의 영향은 연구 대상에 따라 많이 다른 것으로 나타났다.[91] 오랜 전통에 의한 지혜를 빌리자면, 호주 뉴캐슬(Newcastle) 지진에서처럼[62] 고령의 피해자가 훨씬 큰 위험에 처해 있다고 보고될 수 있을 것이다.[30] 그러나 노리스와 동료들(Norris et al.)[12]은 재난 연구들을 검토한 결과, 다음과 같이 결론을 내렸다. "모든 미국인 중년 성인을 대상으로 했을 때, 중년은 고령층에 비해 대부분의 재난의 경우에서 더 심각한 영향을 받은 것으로 나타났다." 이러한 결론을 내린 이유는 중년층이 가족에 대한 역할과 재정적 부담을 더 많이 갖고 있기 때문일 것이다. 생애 중 중년 단계는 예기치 못한 위기와 요구에 대항하는 데 활용할 수 있는 비축해 둔 자원이 거의 없다. 홉폴(Hobfoll)의 자원 모델은 이러한 현상을 설명하는 데 아주 유용한 이론적 모델이다. 그에 따르면, 생존을 위협하는 주된 사건들에 대항하는데, 개인의 배경 특성이 아주 밀접한 관계가 있다는 것이다.[92-94] 예컨대, 재난이 고령층에 영향을 미치는 이유는 고령이라는 나이가 육체적으로나 재정적으로 상실된 부분을 재건하기 어렵게 하기 때문이라고 할 수 있다. 고령층의 탄력성에 대한 또 다른 설명으로는 생애 경험이 주는 선례들이 고령층 노인들로 하여금 인생에 대한 기대치를 보다 유연하게 변화시키기 때문이라고도 볼 수 있다.

중간 과정으로서의 역경

재난은 대개 인생의 한 시점에서 일어나지만, 역경은 다른 이유로 인해 지속된다.[95] 더구나 재난 발생 이후 후속되는 스트레스들도 존재하기 마련이다.[96] 보상을 얻기 위한 법률적 어려움이라든가, 재건이 지연되는 상황, 그리고 육체적 상해를 재활하는 데 겪는 어려움들이다. 개인의 적응을 방해하는 또 다른 예기치 않은 역경들도 존재할 수 있다. 이러한 후속 사건들의 부정적인 영향들은 다수의 연구에서 보고된 바 있다. 그리고 이들은 재난 후 PTSD를 지속시키며 심각하게 만드는 중요한 요인들이기도 하다.[65, 97] 다시 말하면, 생존자 개개인의 인간관계와 재정적인 안정성을 향상시킴으로써 부차적 영향을 통한 재난의 지속적 영향을 고려하는 것은 중요하다.[73, 98] 또한, 재난에 반복적으로 노출되는 응급 서비스 관계자들은 후속 노출에 더 민감해질 가능성이 높다는 것이다.[27]

성별

　재난을 경험할 경우, 알코올 남용을 제외하고는 여성이 심리적으로 우울에 훨씬 더 취약한 것으로 보인다.[17] 이러한 연구 결과는 재난을 경험하지 않은 일반인을 대상으로 한 연구 결과[36]와도 유사하다. 그리고 이는 여성이 재난 경험에 더 취약함을 시사한다. 단정 짓기 어렵지만, 일반적으로 여성이 불안장애에 훨씬 더 취약한 것과 상통하는 결과라 볼 수 있다. 성차를 매개하는 요인들을 살펴보면 상당히 흥미롭다. 다른 위험요인들이 있을 때, 예컨대, 여성이면서 소수민족에 속하는 경우, 여성의 취약도는 아주 높아지게 된다. 또한, 재난 사건을 바라보는 시각에도 성차가 존재한다. 예컨대, Loma Prieta 지진 이후, 여성은 지진의 지속시간을 78초로 경험한 반면, 남성은 48초로 보고한 것으로 나타났다. 유사한 관찰 결과가 아이들에게서도 나타났다. 소녀들이 소년들에 비해 훨씬 더 높은 강도의 주관적인 위협감을 보고했다.[99]

사회경제적 지위 요인

　인종[100] 및 사회경제적 지위[101] 요인 또한 주요한 위험요인이다. 사회경제적 요인은 몇몇 연구에서는 제대로 규명되지 못하고 있다. 왜냐하면 재난에 노출된 지역사회가 상대적으로 획일적인 조건을 갖추고 있기 때문이다.[102] 그러나 대다수의 연구들은 교육 및 수입의 수준이 낮을수록 심리적 병리 발병률이 높다고 지적하고 있다. 이러한 사회적 특성은 개인의 결혼 여부 및 연령과도 상호작용한다. 솔로몬(Solomon)[103]은 배우자가 충분히 지지해 주는 여성의 경우, 배우자의 지지가 별반 없었던 여성에 비해 오히려 심리적 병리의 취약성이 더 높음을 발견했다. 어머니의 심리적 상태는 자녀의 심리적 상태와 밀접한 관계가 있었다.[104] 가족구성원 간의 상호작용은 그것이 만약 과보호 성향을 띠거나 애정이 결핍된 경우, 자녀의 심리적 건강에 치명적인 영향을 주었다. 스트레스나 위험을 예견하는 어머니의 태도가 자녀에게 부정적인 감정을 전달하고, 그 결과 외부에서 쉽게 인지할 수 있을 정도로, 재난 상황에 심리적으로 압도당한 증상이 심화되었던 것이다.[105] 그러나 이

러한 연구 결과는 자녀의 행동을 보고함에 있어 어머니의 편견의 영향이 고려될 필요가 있다.[106]

재난 발생 이전의 심리 증상

재난 발생 이전에 존재했던 심리 증상의 영향력은 재난 이후에 심리적 적응력을 예측하는 요인으로 상당히 많이 연구되었다. 노리스와 동료들(Norris et al.)[12]은 심리 증상이야말로 재난 이후 발생할 수 있는 발병의 가장 좋은 예측요인이라고 지적했다. 그러나 재난 발생 시에는 극소수의 피해자만이 심리적 증상을 경험한다는 사실을 고려한 연구는 거의 없다. 따라서 기존 심리 증상이 재난 후 심리 증상을 예측한다는 결론이 나온 것도 무리가 아니다. 기존 증상이 심화된 것인지 아니면, 기존 증상들이 PTSD를 악화시킨 것인지 구별이 어렵다. 지역사회 표본에서 심리적 장애로부터 고통받는 유의한 수준의 사람들이 치료를 받지 않았기 때문에 따라서 이들을 치료 기록에 따라 추적하여 구분해 내는 일이 어렵기 때문이다.

보호요인

보호요인이라는 용어는 그것이 질병 유발을 최소화하고 예방하는 데 주는 시사점 때문에 굉장히 매력적이다. 문제는 이 주제에 대하여 연구된 바가 거의 없다는 것이다. 대부분의 보호요인은 사실상, 과거 심리성 병력이나 어린 시절 부정적인 양육환경 등의 위험요인이 없을 시에 유효하다. 최근 관심을 끌고 있는 하위 주제 영역 중 하나가 '대처'다. 흥미로운 연구 가설은 문제 중심 대처가 장기적인 적응에 상당히 유익하다는 것이다. 그러나 몇몇 연구들[107, 108]은 문제 중심 및 정서 중심 영역 모두에서 재난 후 심리 증상을 나타냈던 사람들에게서 대처 행동이 더 빈번하게 나타난 것으로 보고하고 있다. 다시 말해, 재난 후 특별한 심리증상이 없던 사람들은 증상이 발생한 사람들에 비해 대처 행동을 그다지 많이 보고하지 않았다는 것이다. 이러한 연구 결과는 재난 후 보호요인을 규명할 때 이전 심리 증상에 의해 그 규명이 혼돈될 수 있음을 시사한다.

웨슬리(Wessely)[109]는 선행연구 분석 결과, 제2차 세계 대전에서 군인을 선발하는 사전검사에 대한 선행연구에서 취약성을 만들어 낸다고 생각되었던 많은 특징들이 사실은 예측력을 발휘하지 못함을 발견했다. 예컨대, 베트남 전에 참전한 쌍둥이 군인들을 대상으로 실시된 연구에서 성격과 관련된 유전적 특질들이 PTSD 발병과 관련이 있음이 밝혀졌다.[110] 그러나 참전을 선택한 것 또한 새로운 것을 추구하는 것과 같은 개인의 성향과 관련이 있었기 때문에, 엄밀히 말하면, 성격요인은 제대로 된 예측력을 발휘하지 못했다고 볼 수 있다. 또 다른 문제는 이러한 성향을 가진 사람들이 응급 서비스직과 같은 안정성이 덜한 직업을 선호한다는 것이다. 위험을 기피하는 성격 특질은 보호요인으로 작용할 수 있지만 응급 서비스 요원들에게서 이러한 요인을 선별요인으로 삼기는 어려운 것이다. 이러한 역설들은 이 주제를 연구하는 데 어려움을 준다.

사회적 지지

사회적 지지는 재난 경험에 있어 개인을 보호하는 요인으로 가장 빈번하게 언급된다.[111] 이러한 문제를 검토하면서 발생하는 어려움들 중 하나는 현실에서의 사회적 지지와 그 적절성을 분별하는 것이 어렵다는 것이다.[112] 사회적 지지에 대한 인식은 순전히 개인의 성향에 의해 판별되기 때문이다. 예컨대, 기존 연구에 따르면, 신경증(질)과 같은 성격 특성이 사회적 지지를 인식하는 데 지대한 영향을 미치는 것으로 나타났다.[113]

지각된 사회적 지지는 도움을 구하는 것이 얼마나 가능한지에 달려 있으며, 실제로 도움을 얼마나 받았는지는 측정하지 않는다. 솔로몬과 동료들 (Solomon et al.)[114]은 여성들의 경우, 도움을 구할 수 있는 수준이 중간 정도

일 때, 가장 좋은 결과를 낳았다는 것을 발견했다. 반대로 도움을 구할 수 있는 수준이 높았을 때, 오히려 효율적으로 기능하지 못했다. 이는 최상의 지지를 제공하는 남편을 둔 아내가 오히려 비효율적으로 기능했다는 연구 결과와 일맥상통한다. 여기에는 아마도 애착에 대한 성차가 작용했으리라고 본다. 남성에 비해 여성에게는 강력한 애착이 지지보다는 오히려 심리적 부담으로 작용했을 수 있다는 것이다.

탄력성

밸리언트(Valliant)[115]는 적응과 관련하여 일반형, 긍정심리형, 그리고 성숙형 등 세 가지 모델을 정립했다. 그리고 이 모델들은 탄력성의 특성에 대한 시사점을 제공했다. 교외 문화의 환경에서 잘 적응한 개인의 많은 속성들은 개인이 일부 중요한 삶의 스트레스에서 최적으로 살아남도록 하는 기술과는 다르다. 이는 일전에 사회적 지지 관련 연구 보고와 일맥상통한다. 사회적 지지 관련 연구에서 애착이 재난 상황에는 오히려 심리적 부담으로 작용하지만, 재난이 없는 환경에서는 개인의 삶의 질을 증대시킬 것이라고 보고한 바 있다. 세 가지 모델 중 성숙형 모델이 재난 상황에서 탄력성 개념을 가장 잘 설명할 수 있다. 대대적인 상실과 위협이 도사리고 있는 상황에서 기존의 확실성을 포기하고 당장 닥친 상황으로부터 오는 불편을 감내하며 살아남은 모든 것들에 대해 가치를 두는 것은 분명 희망을 불러일으키는 데 필수적인 요인이다.

탄력성을 고찰하는 프레임을 개발하는 것은 진정으로 어려운 일이다. 탄력성에는 일련의 시간적인 영향들이 존재한다. 재난에 대해 미리 준비하려는 의지는 재난이 발생하기 이전에 파생되는 결과를 어느 정도 예견할 수 있도록 하며, 따라서 재난을 완화시키거나 보호하는 행동처치를 통해 그 자신뿐 아니라 주변인들을 보호할 수가 있다. 재난에 대비하고 응급처치 과정을 실천하려는 의지 또한 물리적·심리적으로 재난 상황에서 생존할 가능성과 직결되어 있는 개인 성향이다.[78] 이러한 전략은 미래에 대한 현실적인 평가와 대처 능력 사이의 균형과 관련이 깊다. 또한 이런 성향들은 불필요한 위험을 감수하거나 다른 한편으로는 공포나 위험을 무조건 회피하려는 태도와는 대조적인 경향이라고 할 수 있다. 후자의 전략은 사람들을 어마어마한 공포와 위기에 몰아넣고 분명 일어날 수 있는 역경에 대비하는 연습도 못하게한다.

갑작스럽게 발생하는 위협의 경우, 적응적인 행동은 급속히 증대된 위험을 수용하고 운명에 돌리기보다는 위기를 마주하는 자세인 것이다. 재난에의 경고 단계에서, 종종 잘못된 알림에 대해서도 무시하기보다는 대응해야 할 필요가 있다. 재난 발생이 한창 진행되고 있을 시에는 통제감을 상실한 상태를 인내해야 하며, 무력감에 마주해서도 제대로 기능할 수 있는 능력이야말로 적응적 행동을 가능케 하는 개인의 특성이다. 이러한 반응은 자신의 취약함을 부인하기보다는 오히려 위험을 유연하게 평가할 수 있는 능력에서 기인한다. 위험이 아주 심각하지 않을 때만이 개인은 생존하려는 행동에서 구조하려는 행동으로 변화할 수 있다. 많은 경우에 사람들은 자신의 생존 및 상해에 직접적으로 영향을 미치는 위험을 제대로 평가하지 못하고 만다.

재난 발생 이후의 단계에서도 역시 탄력성은 활용 가능한 자원을 유연하게 사용할 수 있는 능력에 의해 특징지어진다. 새로운 지배구조를 견딜 뿐 아니라, 타인 및 상황을 비난하는 데 몰두하기보다는 오히려 자신을 냉철하게 비판할 수 있는 능력이 개인으로 하여금 트라우마를 견디어 나가는 데 도움을 준다. 개인은 외부에서 원조를 제공해 주고 상황을 타계해 주기를 수동적으로 기다리기보다는 가능하다면 자신이 능동적으로 행동을 취해 나갈 수 있도록 하는 것이 바람직하다. 지역사회 및 개인 수준에서 견지할 수 있는 낙관적인 태도야말로 미래를 재건해 나가는 데 중요한 것이다. 또한, 스트레스를 견뎌내고 재난 직후의 상황에 얽매이지 않는 것이야말로 재난 극복의 보다 긍정적인 결과를 예측할 수 있는 변인이라고 할 수 있다.

연령요인 또한 앞의 지면에서 미처 다 논의되지 못한 효력을 발휘한다. 노인들의 지혜와 연륜이 극심한 위기에서 중요한 자원인 것처럼 아동·청소년들의 자원 부족과 주변으로부터 쉽게 영향 받지 않은 성향은 재난의 공포로부터 쿠션 역할을 할 수 있다. 젊은 층은 재난으로 인한 위협과 상실의 상황에서 직업이나 인간관계에서 제공되는 지지 기반이 없을 수 있다. 이런 경우에는 단기간의 생존능력이 장기간의 보호 요인과 직결되어 있다고 단정 짓기 어려운 것이다. 따라서 각 단계별로 어떤 상황과 행동이 보호요인으로 작용할지 다양하다. 한 상황에서 적응적인 행동이 다른 상황에서는 그렇지 않을 수 있다. 바로 이런 특징들 때문에, 탄력성은 연구에서 결과물로 제공되기 어려운 것이다. 연구 설문 실시의 어려움도 있다. 예컨대, 지역사회의 재난 피해자들은 '재난 후 발생하는 보건이 지역사회에 어떤 영향을 주는지'와 같은 주제로 실시되는 연구의 대상이 되는 것은 흔쾌히 견뎌 낼 수 있을 것이다. 그러나 순전히 연구만을 목적으로 한 설문에는 별로 참여하고 싶지 않을 것이다. 더구나 그러한 연구들은 선행연구에 대한 배경지식을 바탕으로 하는 상당한 이론적 발달을 필요로 한다.

결론

재난 연구의 한 가지 큰 공헌점은 정신병리와 생애사건 간 관련의 적절성을 발견했다는 것이다. 매일매일 일어나는 역경과 정신병리 사이의 관계를 파헤치려는 연구자들의 노력을 무너뜨린 주된 문제는 인과관계 문제였다. 생애사건에 관한 종단연구는 생애사건이 정신병리에 의해서도 일어날 가능성이 있음을 보여 주었으며, 반대의 측면에서 장애는 몇몇 역경의 결과로서 발생함을 보여 주었다.

재난은 그 특성상, 개인의 통제를 벗어나 있다. 다시 말해, 재난 사건들 각각은 전혀 독립적인 개체들이다. 따라서 이들은 연구방법론상 상대적으로 세밀하게 고려된 방식으로 인과관계를 탐색해야 한다. 그러나 대부분의 재난에서 나타났듯이 기존에 개발된 도구들 중 적응을 제대로 측정할 만한 도구가 없다는 점이 가장 큰 문제다. 이것이 중요한 이유는 재난에 영향 받은 많은 지역사회에서 기존에 존재하던 심리 증상을 제대로 측정하지 못해 왔기 때문이다. 또 한 가지 중요한 점은 기존의 심리 증상이 트라우마를 경험함으로써 변화할 수 있고, 정신병리의 성질 또한 변화할 수도 있다는 것이다. 심지어 이들은 재난이 일어나지 않았으면 겉으로 보기에 잘 적응하는 것처럼 보였을 수도 있다. 따라서 PTSD가 재난 상황에서 촉발된 것인지 아니면 이미 PTSD의 증후가 있었던 것인지 구별해서 살펴볼 필요가 있다.

이러한 배경에 반하여 재난의 결과로 인한 전염병 연구는 재난에 노출된 대다수의 사람들에게서 장애를 유발하는 그런 재난은 존재하지 않음을 보고하고 있다. 따라서 재난에 대하여 어떤 개인 및 환경요인들이 상대적인 위험 또는 보호요인으로 작용하는지 개념화하는 작업이 필요하다고 하겠다. 사실, 인구 통계 연구에서는 개인차에 더 주목하고 있으나, 통계 분석 패키지가 결과들을 묶어서 산출함으로써 개인차가 묻혀 버리는 경우가 많다. 상대적으로 재난 노출의 정도가 경미한 경우에는 재난 이전에 이미 존재했던 정신병리 유발에 취약한 개인의 성격이라든가 기존의 정신병리를 경험했던 병력 같은 요인들이 더욱 중요하게 작용할 수 있다.[116]

요컨대, 취약성과 보호요인은 재난 후 정신병리의 유발을 설명하는 데 꼭 필요하다. PTSD와 기타 트라우마 관련 정신병리들은 생체-심리 영역 전반에 걸쳐 다양한 요인들이 복잡하게 병합하여 만들어진 산물이라고 볼 수 있다. 개인이 경험하는 사건들이야말로 이들 요인들이 증상으로 나타나게 되는 직접적 환경이라고 할 수 있다. 스트레스 유발요인과 그 회복 과정은 일련의 상호작용을 수반하며, 개인이 재난 직후의 과정을 견뎌 나가는 능력을 끊임없이 변화시켜 나간다. 그리고 재난 직후의 기간이 이들 취약성 관련 요인들이 작용하는 중요한 기간이기도 하다. 반대로, 재난 이전에는 건강했지만 극한 상황에 취약성을 가지고 있는 피해자들에게서 PTSD가 충분히 나타날 수 있음을 강조하는 것 또한 중요한 이슈다.

참고문헌

1. Bland S., O'Leary E., Farinaro E., Jossa F., Trevisan M. (1996) Long-term psychological effects of natural disasters. *Psychosom Med*, **58**: 18-24.

2. Bolton D., O'Ryan D., Udwin O., Boyle S., Yule W. (2000) The long-term psychological effects of a disaster experienced in adolescence: II. General psychopathology. *J Child Psychol Psychiatry All Discipl*, **41**: 513-523.

3. Green B., Solomon S. (1995) The mental health impact of natural and technological disasters. In J. Freedy and S. Hobfoll (Eds.), *Traumatic Stress: From Theory to Practice*, pp. 163-180. Plenum, New York.

4. Green B., Grace M., Gleser G. (1985) Identifying survivors at risk: long-term impairment following the Beverly Hills Supper Club fire. *J Consult Clin Psychol*, **53**: 672-678.

5. Smith E., North C., Spitznagel E. (1993) Post-traumatic stress in survivors of three disasters. *J Soc Behav Person*, **8**: 353-368.

6. Udwin O., Boyle S., Yule W., Bolton D., O'Ryan D. (2000) Risk factors for longterm psychological effects of a disaster experienced in adolescence: predictors of PTSD. J Child Psychol Psychiatry *All Discipl*, **41**: 969-979.

7. Stierlin E. (1909) Über psychoneuropathische Folgezustände bei den Überlebenden der Katastrophe von Courrières am 10. Doctoral dissertation, University of Zurich.

8. Stierlin E. (1911) Nervöse und psychische Störungen nach Katastrophen. *Dtsch Med Wochenschr*, **37**: 2028-2035.

9. Kardiner A. (1941) *The Traumatic Neuroses of War*. Hober, New York.

10. McFarlane A.C., van der Kolk B.A. (1996) Trauma and its challenge to society. In B. van der Kolk, A.C. McFarlane, L. Weisaeth (Eds.), *Traumatic Stress: The Effects of Overwhelming Experience on Mind, Body and Society*, pp. 24-46. Guilford, New York.

11. Weisaeth L. (1996) PTSD: the stressor response relationship. In E. Giller, L. Weisaeth (Eds.), *Post Traumatic Stress Disorder*. Baillière's Clinical Psychiatry, International Practice and Research, Vol. 2, pp. 191-216.

12. Norris F.H., Friedman M.J., Watson P.J., Byrne C.M., Diaz E., Kaniasty K. (2002) 60,000 disaster victims speak: Part I. An empirical review of the empirical literature, 1981–2001. *Psychiatry*, **65**: 207–239.

13. Weisaeth L., Tonnessen A. (2003) Responses of individuals and groups to consequences of technological disasters and radiation exposure. In R.J. Ursano (Ed.), *Terrorism and Disaster: Individual and Community Mental Health Interventions*, pp. 209–235. Cambridge University Press, New York.

14. Briere J., Elliott D. (2000) Prevalence, characteristics and long-term sequelae of natural disaster exposure in the general population. *J Trauma Stress*, **13**: 661–679.

15. van der Kolk B.A. (1996) Trauma and memory. In B. van der Kolk, A.C. McFarlane, L. Weisaeth (Eds.), *Traumatic Stress: The Effects of Overwhelming Experience on Mind, Body and Society*, pp. 279–302. Guilford, New York.

16. Sykes J.B. (Ed.) (1987) *The Concise Oxford Dictionary*, 7th edn. Clarendon Press, Oxford.

17. Green B.L. (1996) Traumatic stress and disaster: mental health effects and factors influencing adaptation. In F. Lieh-Mak, C.C. Nadelson (Eds.), *International Review of Psychiatry*, Vol. 2, pp. 177–210. American Psychiatric Press, Washington, DC.

18. Kinston W., Rosser R. (1974) Disaster: effect on medical and physical state. *J Psychosom Res*, **18**: 437–456.

19. Norris F. (1992) Epidemiology of trauma: frequency and impact of different potentially traumatic events on different demographic groups. *J Consult Clin Psychol*, **60**: 409–418.

20. Pynoos R.S., Goenjian A., Tashjian M., Karakashian M., Manjikian R., Manoukian G., *et al.* (1993) Post-traumatic stress reactions in children after the 1988 Armenian earthquake. *Br J Psychiatry*, **163**: 239–247.

21. Smith E.M., North C.S. (1993) Posttraumatic stress disorder in natural disasters and technological accidents. In J.P. Wilson, B. Raphael (Eds.), *International Handbook of Traumatic Stress Syndromes*, pp. 405–419. Plenum, New York.

22. Rubonis A., Bickman L. (1991) Psychological impairment in the wake of disaster: the disaster-psychopathology relationship. *Psychol Bull*, **109**: 384–399.

23. Tucker P., Dickson W., Pfefferbaum B., McDonald N., Allen G. (1997) Traumatic reactions as predictors of posttraumatic stress six months after the Oklahoma City bombing. *Psychiatr Serv*, **48**: 1191–1194.

24. Dew M., Bromet E. (1993) Predictors of temporal patterns of psychiatric distress during 10 years following the nuclear accident at Three Mile Island. *Soc Psychiatry Psychiatr Epidemiol*, **28**: 49–55.

25. Turner S., Thompson J., Rosser R. (1995) The Kings Cross fire: psychological reactions. *J Trauma Stress*, **8**: 419–427.

26. Selley C., King E., Peveler R., Osola K., Martin N., Thompson C. (1997) Posttraumatic stress disorder symptoms and the Clapham rail accident. *Br J Psychiatry*, **171**: 478–482.

27. Dougall A., Herberman H., Delahanty D., Inslicht S., Baum A. (2000) Similarity of prior trauma exposure as a determinant of chronic stress responding to an airline disaster. *J Consult Clin Psychol*, **68**: 290–295.

28. International Federation of Red Cross and Red Crescent Societies (1993) *World Disaster Report, 1993*. Nijhoff, Dordrecht.

29. Durkin M.S., Khan N., Davidson L., Zaman S., Stein Z. (1993) The effects of a natural disaster on child behavior: evidence for posttraumatic stress. *Am J Publ Health*, **83**: 1549–1553.

30. Kato H., Asukai N., Miyake Y., Minakawa K., Nishiyama A. (1996) Posttraumatic symptoms among younger and elderly evacuees in the early stages following the 1995 Hanshin-Awaji earthquake in Japan. *Acta Psychiatr Scand*, **93**: 477–481.

31. Kitayama S., Okada Y., Takumi T., Takada S., Inagaki Y., Nakamura H. (2000) Psychological and physical reactions of children after the Hanshin-Awaji earthquake disaster. *Kobe J Med Sci*, **46**: 189–200.

32. Wang X., Gao L., Shinfuku N., Zhang H., Zhao C., Shen Y. (2000) Longitudinal study of earthquake-related PTSD in a randomly selected community sample in North China. *Am J Psychiatry*, **157**: 1260–1266.

33. Yang Y.K., Yeh T.L., Chen C.C., Lee C.K., Lee I.H., Lee L.C., Jeffries K.J. (2003) Psychiatric morbidity and posttraumatic symptoms among earthquake victims in primary care clinics. *Gen Hosp Psychiatry*, **25**: 253-261.

34. Salcioglu E., Basoglu M., Livanou M. (2003) Long-term psychological outcome for non-treatment-seeking earthquake survivors in Turkey. *J Nerv Ment Dis*, **191**: 154-160.

35. American Psychiatric Association (1980) *Diagnostic and Statistical Manual of Mental Disorders*, 3rd edn. American Psychiatric Association, Washington, DC.

36. Kessler R.C., Sonnega A., Bromet E. (1995) Posttraumatic stress disorder in the national comorbidity survey. *Arch Gen Psychiatry*, **52**: 1048-1060.

37. Creamer M., Burgess P., McFarlane A. (2001) Posttraumatic stress disorder: findings from the Australian National Survey of Mental Health and Well-Being. *Psychol Med*, **31**: 1237-1247.

38. McFarlane A.C., Clayer J.R., Bookless C.L. (1997) Psychiatric morbidity following a natural disaster: an Australian Bushfire. *Soc Psychiatry Psychiatr Epidemiol*, **32**: 261-268.

39. Cao H., McFarlane A.C., Klimidis S. (2003) Prevalence of psychiatric disorder following the 1988 Yun Nan (China) earthquake. The first 5-month period. *Soc Psychiatry Psychiatr Epidemiol*, **38**: 204-212.

40. Donker G.A., Yzermans C.J., Spreeuwenberg P., van der Zee J. (2002) Symptom attribution after a plane crash: comparison between self-reported symptoms and GP records. *Br J Gen Pract*, **52**: 917-922.

41. Asarnow J., Glynn S., Pynoos R.S., Nahum J., Guthrie D., Cantwell D.P., *et al.* (2000) When the earth stops shaking: earthquake sequelae among children diagnosed for pre-earthquake psychopathology. *J Am Acad Child Adolesc Psychiatry*, **39**: 141-142.

42. Weiss D., Marmar C., Metzler T., Ronfeldt H. (1995) Predicting symptomatic distress in emergency services personnel. *J Consult Clin Psychol*, **63**: 361-368.

43. McFarlane A.C., Papay P. (1992) Multiple diagnoses in posttraumatic stress disorder in the victims of a natural disaster. *J Nerv Ment Dis*, **180**: 498-504.

44. Norris F., Phifer J., Kanisty K. (1994) Individual and community reactions to the Kentucky floods: findings from a longitudinal study of older adults. In R. Ursano, B. McCaughey, C. Fullerton (Eds.), *Individual and Community Responses to Trauma and Disaster: The Structure of Human Chaos*, pp. 378–400. Cambridge University Press, Cambridge, UK.

45. La Greca A., Silverman W., Vernberg E., Prinstein M. (1996) Symptoms of posttraumatic stress in children after Hurricane Andrew: a prospective study. *J Consult Clin Psychol*, **64**: 712–723.

46. Alexander D. (1993) Stress among police body handlers: a long-term follow-up. *Br J Psychiatry*, **163**: 806–808.

47. Bravo M., Rubio-Stipec M., Canino G., Woodbury M., Ribera J. (1990) The psychological sequelae of disaster stress prospectively and retrospectively evaluated. *Am J Commun Psychol*, **18**: 661–680.

48. Warheit G., Zimmerman R., Khoury E., Vega W., Gil A. (1996) Disaster related stresses, depressive signs and symptoms, and suicidal ideation among a multiracial/ethnic sample of adolescents: a longitudinal analysis. *J Child Psychol Psychiatry All Discipl*, **37**: 435–444.

49. McFarlane A.C., de Girolamo G. (1996) The nature of traumatic stressors and the epidemiology of posttraumatic reactions. In B. van der Kolk, A.C. McFarlane, L. Weisaeth (Eds.), *Traumatic Stress: The Effects of Overwhelming Experience on Mind, Body and Society*, pp. 129–154. Guilford, New York.

50. Laor N., Wolmer L., Kora M., Yucel D., Spirman S., Yazgan Y. (2002) Posttraumatic, dissociative and grief symptoms in Turkish children exposed to the 1999 earthquakes. *J Nerv Ment Dis*, **190**: 824–832.

51. Chemtob C.M., Nakashima J.P., Hamada R.S. (2002) Psychosocial intervention for postdisaster trauma symptoms in elementary schoolchildren: a controlled community field study. *Arch Pediatr Adolesc Med*, **156**: 211–216.

52. Chang C.M., Lee L.C., Connor K.M., Davidson J.R., Jeffries K., Lai T.J. (2003) Posttraumatic distress and coping strategies among rescue workers after an earthquake. *J Nerv Ment Dis*, **191**: 391–398.

53. Morgan L., Scourfield J., Williams D., Jasper A., Lewis G. (2003) The Aberfan disaster: 33-year follow-up of survivors. *Br J Psychiatry*, 182: 532-536.

54. Yule W., Bolton D., Udwin O., O'Ryan D., Nurrish J. (2000) The long-term psychological effects of a disaster experienced in adolescence: I. The incidence and course of PTSD. *J Child Psychol Psychiatry All Discipl*, 41: 503-511.

55. Shore J., Tatum E., Vollmer W. (1986) Psychiatric reactions to disaster: the Mount St. Helens experience. *Am J Psychiatry*, 143: 590-595.

56. North C., Smith E., Spitznagel E. (1997) One-year follow-up of survivors of a mass shooting. *Am J Psychiatry*, 154: 1696-1702.

57. Goenjian A., Pynoos R., Steinberg A., Najarian L., Asarnow J., Karayan I., *et al.* (1995) Psychiatric co-morbidity in children after the 1988 earthquake in Armenia. *J Am Acad Child Adolesc Psychiatry*, 34: 1174-1184.

58. Goenjian A., Steinberg A., Steinberg L., Steinberg L., Tashjian M., Pynoos R. (2000) Prospective study of posttraumatic stress, anxiety, and depressive reactions after earthquake and political violence. *Am J Psychiatry*, 15: 911-916.

59. Asukai N., Kato H., Kawamura N., Kim Y., Yamamoto K., Kishimoto J., *et al.* (2002) Reliability and validity of the Japanese-language version of the Impact of Event Scale-Revised (IES-R-J): four studies of different traumatic events. *J Nerv Ment Dis*, 190: 175-182.

60. Catapano F., Malafronte R., Lepre F., Cozzolino P., Arnone R., Lorenzo E., *et al.* (2001) Psychological consequences of the 1998 landslide in Sarno, Italy: a community study. *Acta Psychiatr Scand*, 104: 438-442.

61. Carr V., Lewin T., Webster R., Hazell P., Kenardy J., Carter G. (1995) Psychological sequelae of the 1989 Newcastle earthquake: I. Community disaster experiences and psychological morbidity 6 months post-disaster. *Psychol Med*, 25: 539-555.

62. Carr V.J., Lewin T.J., Kenardy J.A., Webster R.A., Hazell P.L., Carter G.L., *et al.* (1997) Psychosocial sequelae of the 1989 Newcastle earthquake: III. Role of vulnerability factors in post-disaster morbidity. *Psychol Med*, 27: 179-190.

63. Carr V., Lewin T., Webster R., Kenardy J., Hazell P., Carter G. (1997)

Psychosocial sequelae of the 1989 Newcastle earthquake: II. Exposure and morbidity profiles during the first years post-disaster. *Psychol Med*, 27: 167-177.

64. Koopman C., Classen C., Spiegel D. (1996) Dissociative responses in the immediate aftermath of the Oakland/Berkeley firestorm. *J Trauma Stress*, 9: 521-540.

65. McFarlane A.C., Atchison M., Rafalowicz E., Papay P. (1994) Physical symptoms in post-traumatic stress disorder. *J Psychosom Res*, 38: 715-726.

66. Pfefferbaum B., Doughty D. (2001) Increased alcohol use in a treatment sample of Oklahoma City bombing victims. *Psychiatry*, 64: 296-303.

67. North C.S., Nixon S.J., Shariat S., Mallonee S., McMillen J.C., Spitznagel E.L., *et al.* (1999) Psychiatric disorders among survivors of the Oklahoma City bombing. *JAMA*, 282: 755-762.

68. Lutgendorf S., Antoni M., Ironson G., Fletcher M., Penedo F., Baum A., *et al.* (1995) Physical symptoms of chronic fatigue syndrome are exacerbated by the stress of Hurricane Andrew. *Psychosom Med*, 57: 310-323.

69. Escobar J., Canino G., Rubio-Stipic M., Bravo M. (1992) Somatic symptoms after a natural disaster: a prospective study. *Am J Psychiatry*, 149: 965-967.

70. Brooks N., McKinlay W. (1992) Mental health consequences of the Lockerbie disaster. *J Trauma Stress*, 5: 527-543.

71. Yule W., Udwin O., Bolton D. (2002) Mass transportation disasters. In A.M. La Greca, W.K. Silverman, E.M. Vernberg, M.C. Roberts (Eds.), *Helping Children Cope with Disasters and Terrorism*, pp. 223-239. American Psychological Association, Washington, DC.

72. Ironson G., Wynings C., Schneiderman N., Baum A., Rodriguez M., Greenwood D., *et al.* (1997) Posttraumatic stress symptoms, intrusive thoughts, loss, and immune function after Hurricane Andrew. *Psychosom Med*, 59: 128-141.

73. Maes M., Mylle J., Delmeire L., Janca A. (2001) Pre- and post-disaster negative life events in relation to the incidence and severity of posttraumatic stress disorder. *Psychiatry Res*, 105: 1-12.

74. Smith E.M., Robins L.N., Pryzbeck T.R. (1986) Psychosocial consequences of

a disaster. In J.H. Shaw (Ed.), *Disaster Studies, New Methods and Findings*, pp. 49-76. American Psychiatric Press, Washington, DC.

75. Armenian H.K., Morikawa M., Melkonian A.K., Hovanesian A., Akiskal K., Akiskal H.S. (2002) Risk factors for depression in the survivors of the 1988 earthquake in Armenia. *J Urban Health*, **79**: 373-382.

76. Weisaeth L. (1996) PTSD: vulnerability and protective factors. In E. Giller, L. Weisaeth (Eds.), *Post Traumatic Stress Disorder*. Baillière's Clinical Psychiatry, International Practice and Research, Vol. 2, pp. 217-228.

77. Brewin C.R., Andrews B., Valentine J.D. (2000) Meta-analysis of risk factors for posttraumatic stress disorder in trauma-exposed adults. *J Consult Clin Psychol*, **68**: 748-766.

78. Carlier I., Gersons B. (1997) Stress reactions in disaster victims following the Bijlmermeer plane crash. *J Trauma Stress*, **10**: 329-335.

79. Armenian H.K., Morikawa M., Melkonian A.K., Hovanesian A.P., Haroutunian N., Saigh P.A., *et al.* (2000) Loss as a determinant of PTSD in a cohort of adult survivors of the 1988 earthquake in Armenia: implications for policy. *Acta Psychiatr Scand*, **102**: 58-64.

80. Weisaeth L. (1989) The stressors and the post-traumatic stress syndrome after an industrial disaster. *Acta Psychiatr Scand*, **80**(Suppl. 355): 25-37.

81. Epstein R., Fullerton C., Ursano R. (1998) Posttraumatic stress disorder following an air disaster: a prospective study. *Am J Psychiatry*, **155**: 934-938.

82. Ersland S., Weisaeth L., Sund A. (1989) The stress upon rescuers involved in an oil rig disaster: Alexander L. Kielland 1980. *Acta Psychiatr Scand*, **80**(Suppl. 355): 38-49.

83. Jenkins S. (1997) Coping and social support among emergency dispatchers: Hurricane Andrew. *J Soc Behav Person*, **12**: 201-216.

84. Dyregrov A., Kristofferson J., Gjestad R. (1996) Voluntary and professional disaster-workers: similarities and differences in reactions. *J Trauma Stress*, **9**: 541-555.

85. Jones D. (1985) Secondary disaster victims: the emotional effects of recovering and identifying human remains. *Am J Psychiatry*, **142**: 303-307.

86. McFarlane A.C., Cao H. (1993) The study of a major disaster in the People's Republic of China. The Yunnan Earthquake. In B. Raphael, J. Wilson (Eds.), *The International Handbook of Traumatic Stress Syndromes*, pp. 493-498. Plenum, New York.

87. Phifer J., Norris F. (1989) Psychological symptoms in older subjects following natural disasters: nature, timing and duration in course. *J Gerontol Soc Sci*, 44: 207-217.

88. Janney J.G, Masuda M., Holmes T.H. (1977) Impact of a natural catastrophe on life events. *J Human Stress*, 3: 22-34.

89. Anderson K., Manuel G. (1994) Gender differences in reported stress response to the Loma Prieta earthquake. *Sex Roles*, 30: 725-733.

90. American Psychiatric Association (1994) *Diagnostic and Statistical Manual of Mental Disorders*, 4th edn. American Psychiatric Association, Washington, DC.

91. Knight B., Gatz M., Heller K., Bengston V. (2000) Age and emotional response to the Northridge earthquake: a longitudinal analysis. *Psychol Aging*, 15: 627.

92. Hobfoll S., Lilly R. (1993) Resource conservation as a strategy for community psychology. *J Commun Psychol*, 21: 128-148.

93. Arata C.M., Picou J.S., Johnson G.D., McNally T.S. (2000) Coping with technological disaster: an application of the conservation of resources model to the Exxon Valdez oil spill. *J Trauma Stress*, 13: 23-39.

94. Benight C.C., Ironson G., Klebe K., Carver C., Wynings C., Greenwood D., *et al.* (1999) Conservation of resources and coping self-efficacy predicting distress following a natural disaster: a causal model analysis where the environment meets the mind. *Anxiety, Stress, and Coping*, 12: 107-126.

95. McFarlane A.C. (1989) The aetiology of post-traumatic morbidity: predisposing, precipitating and perpetuating factors. *Br J Psychiatry*, 154: 221-228.

96. Burnett K., Ironson G., Benight C., Wynings C., Greenwood D., Carver C., *et al.* (1997) Measurement of perceived disruption during rebuilding following Hurricane Andrew. *J Trauma Stress*, 10: 673-681.

97. Kwon Y., Maruyama S., Morimoto K. (2001) Life events and posttraumatic stress in Hanshin-Awaji earthquake victims. *Environ Health Prevent Med*, 6: 97-103.

98. Havenaar J.M., Rumyantzeva G.M., van den Brink W., Poelijoe N.W., van den Bout J., van Engeland H., *et al.* (1997) Long-term mental health effects of the Chernobyl disaster: an epidemiologic survey in two former Soviet regions. *Am J Psychiatry*, 154: 1605-1607.

99. Goenjian A.K., Molina L., Steinberg A.M., Fairbanks L.A., Alvarez M.L., Goenjian H.A., *et al.* (2001) Posttraumatic stress and depressive reactions among Nicaraguan adolescents after Hurricane Mitch. *Am J Psychiatry*, 158: 788-794.

100. Jones R., Frary R., Cunningham P., Weddle J., Kaiser L. (2001) The psychological effects of Hurricane Andrew on ethnic minority and Caucasian children and adolescents: a case study. *Cultural Diversity and Ethnic Minority Psychology*, 7: 103-108.

101. Lima B., Pai S., Santacruz H., Lozano J. (1991) Psychiatric disorders among poor victims following a major disaster: Armero, Colombia. *J Nerv Ment Dis*, 179: 420-427.

102. McFarlane A.C. (1986) Long-term psychiatric morbidity of a natural disaster: the implications for disaster planners and emergency services. *Med J Australia*, 145: 561-563.

103. Solomon S. (2002) Gender differences in response to disaster. In G. Weidner, S. Kopp, M. Kristenson (Eds.), *Heart Disease: Environment, Stress, and Gender*, NATO Science Series I: Life and Behavioural Sciences, 327, pp. 267-274. IOS Press, Amsterdam.

104. Green B.L, Korol M., Grace M.C., Vary M.G., Leonard A.C., Gleser G.C., *et al.* (1991) Children and disaster: age, gender, and parental effects on PTSD symptoms. *J Am Acad Child Adolesc Psychiatry*, 30: 945-951.

105. McFarlane A.C., Policansky S.K., Irwin C.P. (1987) A longitudinal study of the psychological morbidity in children due to a natural disaster. *Psychol Med*, 17: 727-738.

106. Bromet E.J., Goldgaber D., Carlson G., Panina N., Golovakha E., Gluzman

S.F., *et al.* (2000) Children's well-being 11 years after the Chernobyl catastrophe. *Arch Gen Psychiatry*, 57: 563-571.

107. Spurrell M., McFarlane A.C. (1993) Posttraumatic stress disorder and coping after a natural disaster. *Soc Psychiatry Psychiatr Epidemiol*, 28: 194-200.

108. Chung M., Easthope Y., Chung C., Clark-Carter D. (2001) Traumatic stress and coping strategies of sesternary victims following an aircraft disaster in Coventry. *Stress and Health*, 17: 67-75.

109. Wessely S. (2003) The role of screening in the prevention of psychological disorders arising from major trauma: pros and cons. In R.J. Ursano, C.S. Fullerton, A.E. Norwood (Eds.), *Terrorism and Disaster: Individual and Community Mental Health Interventions*, pp. 121-145. Cambridge University Press, Cambridge, UK.

110. True W., Lyons M. (1999) Genetic factors for PTSD: a twin study. In R. Yehuda (Ed.), *Risk Factors for Posttraumatic Stress Disorder*, pp. 61-78. American Psychiatric Association Press, Washington, DC.

111. Norris F., Kaniasty K. (1996) Received and perceived social support in times of stress: a test of the social support deterioration deterrence model. *J Person Soc Psychol*, 71: 498-511.

112. Kaniasty K., Norris F., Murrell S. (1990) Perceived and received social support following natural disaster. *J Appl Soc Psychol*, 20: 85-114.

113. Henderson S., Byrne G., Duncan-Jones P., Scott R., Adcock S. (1980) Social relationships, adversity and neurosis: a study of associations in a general population sample. *Br J Psychiatry*, 136: 574-583.

114. Solomon Z., Mikulincer M., Hobfoll S.E. (1987) Objective versus subjective measurement of stress and social support: combat-related reactions. *J Consult Clin Psychol*, 55: 577-583.

115. Vaillant G.E. (2003) Mental health. *Am J Psychiatry*, 160: 1373-1384.

116. Maj M., Starace F., Crepet P., Lobrace S., Veltro F., De Marco F., *et al.* (1989) Prevalence of psychiatric disorders among subjects exposed to a natural disaster. *Acta Psychiatr Scand*, 79: 544-549.

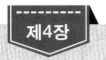

재난과 정신병리 사이의
연계성 재평가하기

Rachel Yehuda and Linda M. Bierer
Bronx Veterans Affairs Medical Center, New York, USA

서론

　일부 사람들은 무력감과 공포의 감정을 이끌어 내는 사건들을 경험한 후, 정신병리에 상당히 취약해진다. 그러나 대다수의 사람들은 과도기적 증상을 보일 뿐, 몇 주 혹은 몇 달 이내에 회복하고 문제를 해결하곤 한다. 어떤 요인이 이러한 병리적 반응을 형성해 내는가 규명하는 것은 어렵다. 왜냐하면 회복 모델에 의지하여 시간의 흐름에 따라 정신병리 증상의 유무, 혹은 어떤 수준이, 정신병리 증상을 나타나는 과정이라고 규정해야 할지, 아니면, 이러한 반응이 일상으로 변환해 가는 또 다른 과정이라고 보아야 할지 분명치 않기 때문이다. 첫 번째 모델에 따르면, 정신병리는 재난 직후 특정 기간에 국한하여 자연스럽게 지속되는 증상이다. 두 번째 모델은 병리를 스트레스에 대한 근원적으로 다른 반응으로 규정하며, 이런 반응의 예로는 재난을 경험한 후, 일상을 방해하는 재난에 대한 기억을 지속적으로 재현한다든지, 재난을 상기시키는 일체의 자극을 피한다든지 하는 극도로 예민한 상태 등을 포함한다.

재난 경험 후 어떤 반응을 대표적인 것으로 고려해야 하며, 정신병리를 예측할 요인으로 간주해야 하는가를 규명하는 것 또한 어렵다. 이상과 정상의 구분 자체가 이분법이며 임상 현장에서는 실제로 존재하지 않을 수 있기 때문이다. 재난 후 나타나는 기능상의 연속선을 고려하여 장기적인 반응에 초점을 두어야 할지, 아니면, 재난 이후 실제로 정신병리 진단을 받은 환자들에게 초점을 두어야 할지도 구분이 모호하다. 후자의 경우, 재난에 대한 반응을 정상, 이상인 이분법적 구분을 한다. 전자는 현재의 임상 실무를 더 반영한 입장이며, 관례적으로 이어져 오던 개념과 더 일치하는 입장이라고 할 수가 있다.

생명을 위협할 수 있는 사건에 대한 개인의 반응은 더 다양하다. 생명을 위협할 만하다는 것은 상실, 위협, 상해, 그리고 피해자들 스스로가 자신의 과거사 및 현재 상황과 관련하여 어떻게 인식하는가와 같은 항목이 포함되어 있다. 그러나 현재까지 재난 시 나타난 즉시적 반응을 바탕으로 장기적인 반응을 예측하는 것은 어려운 일로 여겨져 왔다. 재난 후에 나타나는 장기적인 심리 증상이든 단기적인 심리 증상이든 이들을 탐색할 때는 위험요인과 탄력성 요인을 함께 고려해야 한다. 그리고 이렇게 고려하는 것이 어떤 반응이 재난에 대해 보다 정상적인 반응인지 구분해 내는 데 유효하며, 이렇게 볼 때, 위험요인이야말로 정신병리 유발을 살펴보는 데 관건이 되는 요소라고 볼 수 있다. 만약 우리가 재난의 경험 자체가 장기적인 병리를 초래할 만큼 충분히 유해한 것이라고 주장한다면, 재난 후 반응을 이해하는 데 있어서 위험요인의 중요성은 오히려 감소할 수 있다. 그리고 이러한 경우, 재난의 영향력 자체나 사회적 지지 등 재난 아닌 상황에서라도 개인의 심리적 증상을 완화시켜 줄 수 있는 자원에 대한 것으로 초점이 옮겨 가게 될 것이다.

어떻게 재난 상황 직후, 재난에 대한 반응이
병리적인 것인지 알 수 있는가

재난 직후에는 대부분의 사람들이 악몽, 재난에 대한 반복적인 생각 혹은 재난을 떠올리게 하는 자극으로 인한 스트레스 경험, 수면 및 주의 집중 장애와 같은 어려움을 호소한다. 그러나 이런 증상들은 오래 지속되지는 않는다. 문제는 병리 현상이라고 합리적으로 규정할 수 있는 단계에서도 이러한 증상이 대부분 경험되는가다. 공중보건에서 이러한 증상들에 대해 어떻게 바라보는지도 중요한 문제다. 왜냐하면 이는 초기 증상을 보인 사람들에게 그들이 병리로 전환되는 것을 막기 위해 추가적인 개입이 필요한가를 판단하는 이슈와 관련이 있기 때문이다. 대부분의 사람들이 재난 직후 보이던 초기 증상에서 회복될 수 있는 것은 분명하다. 그리고 이러한 현상은 몇몇 종단연구나 뉴욕 의료 아카데미(New York Academy of Medicine) 측에서 9·11 테러 사건의 피해자들을 대상으로 한 설문에서도 드러난다. 이연구에서는 5~8주 후에 무선 표집된 참여자 중 7.5%만이 PTSD 증상을 보였다.[1] 그리고 이들은 재난에 가장 심각하게 노출된 사람들이었으며, 다른 피해자들보다 개인적인 상실이 아주 컸던 사람들이었다. 같은 연구 대상자들을 또다시 무선 표집했을 때 6개월 후 1.7%의 피해자들만이 PTSD 증상을 보였다.[2] 이런 결과를 보면, 뉴욕 사회가 9·11 테러 사건의 초기 충격에서 회복하고 있다고 볼 수 있다. 그러나 두 가지 중요한 문제가 있는데, 첫째, PTSD를 진단할 때 참작되는 증상들이 일시적인 반응인가 아니면 지속적인 치료를 요하는 임상적인 반응인가 하는 것이다. 둘째, 적은 수의 연구 대상 집단에서 과연 재난 직후 나타나는 지속적인 반응을 제대로 규명해 낼 수 있는가 하는 점이다.

재난에 대한 어떤 종류의 반응들에 대해
정신건강 서비스 관련자들이 유의해야 할 것인가

재난 이후에 주어지는 이상심리 반응에 대한 논의에서는 대부분 PTSD를 가정하는 부분이 많다. 그러나 PTSD는 재난 경험 후에 오는 여러 가지 가능한 심리 증상 중 한 가지를 가리킬 뿐이다. 트라우마를 경험한 생존자들은 트라우마를 경험하지 않은 사람들에 비해 기타 여러 가지 정신질환에 빠질 위험 또한 높다. 예컨대, 우울이나, 공포장애나 범불안장애, 물질남용, 그리고 지속적인 불안 증세도 여기에 속하며 특정 정신질환의 기준에는 속하지 않지만 스트레스 증세에 빠질 수도 있다.[3] 더군다나, 신체화 증상, 신체질병, 특히, 고혈압, 천식, 만성적인 통증, 그리고 기타 심인성 질병을 경험할 수 있다. 흥미롭게도 사람들의 관심을 끄는 대부분의 연구들은 그것이 자연재해든 인재든지 PTSD를 다루는 연구들이었다(예를 들어, 참고문헌 5번). 이러한 현실 탓에, 트라우마의 경험과 기타 부정적인 결과들 간의 인과관계에 대한 이해가 제대로 이루어지지 못했다. 후속연구들은 트라우마 생존자들의 경험을 보다 광범위하게 평가하고 정신건강 진행 결과가 시간이 지남에 따라 어떤 연속성을 가지고 변화해 가는지 면밀하게 살펴볼 필요가 있다.

PTSD 진단이 트라우마 이후에 증상을 보이는
피해자들을 효율적으로 선별해 낼 수 있는가

PTSD의 진단기준이 1980년에 정립되었을 때, 정신병리 반응이라고 개념화되지 않고, 오히려 극도의 충격 상황이라는 이상 상황을 체험한 데서 오는 정상적인 반응이라고 정의되었다. 따라서 PTSD가 정신병리라고 간주될 때는 이러한 정상적인 반응들이 지속되어 결론적으로는 심각한 부적응의 결과로 이어질 경우만 해당되었다. PTSD를 뒷받침하는 아이디어는 피해자 스스로가 자신의 사회적·직업적, 그리고 대인관계 면에서 제대로 기능하지 못한다고 해도 이를 증명할 필요가 없었다. 왜냐하면 트라우마를 경험한 자체로 이러한 증상이 나타나는 것을 아주 자연스러운 과정으로 보았기 때문이다. 이러한 PTSD의 진단 프레임에 따르면, 특별한 진단이 없을 시, 스트레스 관련 증상들이란 단순히 재난 극복 과정에서 나타날 수 있는 전환기적 증상이고 따라서 집중적인 치료가 꼭 필요하지는 않다고 보는 것이다. 결국, 만성적인 PTSD 증상의 진단범위는 진단의 본래 의도로부터 주요 패러다임 변화에 맞추어 정신병리학적 반응의 지표가 되었다.

　　PTSD 진단은 애초에 종단 자료가 없는 상태에서 제안된 것이다. 오히려 만성적인 심리 부적응 증상과 기능을 제대로 발휘하지 못하는 사람들에게서 호소되어 온 질병이다. 더군다나 전반적인 기능장애를 보이는 트라우마 생존자들과 PTSD 증상을 보이는 환자를 구분하려는 시도조차 제대로 이루어지지 않았다. 분명한 사실은 대부분의 트라우마 생존자들이 PTSD 진단기준을 충족시키지 못하며, 겉보기에 제대로 기능한다 할지라도 재난을 상기시키는 자극을 피한다든가, 재난이 일어났다는 경험 자체를 부정하거나 잊어버리려고 한다는 점이다. 과연 이러한 증상들을 기능장애가 없는 상태에서도 병리로 보아야 할 것인가? 실직, 생산성 저하, 이인증, 가족으로서의 의무에 불성실해지는 것, 의료 서비스 이용의 증대와 같은 기능장애를 반영하는 보다 구체적인 진단기준이 어떤 장기적인 반응이 병리적인가 아닌가를 평가할 때 고려되어야 할 필요가 있지 않은가? 이러한 이슈들을 제대로 살피지 않는다면 정신병리가 발발한 시점부터 환자가 어떻게 변화해 가는지 제대로 파악하기 어렵다.

트라우마 발생 직후 만성적인 기능장애를
예측할 수 있는 핵심 변인들

일반적으로 말해서, 연구자들은 재난 사건 발생 수일 이내에 나타나는, 일상을 방해하며, 회피하고, 급작스럽게 발생하는 증상이 얼마나 심각한지, 그리고 이 심각도가 PTSD 심화에 어떤 영향을 주는지 규명해 내지 못하고 있다. 재난 후 1~2주 기간에 외현화될 정도의 심각한 증상은 이후 증상의 심각도와 정적으로 연계되어 있었다.[7] 그리고 트라우마 직후, 증상의 정도가 약했던 사람들은 대개 PTSD로 진단될 위험이 적은 편이다. 이러한 연구 결과들은 PTSD가 트라우마로부터 회복에 실패한 병리 현상이라는 아이디어를 뒷받침해 준다.

외상성 해리와 PTSD의 추후 발병 사이의 관계를 밝혔다(예를 들어, 참고문헌 5번, 8~10번). 최근 한 메타연구에서는 해리 현상이 PTSD의 유일한 주요 예측변인($r=0.35$)이라고 보고한 바 있다.[11] 그러나 연구 결과는 아직도 일관성[12-15]이 부족하다. 공분산 요인의 상호작용을 명확하게 분리해 내지 못했기 때문이다.[16-17] 또한, 만성적인 PTSD의 예측변인으로 규명하는 데도 성공하지 못했다.[15-18] 한 가지 방법론상에서 고려할 중요한 사항은 외상 기간 동안 혹은 즉각적으로 발생하는 해리 증상들인 주변 외상성 해리(peri-traumatic dissociation)와 노출(exposure) 후 첫 주에 발생하여 차후에 경험하게 되는 이인증(depersonalization) 혹은 비현실감(derealization)을 구분하는 것이다.[19] 실제로, McNally는 최근 연구에서 트라우마 이후 해리현상이 다른 PTSD 직후에 나타나는 증상을 통제했을 때, 후속으로 나타나는 만성적인 PTSD를 예측할 수 있는지는 확실하게 결론 내릴 수는 없다고 밝혔다.

해리현상과 밀접하게 관련되어 있는 것은 공포의 역할이다. 트라우마 경험 기간에는 공황 발작이 나타나는 빈도가 53~90%에 이르는 것으로 보고되었다.[20] 더구나 ASD 증상을 호소하는 대다수의 피해자들은 트라우마와 재난 후 경험하는 공황장애 둘 다를 보고했다.[21] 갈리아와 동료들(Galea et al.)[1]은 9월 11일 이후 맨해튼의 110번가 남쪽에 살고 있는 1,008명에 대한 조사에서 주변 외상성 공황(peri-traumatic panic)이 PTSD의 가장 유효한 예측변인이라고 보고했다. 이러한 연구 결과는 9·11 이후 증상 발현을 매우 높게 예측하였던 노출 기간 동안 공황 반응을 보인 747명의 경찰관에 관한 연구와도 일관적이다.[22]

　왜 트라우마 직후 해리현상이나 공황장애가 후속의 PTSD와 밀접한 연계가 있는지, 심리학적으로 설명하기 위해서, 맥널리(McNally)[19]는 이런 증상들이 트라우마에 대해 부정적인 해석을 증폭시키고 심인성 신체장애를 심화시킨다는 논리를 제안했다. 실제로 몇몇 연구에서는 사건을 부정적으로 평가하는 시각이 장기적인 병리를 예측한다고 지적하였다. 예컨대, 다른 사람들의 반응에 대해 부정적으로 바라보는 성향은 재난 직후 최초의 반응 유형과 상관없이, PTSD를 심화시키는 데 밀접하게 관련이 되어 있었다.[23] 마찬가지로 트라우마 사건에 대한 책임을 재앙으로 돌리는 태도는 재난 발발 직후 단계에서 이후 PTSD 유발을 효과적으로 예측해 주었다.[24, 25]

만성적 증상 발달에 관한 급성 외상 후 예측인자와 신체와의 상관관계

　어느 수준까지 인지적인 과정이 스트레스 호르몬과 연계되어 있으며, 또 스트레스 호르몬에 의해서 매개가 되는지는 분명치 않다. 카테콜아민 반응이 트라우마 경험 후 증가되는 것은 집중적인 공포 반응을 일으키는 한 가지 원인으로 보인다. 이 상태에서는 신체의 여러 가지 반응이 대단한 위험을 가리키는 것으로 인식될 수 있다. 또 다른 해석으로는, 불안을 예견하는 개인 성향이나 기존의 다른 인지적 성향들이 이러한 반응을 극대화시킬 수도 있다. 그리고 이러한 과정에서 공황 발작이 일어날 수 있다. 교감 신경 활성화를 통해 두려움과 과거 기억이 굳어지는 과정에 대한 기초과학 연구를 보면, 연구의 기반이 되는 아이디어는 트라우마 직후 공황장애나 집중적인 스트레스가 결국 일상의 방해가 되는 기억을 만들어 낸다는 것과 유사하다.

그러나 생물학적 상태와 트라우마 직후에 나타난 증상과의 정확한 연결고리를 밝히는 일, 혹은 장기적인 증상을 예측하는 요인들을 밝히는 일은 예방 개입 및 초기 치료를 도울 수 있는 모델을 개발하는 데 유익할 것이다. 예컨대, 공황 반응이 트라우마 기간에 카테콜아민 반응의 증가와 어떻게 연계되어 있는지 밝히면, 아드레날린 호르몬을 조절하는 부분에 대해 집중적인 개입을 할 수 있다.[26] 또한 인지 행동 스트레스 조절 전략을 구사하여 이완을 강조할 수도 있으며, 이는 트라우마 경험 및 그 이후 극도의 공황장애를 경험하는 피해자들에게 적합할 것이다. 트라우마 발발 후 몇 시간 혹은 수일 이내 치료를 받을 수 없는 피해자들에게 어떤 사회적 지지나 특정 대처 행동이 필요한지, 후일에 발병할 수 있는 PTSD와 정신병리를 감안하여 명확하게 알려 주는 것도 꼭 필요하다. 더불어, 이러한 자료들은 가족 및 친지들로 하여금 단순히 재난 피해자들에게 휴식과 안심을 증대시키는 도움을 제공해야지, 피해자로 하여금 그들이 원하는 것 이상으로 트라우마에 대해 털어놓고 이야기하도록 조장해서는 안 된다는 것도 알려 준다.

재난 후 발생하는 정신건강 문제의 원인이 될 수 있는 재난 이전에 존재하는 위험요인

재난 직후 나타나는 반응들을 바탕으로 이후 장기적으로 나타날 수 있는 병리현상을 예측할 수 있기는 하지만 더 중요한 것은 초기 반응 안에 숨겨져 있는 위험요인들을 정확하게 평가하는 것이다. 재난을 경험한 사람들 중 일부만이 증상을 나타낸다는 점에서 추후 일어날 수 있는 병리 증상에 대한 위험요인과 보호요인을 파악하는 것이 필요함을 알 수 있다. 우리는 다음 논의에서 PTSD를 일으킬 수 있는 재난 이전의 위험요인을 이미 연구로 규명된 환경 및 상황요인과 가족 및 유전적 요인으로 한정하고자 한다.[27]

선행연구들을 정리해 보면, PTSD의 재난 전 위험요인으로는 가족 중 정신병리[28]의 병력이 있다든가, 아동학대,[29] 그리고 이전에 재난에 노출된 경험,[30, 31] 낮은 지능,[32] 일부 경우에 여성이라는 성별적 요인,[31] 그리고 사회적 지지의 결핍[29, 33] 등이 포함되는 것으로 보고된 바 있다. 후속연구들에서도 이런 결과가 지지되어 왔으며, 재난 경험으로부터 회복을 어려워하는 피해자들일수록 이러한 위험요인을 더 많이 가지고 있는 것으로 나타났다. 그러나 PTSD를 예측하는 판별요인으로서 이들을 분석해 보면, 어떤 요인도 단일요인으로서는 판별기능을 수행하지 못하는 것으로 보인다. 하지만 유전적인 요인을 비롯한 생물학적 요인은 잠정적인 설명요인으로서 그 기능을 인정받고 있다. 왜냐하면 이란성 쌍둥이에 비해 일란성 쌍둥이의 경우에 PTSD 발병의 일치도가 더 높게 나타나고 있을 뿐 아니라, 홀로코스트 대량학살의 생존자들의 성인 자녀를 연구한 결과, 부모가 학살 경험에 대해 PTSD 증상을 보인 경우, 자녀들도 또 다른 재난 사건 경험 시 PTSD 증상을 보이는 경우가 그렇지 않은 부모의 자녀들에게서보다 훨씬 더 빈번하게 나타났기 때문이다.[34] 그러나 유전적인 연결고리를 정립하자면, 스트레스에 대한 취약성과 관련한 유전적 요인을 선별해 내야 한다.[35] 이러한 데이터 없이는 가족구성원들 간에 PTSD에 대한 취약성을 이야기할 때, 과연 생물학적, 유전적으로 이 취약성이 전달되는 것인지 확신하기 어렵다. 가족원들 간에는 환경적으로도 역시 많은 공유점이 있기 때문이다.

병리 반응 규명에 있어서 생물학적 연구의 역할

생물학적 연구는 병리 반응 규명에 매우 유효한 것으로 나타나고 있다. 애초에 PTSD 연구를 위해 스트레스 발생 및 스트레스 반응 기제에 대한 생물학적 모델이 적용된 바 있다. 생물학적 모델에서의 가정을 바탕으로, PTSD 반응 자체가 역경에 대한 '정상적인' 반응으로 평가되었다. 신경생리학적 연구는, 특히 재난 경험에 대한 PTSD 증상을 비정상적이며 병리적인 반응으로서 규명할 때 필요하다.[36] 예컨대, PTSD 증상과 관련하여 일반적인 스트레스-반응 체계가 변형된 경우를 종종 관찰할 수 있다. PTSD를 경험한 피해자들의 경우, 재난을 경험했음에도 PTSD 증상을 보이지 않은 피해자들과는 다른 양상을 보이고 있으며, 기분장애나 불안장애 등 기타 심리적 이상장애를 보이는 사람들과도 다른 양상을 보이고 있다. 종합해 보면, PTSD는 일반적이며 정상적인 스트레스 반응을 넘어서서 병리적인 반응에 더 가깝다고 보아야 한다는 것이다.[6]

생물학적 연구 결과를 바탕으로 밝혀진 병리적 이상 장애로서의 PTSD의 메커니즘

현상학적, 심리학적 관점의 연구 결과와 함께, 트라우마 생존자에 대한 신경생리학적 조사는 PTSD의 발달이 외상 시에 정상적인 스트레스 반응을 포함하지 않아서 촉진될 가능성이 있으며 이로 인해 강화된 회상, 유사 자극에 대한 고통, 회피, 그리고 PTSD를 특징으로 하는 과민성 증상을 강조하는 생물학적 변화가 단계적으로 일어날 가능성을 지지하였다. 정상적인 공포 반응의 경우, 생물학적으로 코르티솔 수준이 높아지는 것과 같이 우리 몸이 스트레스로부터 서서히 회복하는 여러 가지 징후를 보인다. PTSD 증상을 보이는 개인은 정상 수준에 비해 이런 반응의 징후가 상당히 약하다.[37, 38] 또한, PTSD 증상을 보이는 환자는 응급실에서, 그리고 재난 경험 후 일주일 정도 되었을 때 일반인보다 더 높은 심장 박동률을 보였다.[39] 이는 활발한 교감신경계의 활동이라기보다는 뭔가 지연되고 비정상적인 교감신경 반응이라고 볼 수 있다. 이러한 연구 결과는 노르아드레날린이 너무나 과도하게 활성화되었다는 증거를 보여 주며 이것이 이후 PTSD 유발의 결과를 예측할 수 있다. 따라서 생리적인 활성화 과정이 조금만 변형을 일으켜도 재난 경험 시, 그리고 그 직후 개인이 느끼는 증상이나 기능상의 결과는 현저히 달라지게 된다. 스트레스 반응의 일부 측면은 정상인과 거의 같지만, 다른 부분은 그렇지 않다는 이야기다. 더불어, 많은 연구 결과 PTSD와 연관된 몇몇 생리적 반응의 변형은(예컨대, 덱사메타손에 의해 유발된 억제 현상, 해마의 용적의 수축 현상) PTSD 위험요인에 속할 수 있다. 이들은 재난 경험 후 나타나는 결과라기보다는, 그리고 PTSD로 인한 병리 증상이라기보다는 PTSD 유발의 사전 위험요인이라고 볼 수 있다는 것이다.[40, 41]

PTSD 병리 현상을 배가시키는 세부 메커니즘

개인이 재난 경험 시 보이는 반응에 영향을 미치는 생물학적 위험요인들에 대해 명확하게 정립된 메커니즘은 아직 없지만, 그 가능성에 대해 충분히 고려해 보는 일은 매우 중요하다. 예를 들어, 신경 내분비 작용과정의 변화와 관련하여 코르티솔은 뇌하수체와 시상하부의 부정적인 피드백을 통해 자신의 분비를 억제하기 때문에 보다 적게 순환하게 되는 코르티솔의 수준은 뇌하수체와 시상하부의 활성화를 억제하는 것에 실패함으로써 생리학적 고통 회복의 과정을 방해(혹은 연기)하게 된다. 이러한 억제의 실패는 아르기닌 바소프레신과 같은 다른 신경펩티드와의 시너지 효과를 통해 증가된 부신피질자극호르몬방출인자(CRF) 자극을 유발하여, 더 높은 수준의 부신피질자극호르몬(ACTH) 반응이 야기되어 이는 결국 직접 효과를 통해 교감신경계를 자극할 수 있다.[42] 더구나 당질은 노르에피네프린 분비를 억제하며 때문에, 그 가용기간을 연장하는 데 있어, 상대적으로 낮은 수준의 코르티솔밖에 활용을 못하게 된다.[43] 중요하게도, 강화된 부정적 피드백 억제는 트라우마의 시기에 존재할 수 있고(즉, 트라우마 이전 위험요인일 수 있다) 트라우마에 대한 반응으로 PTSD의 발병 위험이 증가하는 개인들 사이에서 코르티솔 및 ACTH를 조기 억제하는 데 기여할 수 있다.[44]

더 중요한 것은 부정적인 피드백의 억제가 외상 시에 향상되어 나타날 수 있으며(예: 트라우마 이전부터 존재했던 위험요인들 포함), 이는 또한 재난 경험에 대한 반응으로서 PTSD 발병 위험이 증가하는 개인들 사이에서 ACTH나 코르티솔의 조기 억압에 영향을 미칠 수 있다.

트라우마가 유발되는 기억의 저장이 강화되는 때는 트라우마를 경험한 직후인데, 이때 카테콜아민 수준을 상승시키는 결과로 이어질 수도 있다. 실제로, 코르티솔 수준이 낮을 때 활성화된 아드레날린 작용은 동물을 대상으로 한 연구에 따르면 학습을 촉진하는 것으로 나타났다.[45] 만약에 이런 학습이 트라우마 경험 중간이나 직후에 신경이 위축된 상태에서 나타난다면, 경험된 사건은 기억에 강렬하게 각인이 될 뿐 아니라 주관적인 극단의 고통과도 직결될 수 있을 것이다. 이러한 수준의 고통은 중첩된 사건의 심각한 여파로 지각 및 인지 왜곡이 발현할 수 있는 단계를 설정하게 되며, 이러한 왜곡은 특히 위험성 평가와 위협에 효과적으로 대응하기 위한 능력의 주관적 평가에 관한 것이다. 이처럼 뒤바뀐 신념은 두려운 기억을 규제하는 데 어려움을 느끼게 하며, 나아가서는 회복을 어렵게 할 수밖에 없다. 트라우마 기억을 반복적으로 경험하는 것은 두려움을 동반한 반응을 일으킬 수 있으며, 트라우마 경험을 되살리는 자극에 대해서는 침습적 반추를 반복할 수도 있다. 또한, 트라우마 관련 기억과 관련된 왜곡을 감소시키기보다는 자동적으로 트라우마 기억을 되살리는 빈도가 높아지게 된다. 재경험 증상은 외상 상해 반복의 한 형태가 되며, PTSD의 침습 및 각성 증상을 지속시킬 뿐만 아니라 강화시킬 수 있으며, 더 나아가 회피 행동에 대한 자극을 제공할 수 있다. 이러한 일련의 과정을 통해 이차적인 생체 변화를 초래하기도 한다. 실제로 PTSD에 대한 과장된 놀람 반응은 트라우마 경험 이후 한 달 및 초기에는 잘 관측되지 않으며, 이는 PTSD의 병리생리학적인 일부 측면들의 점진적인 진행을 반영하는 것이다.[44]

PTSD를 배가시키는 생물학적 위험요인

만약 PTSD를 유발시키는 생물학적 선행조건이 존재한다면, 스트레스 대처 반응을 형성해 나가는 능력을 제한시키는 요인들의 집합체가 될 것이다. 앞서 기술된 위계적인 순서에 따르면, 재난 경험이 이런 조건들을 심화시켜 결과적으로는 이어지는 재난 경험 시 민감하게 반응하는 것을 증폭시킨다고 볼 수 있다. 여러 가지 생물학적 조건 중에 어느 것도 생리 반응을 증폭시킬 영향력을 가지고 재난 경험 시 심리적 고통에 빠지게 하며, 궁극적으로는 이후 경험하게 되는 또 다른 재난을 경험할 때도 생물학적으로 아주 민감하게 반응하는 기제를 만들어 낼 수 있다는 것이다.

PTSD는 다양한 생물학적 변형, 즉 면역 체계[46]나 카테콜아민 조절,[47] 심리 생리학적 반응 체계,[48] 그리고 수면패턴[49]의 변화와 연관성이 있으며, 이 모든 주제에 대해 향후 PTSD 위험군을 대상으로 연구해 볼 필요가 있다. 신경 영상 분야에서 뇌에 대해 구조적·기능적 측면을 연구한 결과 재난 경험 시, 뇌의 부피가 달라지거나 특정 부분, 특히, 공포나 위험을 알아차리는 부위에서, 뇌의 활동이 달라지는 것을 발견했다.[50] 향후 유전적 요인을 규명해 내는 것은 재난 이전, 재난 시, 재난 이후에 상대적으로 각각 어떤 요인들이 PTSD에 중요한 영향을 미치는가를 알아내는 데 필요하다. 따라서 PTSD에 대한 생물학적 연구는 유사한 재난 경험이 유전적으로 이질적인 조건에서 어떤 결과로 이어지는지, 또한 PTSD 증상을 매개하는 요인으로는 어떤 것이 있는지 규명하는 데 유용할 것이다. 유전적 위험요인이라는 개념은 PTSD에 대한 개인별 취약성을 예견하고 다른 재난을 경험한 후 일어날 수 있는 결과들을 예측하며 궁극적으로는 병리에 빠질 위험이 가장 높은 대상 집단을 선별해 낼 수 있는 가능성을 제시해 준다. 그리고 이런 선별은 아마도 환자들이 기능장애를 호소하기 이전에 이루어질 수 있을 것이다.

약리학적 예방 전략을 위한 유전 연구 결과의 시사점

PTSD 유발과 관련된 생물학적 조건은 약리적 예방책에 두 가지 시사점을 제시해 준다. 첫 번째는 아드레날린 과대활성화를 감소시키는 개입 방안이다. 현재까지 이러한 목적을 가지고 두 차례의 연구가 실시된 바 있다. 피트먼과 동료들(Pitman et al.)[26]은 플라세보 효과($n = 23$)를 이용하여 베타 아드레날린 봉쇄에 충분한 영향력이 있는지 시험하기 위해 6시간 동안 트라우마를 경험한 후 프로프라놀롤의 효과($n = 18$)를 시험했다. 치료는 10일간 지속되었고, 임상전문가가 PTSD 정도의 측정을 실시하였으며 한 달 후 두 집단을 비교하였다. 두 집단 간 PTSD의 총점은 별 다른 차이가 없었으나, 프로프라놀롤이 처치된 집단은 트라우마를 떠올리게 하는 자극에 대하여 훨씬 더 낮은 수준의 생리적 반응을 보였다. 이런 연구 결과는 약물을 이용해서 호르몬을 조절하는 방법이 효율적인 예방책이 될 수 있다는 것을 보여 준다. 바이바와 동료들(Vaiva et al.)[51]은 11명을 대상으로 유사한 연구를 실시하였다. 재난 경험 직후 일주일 동안 조금 더 낮은 분량의 프로파라놀롤을 처방하고 나머지 8~12일간도 프로프라놀롤을 점진적으로 약하게 처방했다. 프로파라놀롤을 처방한 사람들은 처방을 거부한 다른 8명의 환자와 비교되었고, 2개월 후에 PTSD가 유발되었을 때, 프로파라놀롤을 처방받은 집단에서 PTSD 증상이 훨씬 더 완화가 되었다. 소수의 연구 대상을 바탕으로 도출된 결과임에도 불구하고, 이들 결과가 제시하는 바는 트라우마를 경험한 즉시, 약물을 이용한 아드레날린 신경전달 물질을 조절하는 것이 아드레날린 활성화를 통해 병리적 증세가 악화되는 것을 예방할 수 있다는 점이다.

달리 보면, 이러한 모델은 당질의 수준을 증가시키는 것이 아드레날린이 과도하게 분비되는 것을 차단해 주는 효율적인 방법이며, 위험에 직면하여 아드레날린이 과도하게 전달되는 것을 방지할 수 있는 내생적 메커니즘이 될 수 있음을 의미한다. 단기적으로 당질을 제공하는 방안이 아직 제안되지는 않았지만, 최근 셸링과 동료들(Schelling et al.)[52, 53]은 응급처치 상황에서 위에 설명된 모델이 단순히 이론에 그치는 것이 아니라 실제로도 유효한 방안이라는 것을 제시한 바 있다.

집중치료실에서 장기 치료를 받은 재난 생존자들은 트라우마를 생생하게 회상한다거나, 불안, 분노, 악몽, 스트레스 등을 보고하였고, 정신병 증상을 억제하기 위해 강력한 아드레날린 처방을 받았다는 보고가 있다. 그러나 코르티솔을 추가 처방했을 때는 PTSD 유발을 막아 주었다. 이와 같은 현상은 스테로이드가 기억 인출을 차단하여 PTSD 유발을 예방해 주는 것으로 해석될 수 있다. 그러나 이러한 효과는 추가적으로, 당질의 활동으로 아드레날린이 과도하게 활성화되는 것을 완화시키도록 하는 임상 및 약리학적 효과가 발휘된 덕분이라고도 볼 수가 있다.

결론

최근 대부분의 연구는 중요한 심리적 변인(공포, 이인증, 위협에 대한 평가, 지각된 대처능력)과 후속 장애의 발병 사이의 단순한 선형관계에서 살펴보는 연구들이다. 그러나 향후에는 보다 복잡한 접근을 통해, 다양한 변인들이 함께 고려되어야 하며, 트라우마에 대하여 단기, 장기적인 반응을 모두 분석할 수 있어야 한다. 그리고 반응과 기능장애, 그리고 처치 시 필요한 사항도 모두 고려한 연구가 필요하다.

📚 참고문헌

1. Galea S., Ahern J., Resnick H., Kilpatrick D., Bucuvalas M., Gold J., *et al.* (2002) Psychological sequelae of the September 11 terrorist attacks. *N Engl J Med*, **346**: 982–987.

2. Galea S., Boscarino J., Resnik H., Vlahov D. (in press) Mental health in New York City after the September 11 terrorist attacks: results from two population surveys. In R.W. Manderscheid, M.J. Henderson (Eds.), *Mental Health, United States, 2002*. US Government Print Office, Washington, DC.

3. Kessler R.C., Sonnega A., Bromet E., Hughes M., Nelson C.B. (1995) Posttraumatic stress disorder in the National Comorbidity Survey. *Arch Gen Psychiatry*, **52**: 1048–1060.

4. Boscarino J.A. (1996) Posttraumatic stress disorder, exposure to combat, and lower plasma cortisol among Vietnam veterans: findings and clinical implications. *J Consult Clin Psychol*, **64**: 191–201.

5. Shalev A.Y., Freedman S., Peri T., Brandes D., Sahar T., Orr S.P., Pitman R.K. (1998) Prospective study of posttraumatic stress disorder and depression following trauma. *Am J Psychiatry*, **155**: 630–637.

6. Yehuda R., McFarlane A.C. (1995) Conflict between current knowledge about posttraumatic stress disorder and its original conceptual basis. *Am J Psychiatry*, **152**: 1705–1713.

7. Harvey A.G., Bryant R.A. (1998) The relationship between acute stress disorder and posttraumatic stress disorder: a prospective evaluation of motor vehicle accident survivors. *J Consult Clin Psychol*, **66**: 507–512.

8. hlers A., Mayou R.A., Bryant B. (1998) Psychological predictors of chronic PTSD after motor vehicle accidents. *J Abnorm Psychol*, **107**: 508–519.

9. Koopman C., Classen C., Spiegel D. (1994) Predictors of posttraumatic stress symptoms among survivors of the Oakland/Berkeley, Calif., firestorm. *Am J Psychiatry*, **151**: 888–894.

10. Murray J., Ehlers A., Mayou R.A. (2002) Dissociation and post-traumatic stress disorder: two prospective studies of road traffic accident survivors. *Br J*

Psychiatry, 180: 363-368.

11. Ozer E.J., Best S.R., Lipsey T.L., Weiss D.S. (2003) Predictors of posttraumatic stress disorder and symptoms in adults: a meta-analysis. *Psychol Bull*, 129: 52-73.

12. Simeon D., Greenberg J., Knutelska M., Schmeidler J., Hollander E. (2003) Peritraumatic reactions associated with the World Trade Center disaster. *Am J Psychiatry*, 160: 1702-1705.

13. Panasetis P., Bryant R.A. (2003) Peritraumatic versus persistent dissociation in acute stress disorder. *J Trauma Stress*, 16: 563-566.

14. Gershuny B.S., Cloitre M., Otto M.W. (2003) Peritraumatic dissociation and PTSD severity: do event-related fears about death and control mediate their relation? *Behav Res Ther*, 41: 157-166.

15. Marshall G.N., Schell T.L. (2002) Reappraising the link between peritraumatic dissociation and PTSD symptom severity: evidence from a longitudinal study of community violence survivors. *J Abnorm Psychol*, 111: 626-636.

16. Ladwig K.H., Marten-Mittag B., Deisenhofer I., Hofmann B., Schapperer J., Weyerbrock S., *et al*. (2002) Psychophysiological correlates of peritraumatic dissociative responses in survivors of life-threatening cardiac events. *Psychopathology*, 35: 241-248.

17. Engelhard I.M., van den Hout M.A., Kindt M., Arntz A., Schouten E. (2003) Peritraumatic dissociation and posttraumatic stress after pregnancy loss: a prospective study. *Behav Res Ther*, 41: 67-78.

18. Dancu C.V., Riggs D.S., Hearst-Ikeda D., Shoyer B.G., Foa E.B. (1996) Dissociative experiences and posttraumatic stress disorder among female victims of criminal assault and rape. *J Trauma Stress*, 9: 253-267.

19. McNally R.J. (2003) Psychological mechanisms in acute response to trauma. *Biol Psychiatry*, 53: 779-788.

20. Bryant R.A., Panasetis P. (2001) Panic symptoms during trauma and acute stress disorder. *Behav Res Ther*, 39: 961-966.

21. Nixon R., Bryant R.A. (2003) Peritraumatic and persistent panic attacks in acute stress disorder. *Behav Res Ther*, 41: 1237-1242.

22. Marmar C., Best S., Metzler T., Chemtob C., Gloria R., Killeen A., *et al*.

Impact of the World Trade Center attacks on New York City police officers: a prospective study. Unpublished study.

23. Dunmore E., Clark D.M., Ehlers A. (2001) A prospective investigation of the role of cognitive factors in persistent PTSD after physical and sexual assault. *Behav Res Ther*, **39**: 1063-1084.

24. Andrews B., Brewin C.R., Rose S., Kirk M. (2000) Predicting PTSD in victims of violent crime: the role of shame, anger and blame. *J Abnorm Psychol*, **109**: 69-73.

25. Delahanty D.L., Herberman H.B., Craig K.J., Hayward M.C., Fullerton C.S., Ursano R.J., *et al.* (1997) Acute and chronic distress and posttraumatic stress disorder as a function of responsibility for serious motor vehicle accidents. *J Consult Clin Psychol*, **65**: 560-567.

26. Pitman R.K., Sanders K.M., Zusman R.M., Healy A.R., Cheema F., Lasko N.B., *et al.* (2002) Pilot study of secondary prevention of posttraumatic stress disorder with propranolol. *Biol Psychiatry*, **51**: 189-192.

27. Yehuda R. (Ed.) (1999) *Risk Factors for Posttraumatic Stress Disorder.* American Psychiatric Association, Washington, DC.

28. Breslau N., Davis G.C., Andreski P., Peterson E. (1991) Traumatic events and posttraumatic stress disorder in an urban population of young adults. *Arch Gen Psychiatry*, **48**: 216-222.

29. Brewin C.R, Andrews B., Valentine J.D. (2000) Meta-analysis of risk factors for posttraumatic stress disorder in trauma-exposed adults. *J Consult Clin Psychol*, **68**: 748-766.

30. Nishith P., Mechanic M.B., Resick P.A. (2000) Prior interpersonal trauma: the contribution to current PTSD symptoms in female rape victims. *J Abnorm Psychol*, **109**: 20-25.

31. Breslau N., Chilcoat H.D., Kessler R.C., Davis G. (1999) Previous exposure to trauma and PTSD effects of subsequent trauma: results from the Detroit Area Survey of Trauma. *Am J Psychiatry*, **156**: 902-907.

32. Silva R.R., Alpert M., Munoz D.M., Singh S., Matzner F., Dummitt S. (2000) Stress and vulnerability to posttraumatic stress disorder in children and adolescents. *Am J Psychiatry*, **157**: 1229-1235.

33. Coker A.L., Smith P.H., Thompson M.P., McKeown R.E., Bethea L., Davis K.E. (2002) Social support protects against the negative effects of partner violence on mental health. *J Women's Health Gend Based Med*, 11: 465–476.

34. True W.R., Rice J., Eisen S.A., Heath A.C., Goldberg J., Lyons M.J., *et al*. (1993) A twin study of genetic and environmental contributions to liability for posttraumatic stress disorder. *Arch Gen Psychiatry*, 50: 257–264.

35. Yehuda R., Schmeidler J., Wainberg M., Binder-Brynes K., Duvdevani T. (1998) Vulnerability to posttraumatic stress disorder in adult offspring of Holocaust survivors. *Am J Psychiatry*, 155: 1163–1171.

36. Yehuda R. (2004) Risk and resilience in posttraumatic stress disorder. *J Clin Psychiatry*, 65(Suppl. 1): 29–36.

37. Resnick H.S., Yehuda R., Foy D.W., Pitman R. (1995) Effect of prior trauma on acute hormonal response to rape. *Am J Psychiatry*, 15: 1675–1677.

38. Delahanty D.L., Riamonde A.J., Spoonster E. (2000) Initial posttraumatic urinary cortisol levels predict subsequent PTSD symptoms in motor vehicle accident victims. *Biol Psychiatry*, 48: 940–947.

39. Bryant R.A., Harvey A.G., Guthrie R., Moulds M. (2000) A prospective study of acute psychophysiological arousal, acute stress disorder, and posttraumatic stress disorder. *J Abnorm Psychol*, 109: 341–344.

40. Yehuda R., Bierer L.M., Schmeidler J., Aferiat D.H., Breslau I., Dolan S. (2000) Low cortisol and risk for PTSD in adult offspring of holocaust survivors. *Am J Psychiatry*, 157: 1252–1259.

41. Gilbertson M.W., Shenton M.E., Ciszewski A., Kasai K., Lasko N.B., Orr S.P., *et al*. (2002) Smaller hippocampal volume predicts pathologic vulnerability to psychological trauma. *Nature Neurosci*, 5: 1242–1247.

42. Holsboer F. (2001) The corticosteroid receptor hypothesis of depression. *Neuropsychopharmacology*, 23: 477–501.

43. Pacak K., Palkovitz M., Kopin I.J., Goldstein D.S. (1995) Stress-induced norepinephrine release in the hypothalamic paraventricular nucleus and pituitary-adrenocortical and sympathoadrenal activity: in vivo microdialysis studies. *Frontiers in Neuroendocrinology*, 16: 89–150.

44. Yehuda R. (2002) Posttraumatic stress disorder. *N Engl J Med*, **346**: 108–114.

45. Cahill L., Prins B., Weber M., McGaugh J.L. (1994) Adrenergic activation and memory for emotional events. *Nature*, **371**: 702–704.

46. Maes M., Lin A.H., Delmeire L., Van Gastel A., Kenis G., De Jongh R., *et al.* (1999) Elevated serum interleukin–6 (IL–6) and IL–6 receptor concentrations in posttraumatic stress disorder following accidental man–made traumatic events. *Biol Psychiatry*, **45**: 833–839.

47. Southwick S.M., Krystal J.H., Morgan C.A., Johnson D., Nagy L.M., Nicolaou A., *et al.* (1993) Abnormal noradrenergic function in posttraumatic stress disorder. *Arch Gen Psychiatry*, **50**: 266–274.

48. Orr S. (1997) Psychophysiologic reactivity to trauma–related imagery in PTSD: diagnostic and theoretical implications of recent findings. In R. Yehuda, A.C. McFarlane (Eds.), *Psychobiology of Posttraumatic Stress Disorder*, pp. 114–124. New York Academy of Sciences, 821.

49. Neylan T.C., Lenoci M., Maglione M.L., Rosenlicht N.Z., Metzler T.J., Otte C., *et al.* (2003) Delta sleep response to metyrapone in post–traumatic stress disorder. *Neuropsychopharmacology*, **28**: 1666–1676.

50. Rausch L.S., Shin L.M., Pitman R.K. (1997) Evaluating the effects of psychological trauma using neuroimaging techniques. *Annual Review of Psychiatry*, **17**: 67–96.

51. Vaiva G., Ducrocq F., Jezequel K., Averland B., Lestavel P., Brunet A., *et al.* (2003) Immediate treatment with propranolol decreases posttraumatic stress disorder two months after trauma. *Biol Psychiatry*, **54**: 947–949.

52. Schelling G. (2002) Effects of stress hormones on traumatic memory formation and the development of posttraumatic stress disorder in critically ill patients. *Neurobiol Learn Mem*, **78**: 596–609.

53. Schelling G., Briegel J., Roozendaal B., Stoll C., Rothenhausler H.B., Kapfhammer H.P. (2001) The effect of stress doses of hydrocortisone during septic shock on posttraumatic stress disorder in survivors. *Biol Psychiatry*, **50**: 978–985.

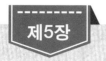

재난에 노출된 사람들을 위한 심리적 개입

Mordechai (Moty) Benyakar[1] and Carlos R. Collazo[2]

[1]University of Buenos Aires, Buenos Aires, Argentina
[2]University of El Salvador, Buenos Aires, Argentina

서론

재난은 우리로 하여금 인간 삶의 다양한 차원의 복잡한 실타래를 만나게 한다. 그렇기 때문에, 재난으로 인한 심리적 결과들을 다루기 위해서는 다양한 훈련들을 통합해야 한다. 이 장에서 우리는 정신건강 관리의 구체적인 영역을 논할 것이다. 우리는 정신과 의사로서 전쟁이나 테러 공격, 대형사고와 자연재해에 노출된 사람들을 만난 경험들을 통해 깨달은 역설들에 대해 설명할 것이다. 그 이후에는 우리가 '10W'라고 부르는 개념에 대한 설명을 할 예정인데, 이는 재난 상황에서 기초가 되는 열 개의 핵심 개념들이다. 그다음으로는 재난에 노출된 사람들에 대한 다양한 심리학적 접근들을 분석하고자 한다.

재난은 사람과 그들의 거주지를 파괴하는 외부적인 사건이다. 재난은 한 개인뿐만 아니라 주민들에게도 영향을 미친다. 이러한 재난의 대부분은 예기치 않게 사람들의 정신병리적인 잠재성을 증가시킨다.[1-3] 보통은 '외상적

(traumatic)'이라고 불리지만 우리는 이를 '파괴적인(disruptive)'이라고 부르는 것을 더 선호하는데, 그 이유는 '외상'과 '스트레스'라는 단어가 어떤 주관적인 반응을 일컫기 때문이다. 이런 용어는 파괴적인 상황이 반드시 한 개인을 병리적으로 만드는 것은 아니라는 일말의 여지를 남겨준다.[4-6]

재난 상황 속에서 발생하는 심리적 지원의 역설들

(1) 파괴적인 상황의 병리적 특성은 상황 그 자체, 즉 개인의 외부에 있지 개인의 생물학적 또는 심리적 상태에 있지 않다.

(2) 도움을 주고받는 사람들은 같은 위협을 경험하기 때문에 치료자가 적절한 치료적 거리를 유지하는 것이 힘들다.

(3) 특성이나 시간, 장소에 상관없이 예측할 수 없는 상황에 투입될 수 있는 잘 훈련된 팀이 준비되어야 한다.

(4) 파괴적 상황을 경험한 대부분의 사람들은 '상처를 입은 사람'이지 반드시 환자인 것은 아니다. 잠재적인 심리적 상처들이 점검되어야 한다.

(5) '상처를 입은' 사람들을 돕는 과정에서 그들을 피해자로 취급하는 것을 피해야 한다. 심리학적 관점에서 '피해자'는 개인의 주관성이 주어진 상황에 갇혀 있음을 의미한다. 피해자는 일반적으로 해를 입은 사건의 기억을 확실히 하기 위해 피해자들을 필요로 하는 '해를 입은' 집단에 의해 만들어진다. 이는 무의식적 과정의 결과로 나타난다. 전문가로서 조력하면서 우리는 '상처를 입은' 사람들이 '피해자' 역할을 그만두게 함으로써 그들이 주관적으로 회복할 수 있도록 도와야 한다. 피해자를 만드는 것은 재활의 가장 큰 걸림돌이다.[7,8]

(6) 재난으로 인한 정신적 상처를 진단하는 주요한 진단적 범주는 외상 후 스트레스 장애(PTSD)다. 그러나 현재 PTSD는 명확하지 않은 증상으로 스트레스와 트라우마를 같은 진단명에 놓고 있어 재난으로 인한 다양

한 정신적 결과를 인정하기에는 문제가 있다.[9, 10] 우리는 '파괴로 인한 장애(disorder by disruption)'라는 표현을 더 선호하는데 이는 스트레스, 우울, 여러 가지 형태의 불안 등과 같은 다양한 심리학적 징후들을 아우르는 것이다.[7, 11]

(7) 재난에 의해 신체적인 부상을 입은 사람이 한 명이 있을 때 심리적인 손상을 입은 사람은 200명 이상이 있다. 그러나 신체적 부상을 돕는 요원과 심리적 손상을 돕는 요원의 비율은 오히려 20대 1 정도다.[12-14]

(8) 재난의 파괴적인 영향은 도움을 주는 사람들에게도 영향을 준다. 그들은 드물게 서로에게 경쟁적이지 않은 소규모 집단을 형성하는 경향이 있는데, 이는 마치 그들이 무의식적으로 환경의 파괴적인 영향을 행동으로 표출(acting out)하는 것 같다.

이러한 역설들은 재난 상황에서 심리적 도움을 줄 때 기초가 되는 다음의 핵심 개념들(10W)을 이끌어 낸다.

10W

1. Warding(심리적 안정을 지키기)

재난은 예측하기 어렵지만, 충격이 발생하기 전에 사람들을 준비시킬 수는 있다.[15, 16] 지속적인 위협(특히, 테러의 위협) 속에서 살아가는 사람들은 부인(denial)과 같은 방어기제를 발달시켜, 위험이 절대 효과적이지 않거나 직접적으로 그들에게 영향을 주지 않을 것이라 믿는 경향을 보인다. 우리는 '정신적 면역'이라는 개념을 개발함으로써 가능한 공격들을 예견하고 방어력을 키우는 것을 강조하는데, 이는 위와 같은 증거와 신체적 면역의 원리, 그리고 심리적·생리적으로 강력한 대비가 현실을 수용하는 데 도움을 줄 것

이라는 확신에 근거한다.[7] 정신적 면역은 한 개인이 다음과 같은 것들을 할
수 있음을 의미한다.

① 위험과 그 특성을 인지할 수 있다.
② 심리적인 능력을 사용하여 위협적인 상황에 대처할 수 있다.
③ 위협이 실제가 되었을 때 예방적이고 객관적인 조치를 취할 수 있다.

2. Why(왜 정신건강 전문가가 재난 상황에서 필요한가)

그들이 필요한 이유는 파괴적인 상황이 다양한 정신장애를 발생시킬 가능
성이 있기 때문이다. 그래서 이러한 전문가들의 기능 중 하나는 파괴적인 외
부 세계와 각 개인의 내부 세계를 연결시키는 다리의 역할을 하는 것이다.
외부 세계가 해로운 것으로 인지되면 치료자들은 그 세계의 일부로서 자신
을 보여 주되, 보호적인 태도를 취하여야 한다. 이러한 방법을 통해 한 개인
(내담자)과 외부 세계의 관계에 영구적인 손상이 생기는 것을 방지할 수 있
다. 또 다른 기능은 병리적인 반응들을 걸러내는 것이다. 세 번째 기능은 어
떠한 개입이 이루어져야 하는지 결정하는 것이며, 마지막 기능은 개입들을
실제적인 요구와 시간, 장소에 맞게 적용하는 것이다.[17, 18]

3. What(재난에서 조력을 하는 동안 우리의 목적은 무엇인가)

붕괴되는 환경 속에서 우리가 하는 개입의 핵심은 위험에 처한, 또는 실제
로 해를 입은 심리적 처리 능력이다.[19, 20] 두 가지 개념이 중요하다.

① 개인의 주관성의 회복
② 내부 세계와 외부 세계의 관계를 정교화할 수 있는 능력의 유지

치료자들은 개입의 시간이나 장소, 방법을 정교하게 조율하여야 하며 문화적인 특성에 대해서도 아주 예민해야 한다.

4. Who(사람들의 심리적 안정을 지키기 위해 누가 개입하여야 하는가)

정신건강 관리에 있어서 도움이 필요한 사람들과 가능한 임상가들의 숫자는 차이가 많이 나기 때문에 모든 주민들이 다 자원이 되어야 한다. 정신건강 전문가는 건강관리자로서 네트워크를 구축하고 이를 조정함으로써 사람들(특히, 종교지도자나 교육자와 같은 특별한 능력이 있는 사람들)이 책임감을 가지게 하는 데 중요한 역할을 한다.[21, 22]

5. Whom(누구를 도울 것인가)

재난 상황에서는 명확하게 도움을 요청하는 사람들에게 정신건강 관리가 제공되기 마련이다. 그러나 우리는 말없이 물러나 있으면서 스스로 '아무 일도 없는' 척하고 있는 사람들을 예민하게 살펴야 한다. 특히 어린이나 노인, 임신부, 장애인과 같은 사람들이나 심리적으로 취약하고 위협에 대처하는 능력이 떨어진 사람들은 특별한 관심의 대상이 된다.[23, 24]

6. Whose(누구의 책임인가)

이 질문은 두 가지 측면에서 개인과 사회단체를 고려한다.

① 단지 존재하는 것만으로도 인간은 주관적인 책임을 가진다. 우리가 외부에서 벌어진 일과 아무런 관련이 없다고 하더라도, 우리가 보이는 반응들에 대해서는 여전히 책임이 있다.
② 지역사회는 반드시 재난 상황에서 사회적으로 법적으로 책임 있는 단

체를 가지고 있어야 한다. 그것은 단지 '누구의 잘못이냐'의 문제가 아니라 누가 지원과 조력을 관리하고 책임을 지느냐의 문제인 것이다.[25]

7. When(언제 개입해야 하는가)

재난 상황에서의 개입은 네 단계를 거치게 된다.

① 이전 충격 단계(pre-impact phase)에서는 지역사회의 모든 구성원들이 '정신적 면역'을 구축하는 방향으로 개입이 이루어진다. 그래서 위험의 본질과 심각성에 대해 인지할 수 있고 환경에 따라 사용 가능한 자원을 이용하고 적절한 행동을 취할 수 있도록 하는 것이다.[26]
② 충격 단계(impact phase)에서는 사람들에게 가해진 충격을 평가하고 위급하고 심각한 사람들을 돕는 것이 초점이 된다.
③ 사고가 발생한 직후의 단계에서는 사람들의 반응을 평가하고 병리적 기제가 발달하는 것을 예방하며 병리가 나타날 때 이를 다루게 된다.[27]
④ 장기 단계에서는 장기적인 도움이 필요한 사람들이나 뒤늦게 증상이 나타나는 사람들에게 치료를 제공하는 것이 중요하며 추후에 대한 예방책으로서 '정신적 면역'을 강화하여야 한다.[28, 29]

8. Where(어디에서 개입할 것인가)

정신건강 전문가들은 유연할 필요가 있는데, 때로는 완전히 부적절한 환경 속에서 적절한 치료적 환경을 창조해야 한다. 하고자 하면 어떤 장소이든지 치료를 위해 적합할 수 있다. 나무가 만들어 주는 그늘과 같은 공간이 한 예가 될 수 있겠다. 우리는 이러한 과정을 '소파(일반적으로 상담을 하는)에서 바위까지'라고 부른다.[30]

9. Ways(어떤 방법으로 개입할 것인가)

치료는 개인, 가족 그리고 집단 개입으로 이루어질 수 있다. 전문가들은 치료기술을 환경에 적용시키는 동안 그들이 가진 이론적 체계의 핵심을 잘 유지해야 한다. 재난 상황에서 사람들은 그들이 경험하는 정신적인 손상을 알아차리지 못하기 때문에 치료를 요구하지 않는다. 이것이 우리가 '요구에 의한 개입'이 아니라, 다양한 장소와 시간에 직접적인 도움을 제공하는 것을 의미하는 '존재(presence)에 의한 개입'을 주장하는 이유다.

10. Wholeness(전체)

전체라고 하는 것은 앞서 나오는 아홉 개의 W와 문제에 대한 지속적인 통찰, 개입의 방법과 지원을 하는 조직에 기반을 둔 통합적인 접근을 의미한다. 재난은 복잡한 문제이기 때문에 정신과적 측면과 심리학적 측면의 통합뿐만 아니라 사회적·정치적·경제적·문화적 작용에 대한 지식을 필요로 한다. 이것이 우리가 문제의 모든 측면들을 다룰 것이라는 의미는 아니다. 반대로 우리는 우리의 구체적인 역할로 개입의 범위를 제한하고 직업윤리를 보존하여야 한다.[31,32]

심리적 보고

지난 20년간, 재난이나 다른 외상적 사건이 발생하면 외상과 관련한 증상들을 해결하려는 목적 하에 관습적으로, 심지어는 의무적으로 조기개입이 시행되어 왔었다. 조기개입은 직관적으로도 설득력이 있고 지각된 요구에 대한 응답으로 보이지만, 그것들이 과연 효과적인지는 여전히 명확하지 않다. 선택할 수 있는 개입방법으로는 심리적 보고가 있는데 이는 내담자가 사건 당시의 생각이나 느낌들을 세세하게 표현하는 등 외상적 사건에 대해 구체적으로 이야기를 하는 것이다. 심리적 보고는 보통 사건 발생 이후 72시간 이내에 개인이나 집단으로 단일회기로 진행한다. 이렇게 하는 것은 빠르게 개입할수록 부적응적이고 파괴적인 사고와 행동이 발달하지 않을 것으로 가정하기 때문이다.

집단 위기정리(group debriefing)에 관한 개념은 제2차 세계 대전 중 마셜(Marshall)의 연구에서 출발하였다. 극심한 스트레스 상황을 경험한 사람이 자신의 경험을 묘사하게 되면 이는 정화의 효과와 더불어 동료들이 잘못된 인지를 수정해 주고 사회적 지지를 구축하는 효과 또한 있다는 것이 밝혀졌다. 이로 인해 전투로 인한 스트레스 반응이 줄어들고 다음 전투에 대비할 수 있게 된다.[33]

이후 위기정리(debriefing)는 폭력 사건에서부터 자연재해까지, 넓은 영역에서 외상적 사건의 피해자를 다루는 방법으로 널리 활용된다. 특정 상황이나 특정 직업군에서는 필수적인 것이 되기도 하였다. 정기적으로 직원들을 외상을 초래할 수 있는 상황에 보내는 조직은 직원들의 건강을 보호하고 손해배상 청구소송을 최소화하기 위한 목적으로 심리적 보고 사용을 강제하기도 하였다.

심리적 보고는 외상 후 케어의 전형적인 방법으로 지난 20년간 여러 모형들이 개발되었다. 그중에서 Mitchell 모형이라고도 불리는 위기 상황 스트레스 해소법(Critical Incident Stress Debriefing: CISD)이 가장 많이 사용된다. 이는 정상적 스트레스 반응의 해로운 영향들을 최소화하기 위한 예방적 방법으로 제프리 미첼(Jeffrey Mitchell)에 의해 개발되었다.[34, 35] 가장 많이 활용된 조기개입 방법 중 하나인 CISD는 정서처리, 표출, 반응의 정상화, 앞으로 발생할 수 있는 상황에 대한 대비 등을 하도록 구성되어 있다. 이것은 병리적 반응들을 감소시키기 위해 사건 발생 후 72시간 이내에 시행하는데, 한 명이나 두 명의 진행자가 약 2~3시간 동안 집단을 이끌면서 '지금-여기'에 집중하는 방법을 사용한다. 진행자는 집단 참여자들에게 그들이 '환자'가 아님을 이야기해 주고, 정화, 공유, 스트레스 반응을 정상화하는 작업들을 시행한다.

미첼이 설명하는 CISD의 진행 단계는 다음과 같다.

① 소개 단계: 진행자와 프로그램의 목적, 비밀보장 규정, 기본적인 규칙 등을 안내

② 사실 단계: 각각의 참여자들이 모든 관점에서 사건을 시간 순서에 따라 구체적으로 재구성

③ 생각 단계: 눈으로 본 것, 냄새 등의 후각적인 인상과 발생한 일에 대한 생각. 참여자들은 핵심적인 순간에 어떤 '생각'을 했는지 공유

④ 반응 단계: 자신과 피해자들, 동료들에 대해 가지는 감정, 사건에 의해 촉발된 감정을 확인하고 표출

⑤ 증상 단계: 스트레스로 인한 증상과 징후들을 살펴보고 신체적 증상과 행동적 반응들을 정당화함으로써 부적절한 죄책감과 책임감 감소

⑥ 교육 단계: 비정상적인 상황에 대한 정상적인 반응으로 그러한 감정과 스트레스 증상들이 나타나는 것이며 보통은 자연스럽게 해소가 되는 것임을 강조. 가족이나 친구, 동료들과 함께 발생 가능한 심리적 증상들을 다루는 전략들을 교육. 필요할 때 언제 어디서 어떻게 추가적인 도움을 받을 수 있는지 설명

⑦ 재입장 단계: 다루어진 내용을 검토하고 요약, 회기를 마무리

페렌-킹글러(Perren-Kingler)[36]는 심리적 보고를 7단계로 정의했다.

① 소개 단계

② 사건의 다양한 측면들을 연결시키는 과정

③ 사건과 관련된 정서와 감정을 구체화함으로써 다음 단계로 진행

④ 인상들과 감각들을 탐색하기

⑤ 정보 전달 및 반응의 정상화

⑥ 분리 의식
⑦ 현실 접촉과 일상의 회복

허멀(Hermal)[37]은 '3단계 모형'을 제안하였다. 첫 단계의 목표는 안전한 느낌과 자기 통제를 회복하고, 환경을 통제하며 각 개인을 위험하게 하는 증상들을 배우는 것이다. 두 번째 단계에서는 추모와 애도를 하는 것인데, 즉 환자가 서술을 통해 외상적 사건을 재구성하게 될 때 기억의 파편들과 정서적·신체적 감각을 통합하는 것이다. 세 번째 단계는 재연결이다(환자는 그의 현재와 미래 그리고 의미 있는 관계 및 활동 등과 다시 연결된다).

심리적 보고의 시점은 상당히 중요한 것으로 생각된다. 방어기제는 즉시 가동이 되고 개인들은 부인을 시작하고 분노를 투사한다. 그래서 그러한 부적응적인 방어가 구체화되는 것을 막기 위해 가능한 빨리 심리적 보고를 하는 것이 일반적이다.

심리적 보고는 얼마나 효과적인가? 시간 낭비는 아닌가?[38] 파괴적인 상황을 체험한 모든 사람들에게 심리적 보고를 제공하는 것이 이후 정신병리의 발병을 감소시킨다는 입증되지 않은 보고들은 수없이 많다.[39-41] 그것이 도움이 되는지에 관한 연구도 없이 심리적 보고를 사용하는 데 익숙해져 버린 것이다. 이 기술이 많이 활용되고 있음에도 불구하고 관련 연구는 산발적이며 우수한 연구(예를 들면, 외상을 입은 사람들이 무작위로 심리적 보고를 하게 배치된 우수한 임상적 회기)가 발표된 것은 최근 10년 사이의 일이다.

최근에는, 심리적 보고가 외상 후 스트레스 증상에 긍정적인 효과를 가져올 수 없다는 연구들이 나왔다. 한 연구는 오토바이 사고를 당한 피해자들을 조사한 결과, 사고 3개월 뒤에 심리적 보고를 한 사람과 그렇지 않은 사람의 차이가 없었다고 한다.[42] 게다가 장기적인 연구는 심리적 보고가 자연적인 회복 과정을 방해한다고도 주장했다. 화상 환자들을 대상으로 심리적 보고를 한 사람과 그렇지 않은 사람은 3개월 후 아무런 차이가 없었으나 13개월 후에는 심리적 보고를 한 사람들의 상태가 더 나빴다고 한다. 심리적 보고를 한 사람들 중 PTSD의 진단기준을 충족시킨 비율이 15%인 데 비해 심리적 보고를 하지 않은 사람들 중에는 한 명도 없었다고 한다.

코크런(Cochrane)[44]은 여덟 개의 무작위 추출연구에서 심리적 보고가 심리학적인 질병률(morbidity)에 영향을 주는 데 있어 근거 없음을 발견했다(특히, 심리적 보고가 PTSD나 우울증, 불안증으로 발전할 가능성을 줄여 준다거나, 어린이들에게는 안전하고 효과적이라거나, 집단치료의 형태에서 효과적일 수 있다는 부분에 있어서 어떠한 강력한 근거도 없었다). 더욱이, 심리적 외상을 경험하기 이전에 정신과적 장애를 가지고 있는 사람들에 대한 심리적 보고에 대해서는 어떠한 정보도 없는 실정이다. 그러한 사람들은 모든 연구에서 배제되어 왔기 때문이다. 가장 문제될 만한(troubling) 발견은 가장 장기간의 추적연구(한 환자를 13년간 추적함)에서 도출되었는데, 일부 사람들이 심리적 보고 이후에 더욱 나빠졌다(worse off)는 증거를 제시한 것이다. 연구자들이 이들에 대해서 "심리적 보고가 예방을 가장하면서 실제로는 후속적인 심리외상을 유발했을 것이다. 이는 트라우마에 대해서 이야기하고 재체험하는 것이 그 자체로 훨씬 트라우마적인 사건이기 때문일 것이다."라고 결론을 내렸다.[44] 또한 연구자들은 PTSD로 발전할 가능성이 많은 사람들은 단회기 심리적 보고 회기로 도움이 될 가능성이 적고, 또 '실제로 그러한 개입이 해로울' 수 있다고 하였다.[44] 연구자들이 특정 직군의 사람들에게 외상 후 필수적으로 심리적 보고를 하도록 적용하는 것을 중단해야 한다고 제안하고 있는데, 이러한 결론은 매우 놀라운 것이다(alarming).

앞의 연구에서, 비교적 최근에 변화하고 있는 트라우마의 심리학적 효과에 대한 관심이 심리적 보고를 쓸모없는 구식의 것(obsolete)으로 만들었을 수 있다고 가정하였다. 이러한 관심 때문에 "모든 사람이 어찌되었든 '조금(bit of)이라도 심리적 보고'를 경험하였고, 그래서 전형적인 개입으로부터 일부 효과를 보였을 가능성이 줄어들게 되었다."[44] 이러한 개입의 명백하게 해로운 효과에 대하여, 심리적 보고가 정상적인 고통(distress)을 '치료해 준다'는 가정을 하였고, 그래서 '(심리적 보고를) 하지 않은 사람들의 심리적 증상

들이 발전할 것이라는 기대'가 증가했다.[44]

심리학적 보고가 효과적이지 않다는 것에 대한 증거는 그러한 개입에 대한 광범위한 정의를 사용한 무작위 실험(randomized trials)에서 도출되었다. 즉, 심리적 보고로 부적합한 형태들이 활용되었기 때문에 이러한 결론을 얻었을 수 있다. 특히, 만일 CISD와 같은 특정 모델이 사용되었다면, 결과가 다르게 나왔을 수 있다. 그러나 그러한 특정 모델들을 활용하여 게재된 무작위 대조 연구(randomized controlled trials)는 없었다. 또한 심리적 보고의 다른 여러 유형들을 비교한 무작위 대조 연구도 없었다. 그래서 다른 것들을 대신하여 한 가지 심리적 보고 형태를 사용하도록 하는 것에 대해서도 근거가 없다.

그와 필적하여 비슷하게 저비용으로 널리 수용될 만한 초기 개입방법이 없기에 많은 기관에서 이를 지속할 가능성이 있다.

에벌리와 미첼(Everly & Mitchell)[45]은 오늘날까지 심리적 보고에 대하여 수행한 연구에 있어 몇 가지 방법론적인 문제가 있음을 지적했다. 일부 연구들은 다양한 기술과 훈련을 받고 심리적 보고의 다른 모델들을 사용할 수 있는 의료 전문가(practitioner)들에 의해 진행된 개입의 결과들을 수집하였다. 반면 다른 연구들에는 심리적 보고가 위기 상황 스트레스 관리(Critical Incident Stress Management: CISM) 프로그램의 한 구성요소로써가 아니라 독립한 하나의 개입으로 활용된 것과 같이 부적절하게 적용된 사례가 포함되어 있었다. 명백하게도, 비슷한 어려움이 연구자들이 무작위한(randomized) 실험적 설계를 사용하는 심리치료의 효과를 연구하고자 할 때마다 흔히 나타난다. 이러한 개입의 효과성에 대한 정밀한 그림(picture)을 그리기 위한 유일한 방법은 비무작위(non-randomized) 연구설계나 조사연구의 활용과 같은 광범위한 연구 접근이 허용되는 것일 것이다.[45]

국립정신건강기구(National Institute of Mental Health: NIMH)의 집단폭력에 대한 워크숍에서는 외상적 사건에 의해 유발된 사건이나 감정을 환기시키는 (표현하도록 하는, ventilation) 형태의 초기개입이 이후 PTSD나 관련된 적응적 어려움의 위험을 일관적으로 감소시키지 않는다는 결론을 내렸다.[46] 그러나 같은 워크숍에서 초기에 간단하고(brief) 집중된 심리치료적 접근은 사별한 배우자, 가족들, 그리고 아동들의 스트레스를 줄일 수 있으며, 엄선된 (selected) 인지행동 접근이 생존자들의 급성 스트레스 장애(ASD)와 PTSD의 발생률(incidence), 기간(duration), 심각 정도를 감소시키는 데 도움을 준다고 판단했다.

CISD는 결코 독립된 개입으로 설계되지 않았다. 하지만 그 대신 넓은 범위의 멀티컴포넌트(multi-component) CISM형 개입 중 하나의 요인으로, 위기 상황(crisis), 추후(follow-up), 의뢰(referral)를 준비하는 훈련을 포함한다. 따라서 심리적 보고는 매우 조심스럽게 활용되어야 하며, 항상 지속적인 교육, 사회적 지지 그리고 필요할 경우 심리치료를 포함하는 보다 넓은 의미의 위기개입 프로그램의 일부로 활용되어야 한다.

인지행동적 개입들

인지행동적 개입은 학습이론, 특히 고전적 조건 형성과 조작적 회피에 근간을 두고 있다. 초기 연구들은 오로지 공포와 불안행동에 초점을 두었다. 트라우마와 관련한 증상들을 다루기 위해 제안된 첫 번째 치료적 접근은 스트레스 예방훈련(Stress Inoculation Training: SIT)이었다.[47] SIT의 주요 목적은 환자들이 트라우마와 관련한 공포 반응을 이해하고 관리하여 결국에는 회피행동을 줄이도록 하는 것이다.

SIT는 집단이나 개별적인 형태로 실행될 수 있으며, 고전적인 프로토콜은 교육, 기술 조성(skill-building), 적용의 세 가지 단계로 구성되어 있다. 첫 번째 교육 단계 동안, 환자들은 그들의 증상에 대해서 설명을 듣고 반응(감정들, 행동들, 생각들과 감각운동적 수준)의 다른 '채널(channel)'을 발견(identify)하도록 배운다. 두 번째 단계에서, 환자들은 각각의 채널들의 대처기술을 배운다. 대처기술은 스트레스 이완(relaxing), 이완 연상(relaxing imagery), 몸의 '스트레스 축적(stress deposit)' 영역에 대한 인식(recognition), 공포 반응을 유발하는 단서 발견하기, 생각의 전환(redirection), 비밀예행연습(cover rehearsal) 등이 있다. 세 번째 단계에서는(적용 단계), 환자들은 불안을 유발하는 일상적인 상황에 어떻게 대처기술을 적용하는지 배운다.

노출기법은 트라우마 이후의 장애를 겪는 사람들에게도 적용되어 왔다. 노출기법은 생존자들이 파괴적인 사건 동안 압도적이었던 불안, 공포와 고통들에 직면하고, 통제력을 얻을 수 있도록 돕기 위해 안전하고 통제된 상황에서 트라우마(노출)에 대한 조심스럽고, 반복적이고, 자세한 이미지를 활용한다. 어떤 경우에는 기억들과 기억을 상기시키는 것들(reminders)을 갑작스럽게 직면시킬 수 있다['홍수용법(flooding)']. 또 다른 사람들을 위해서는 이완요법이나 덜 힘든 삶의 스트레스들에서 시작하거나 한 번에 하나의 외상을 다루는 것을 통해 점차로 가장 심각한 증상에 직면할 수 있도록 발전하게끔 하는 것이 더 바람직하기도 하다['둔감화(desensitization)'].

체계적인 둔감화는 외상적인 사건에 대한 연상 자극('실제 상황' 둔감화) 혹은 파괴적인 사건에 대한 이미지(심상둔감화) 모두를 활용한 한 쌍의(세트의) 이완법을 포함한다. 외상적인 단서에 대한 실제 노출(in vivo exposure)은 파괴적 사건의 장면으로 돌아가서, 호흡법(deep breathing)과 연상 이완법(relaxing imagery)과 같은 단서 이완 반응(cued relaxation responses)을 연습하면서, 가장 좋은 감정을 떠올리게 하는 단서와 그 사건을 함께 연합시키는 점진적인 접근을 포함한다. 치료자와 환자가 사전에 불안을 유도하는(anxiety-inducing) 단서의 점진적 위계를 함께 구축하며, 이는 치료자로 하여금 환자가 불안에 성공적으로 대처하고 있는 정도를 통제하고, 그에 따라 환자가 위계의 다음 단계에 직면할 준비가 되었는지 여부를 결정할 수 있도록 한다.

'실제(in vivo)' 둔감화에서도 사용되는 같은 핵심적인 원리에 따라, 심상둔감화는 파괴적인 사건의 기억, 이미지 혹은 인지적 진술(representation)을 사용한다. 환자는 이완기술 활용에 대하여 훈련받고, 이완 상태에 머물면서 이미지화를 통해 점증적 위계에 따라 공포 단서에 직면한다. 각 회기 동안, 노출은 간단하고, 반복적이며, 하나의 공포 단서에 집중한다. 회기가 진행됨에 따라 환자로부터의 조언(input)과 피드백이 있으며, 이는 그/그녀가 과정 안에서 통제감을 발전시킬 수 있도록 한다.

　홍수기법에서 환자는 치료적 관계의 안전감 안에서 중간 혹은 강한 정도의 공포 유발 자극에 대한 대량의(extended) 노출을 견딘다. 공포스러운 장면들은 사건이나 단서가 꾸준히 덜 회피적으로 될 때까지 필요한 만큼 몇 번이고 반복된다.

　노출에 따라서 트라우마에 대한 인지행동개입은 다음과 같다.

① 불안[호흡훈련(breathing retraining) 혹은 바이오피드백(biofeedback)]과 부정적 생각['인지적 재구조화(cognitive restructuring)']에 대처하는 기술 학습
② 분노조절
③ 스트레스 반응 대비['스트레스 예방(stress inoculation)']
④ 파괴적인 사건에 대한 미래의 증상 다루기
⑤ 트라우마 증상이 발생했을 때 알코올이나 약물을 복용하고자 하는 충동 다루기
⑥ 사람들과 효과적으로 의사소통하고 관계하기(사회적 기술 혹은 부부치료)

　많은 연구들이 PTSD 혹은 ASD의 예방과 치료에 있어서 인지행동적 개입의 효과성을 조사하였다.

　포아와 동료들(Foa et al.)[48]은 여성 강간 및 폭행 피해자들에게 PTSD로의 발전을 예방하기 위한 치료적 개입의 예비 결론을 보고했다. 개입은 4번의 2시간 회기로 구성되었다. 첫 번째 만남에서, 치료자는 프로그램에 대하여

소개하고 참여자들이 겪었던 파괴적인 경험들과 관련한 그들의 증상과 왜곡된 신념들(믿음)에 대한 정보를 수집했다. 또한, 회피하는 사람 혹은 상황의 목록을 만들었다. 두 번째 회기에서 이 목록은 각각의 요소에서 발생하는 불안의 수준에 따라 위계로 조직화되었다. 사람들은 이완법과 호흡법을 훈련받고, 그 후 경험을 회상하도록 요청받았다(이미지 노출). 치료자들은 사람들이 특정 질문(oriented questions)을 통해 그/그녀의 신념의 정확성을 측정하도록 하였다(인지 재구조화). 이러한 대화는 녹음되었으며, 사람들은 일주일 동안 여러 번 이것을 듣도록 지시받았다. 또한 그/그녀는 불안이 유발되는 것이 검증된 상황에 매일 조금씩 직면하도록 장려 받았다. 세 번째 만남에서는 이미지 노출과 인지 재구조화의 새로운 회기에 이어서 '숙제'를 검토하는 것으로 시작한다. 다시, 매일 오디오테이프를 듣고, 공포 상황에 직면하고, 매일 인지적 왜곡과 부정적인 감정이나 생각을 추가로 기록하도록 한다. 네 번째 회기 동안에는 이미지 노출이 반복하고, 매일매일의 기록을 활용한 인지적 재구조화를 진행한다. 마지막으로, 치료자와 내담자는 새로운 내담자가 새롭게 습득한 기술들에 대해서 되돌아본다. 결과는 매우 긍정적이었다. 트라우마 사건의 2개월 후에 통제 집단의 70%가 PTSD 진단을 충족시킨 것과 비교하여, 프로그램에 참여한 사람 집단의 10%만이 PTSD 진단을 충족시켰다.

브라이언트와 동료들(Bryant et al.)[49]은 ASD 기준에 충족하는 자동차와 산업사고 피해자들을 다룬 연구에서 다섯 회기의 비지시적인 지지적 상담(지지와 교육 제공, 문제해결기술에 대한 훈련)과 단기 인지행동치료(트라우마 교육, 점진적인 근육 이완, 이미지 노출, 인지 재구조화, 그리고 회피 상황에 대한 점진적인 실제 노출)와 비교하였다. 치료에 대한 결론에서, 인지행동치료 집단의 참여자 중 8%와 지지적 상담 집단의 83%가 PTSD의 기준을 충족시켰다. 트라우마 사건에서 6개월이 지난 후, 인지행동치료 집단의 17%와 지지상담 집단의 67%가 이 기준을 충족시켰다. 또한 인지행동 집단은 지지상담 집단에 비해 우울 증상에 있어 유의미하게 감소하였다.

치료효과의 정도는 인지행동적 개입이 다른 어떤 치료보다 더 좋은 것으로 나타났다. 그러나 임상가들을 위한 질문은 노출치료가 어떤 환자들에게, 어떤 증상들이, 어느 시기에 가장 효과적인가일 것이다. 장애의 심리학적, 사회적 그리고 신체적인 요소들을 다루는 포괄적인 치료 프로그램에서 활용될 때, 노출치료는 이러한 종류의 인간의 고통을 다루는 데 혁신적인 방법을 제공한다. 최적의 노출을 도모하기 위해 해를 입은(affected) 사람들의 중요한 증상에 집중할 때에는 치료자의 창의성과 유연성이 필수적이다.

안구운동 민감소실 및 재처리요법

안구운동 민감소실 재처리요법(EMDR)은 수평적인 안구운동이 외상적인 것(material)의 인지적 처리를 용이하게 한다는 관찰을 근거로 셔피로[50]가 개발한 기술이다. 이는 리드미컬한 안구운동에 동반된 생생한 인지적 요소들에 대한 노출법(exposure)(둔감화, desensitization)의 한 형태다. 외상적인 기억들을 치료하기 위한 방법으로서 당초 설계되었을 때에는 안구운동 탈감각(eye movement desensitization: EMD)이라고 불렀다. 이의 본질은 다음과 같았다. 외상적인 특정 기억(target memory)에 동일시된 후에, 치료자가 환자에게 기억과 연계된 하나의 자기준거적(self-referent) 부정적인 인식과 부정적인 것을 대체할 수 있는 긍정적인 인식을 표현하도록 한다. 그런 후 치료자는 자신의 손가락을 환자의 눈앞에서 앞뒤로 움직이면서, 환자가 고통스러운 기억에 집중하는 동안에 그의 손가락을 시각적으로 따라오도록 지시한다. 각 세트에 10~12번의 안구운동을 한 후, 치료자는 내담자에게 고통의 정도와 긍정적 인지에 대한 믿음의 강도를 점수 매기도록 한다. 치료자는 이러한 절차를 고통이 진정되고 긍정적 인지에 대한 믿음이 증가할 때까지 반복한다.

셔피로[50]에 따르면, EMD의 50분 단회기는 전쟁, 강간 그리고 아동기 성적 혹은 정서적 학대의 생존자들에게 외상적 기억과 연관된 고통을 없애는 데 100% 성공적이었다. 이러한 인상적인 결과를 설명하면서, 그녀는 EMD 절차의 중요한 요소가 기억을 의식(awareness) 상태에서 유지하는 동안에 안구운동을 반복하는 것이라고 가설을 세웠다. 그 후 얼마 안 되서, 셔피로는 그를 안구운동 민감소실과 재처리(EMDR)라고 다시 이름 붙였다. 그러나 EMD에서 EMDR로의 변화는 절차적이기보다는 개념적인 것으로 보인다.

본과 그의 동료들(Vaughan et al.)[51]은 모든 치료들이 아무것도 하지 않는 것(wait-list)보다는 낫지만, 이완법(relaxation)을 적용한 EMDR과 민간의 PTSD의 경우 '이미지 습관화 훈련(image habituation training)'과의 효과상 차이가 없다는 점을 발견했다.

EMDR은 특히 안구운동의 치료적 효과에 대한 이론적인 근거가 부족하고, 신뢰할 만한 방법론을 채택한 경험적인 데이터가 부족하다는 점과 같은 수많은 이유들에 의해 논란이 되어 오고 있다. 연구자들이 EMDR과 안구운동을 제외하고 EMDR 기법에서 사용하는 치료자-환자 간 관계를 비교하였고, 대부분의 연구에서 효과의 차이를 발견하지 못했다.[52] 일각에 따르면, EMDR에서 효과적인 것(이미지적 노출)은 새로운 것이 아니며, 새로운 것(안구운동)은 효과적이지가 않다.[53] 이러한 해석과 일치하게, 메타-분석에서 EMDR이 PTSD에 대한 기존의 행동적 그리고 인지행동적 치료의 치료법의 효과와 비슷하다고 나타났다.[54]

신체적 자각 접근들

파괴적인 상황을 겪는 사람들은 대부분 정보를 처리하는 데 있어서 인지적, 정서적 그리고 감각-운동(신체) 수준 간의 관계의 변화를 보인다. 감각-운동(신체) 처리수준은 환자의 치료에 있어 인지적 그리고 감각적 처리과정과 반드시 통합되어야 한다. 트라우마를 처리하기 위한 주입구(primary entry point)로 인지나 정서보다는 신체를 활용함으로써, 감각-운동 심리치료는 신체에서의 트라우마의 영향을 직접적으로 다루어 순차적으로는 정서적 그리고 인지적 처리를 용이하도록 하는 데 목적을 둔다.[55]

감각-운동 치료의 핵심은 ① 치료적 관례를 통해 정서 상태와 감각-운동 상태를 조절하는 것, ② 환자들에게 독립적으로 감각-운동처리 과정을 주의 깊게 접촉(contacting)하고, 추적(tracking)하고 그리고 표현(articulating)하게 하는 것을 통해 자기조절을 가르치는 것이다. 이러한 접근은 환자들이 자신들의 내적 신체 느낌(sensations)에 대한 알아차림을 증진시키도록 하여, 트라우마에 대한 신체의 자연스럽지 않은(동화되지 않은, unassimilated) 반응과 인지 및 감정에 방해되는 영향에 관한 처리과정을 용이하게 촉진시키는(facilitating) 것을 목적으로 한다. 현재에는 이러한 접근의 효능에 대해서 입증된 어떠한 체계적인 연구도 존재하지 않는다.

정신분석적 접근 중심 심리치료

린디(Lindy)는 PTSD 치료에 있어 간단한 정신분석적 치료기법을 활용했다.[56] 그의 치료는 ① 치료적 동맹, ② 전이에 대한 노출(disclosure)과 해석, ③ 역전이의 탐지(detection)와 치료적 활용의 세 가지 주요 요소로 구성되어 있다. 린디에 따르면 파괴적인 사건이 환자의 인식적 능력에 부정적으로 손상을 가하여, 그/그녀의 현실 검증(reality judgment)에 영향을 준다. 분석가는 자세히 설명될 수 있는 외상과 관련한 일상생활의 측면에 환자의 주의를 기울이도록 해야 한다. 나중에, 정신분석가들의 분별 능력이 내사(internalizing)된 이후에는 환자가 그의 현실 검증력을 회복할 것이다. 현재에는 이러한 접근의 효능을 입증할 수 있는 체계적인 연구는 없다.

결론

일련의 심리학적 개입들은 재난에 노출되었던 사람들에게 현재 적용되고 있다. 그러나 이들 대부분의 효과에 대한 증거들은 충분치 않다. 가장 많이 활용되는 기술인 심리학적 보고에 있어서, 부정적인 증거들이 훨씬 우세하다. 하지만 몇 가지 방법론적인 문제들이 이러한 관점에서 고려되어야 하며, 혁신적인 연구설계가 아마도 필요할 것이다.

다양한 개입에 대한 공통적인 목표는 파멸적인 사건의 발생과 환자의 정신적인 경험 사이의 언어적인 표현을 정교화하는 것이다. 역전이가 적절하게 다루어져야 한다. '공감 피로(compassion fatigue)'의 위험을 반드시 고려해야 한다. 치료자들이 작업해야 하는 상황에 따라 치료적 모델을 채택하는 유연성이 필요하다.

치료자들은 '과잉진료(overtreating)'를 막기 위해서, 반드시 기이하지만(bizarre) 정상적인 반응과 재난에 대한 병리적인 결과를 구분해야 한다. 그들은 '외상(traumas)'이나 '스트레스'를 치료하는 것이 아니라, 외상이나 스트레스를 파괴적인 사건으로 받아들이는(assume) 사람들을 다루는 것이라는 점을 분명히 명심해야 한다. 이러한 차이는 미묘해 보이고 심지어는 인위적으로 보이지만, 치료적 과정에 있어서 매우 중요한 부분이다.

재난에 대한 정신건강 개입의 핵심은 피해자라는 역할에 그/그녀를 고착시키는(fixing) 것을 막고, 피해(damaged) 입은 사람들의 고통(suffering)을 다루는 것이다.

참고문헌

1. Crocq L. (1997) The emotional consequences of war 50 years on. A psychiatric perspective. In L. Hunt, M. Marshall, C. Rowlings (Eds.), *Past Trauma in Late Life*, pp. 39-48. Kingsley, London.

2. Cohen R. (2002) Mental health services for victims of disasters. *World Psychiatry*, **1**: 149-152.

3. López-Ibor J.J. (2002) The psycho(patho)logy of disasters. Presented at the 12th World Congress of Psychiatry, Yokohama, August 24-29.

4. Benyakar M., Kutz I., Dasberg H., Stern M. (1989) The collapse of a structure: a structural approach to trauma. *J Trauma Stress*, **2**: 431-449.

5. Benyakar M. (in press) Five wars. In *Living with Terror, Working with Trauma: A Clinician's Handbook*. Aronson, New York.

6. Benyakar M., Knafo D. (in press) Disruption: individual and collective threats. In *Living with Terror, Working with Trauma: A Clinician's Handbook*. Aronson, New York.

7. Benyakar M. (2003) *Disruption: Collective and Individual Threats*. Biblos, Buenos Aires.

8. López-Ibor J.J. (2003) Foreword. In M. Benyakar (Ed.), *Disruption: Collective and Individual Threats*, pp. 11-13. Biblos, Buenos Aires.

9. Crocq L. (1996) Critique du concept d'état de stress post-traumatique. *Perspectives Psychologiques*, December.

10. Shalev A.Y. (2000) Post-traumatic stress disorder: diagnosis, history and life course. In D. Nutt, J. Davison, J. Zohar (Eds.), *Post-traumatic Stress Disorder. Diagnosis, Management and Treatment*, pp. 1-12. Dunitz, London.

11. Benyakar M., Collazo C., de Rosa E. (2002) Anxiety by disruption. http://psiquiatria.com.

12. McFarlane A.C. (1989) The treatment of post-traumatic stress disorder. *Br J Med Psychol*, **18**: 354-358.

13. Ursano R.J., Fullerton C., McCaughey B.G. (2000) *Trauma and Disaster.*

Cambridge University Press, Cambridge, UK.

14. Susser E.S., Susser M. (2002) The aftermath of September 11: what's an epidemiologist to do? *Int J Epidemiol*, **31**: 719-721.

15. Cohen R. (1999) *Mental Health for Victims of Disasters. Instructors Guide*. Pan-American Health Organization, Washington, DC.

16. Cohen R. (1999) *Mental Health for Victims of Disasters. Workers Manual*. Pan-American Health Organization, Washington, DC.

17. López-Ibor J.J., Soria J., Cañas F., Rodriguez-Gamazo M. (1985) Psychopathological aspects of the toxic oil syndrome catastrophe. *Br J Psychiatry*, 147: 352-365.

18. López-Ibor J.J. (1987) Social reinsertion after catastrophes. The toxic oil syndrome experience. *Eur J Psychiatry*, 1: 12-19.

19. Mark B.S., Layton A., Chesworth M. (1997) *I'll Know What To Do: A Kid's Guide to Natural Disasters*. American Psychological Association, Washington, DC.

20. Murthy S. (2002) *Riots. Psychosocial Care by Community Level Helpers for Survivors*. Books for Change, Bangalore.

21. Kretsch R., Benyakar M., Baruch E., Roth M. (1997) A shared reality of therapists and survivors in a national crisis as illustrated by the gulf war. *Israel J Psychiatry*, **34**: 28-33.

22. Benyakar M. (2002) Frame in social disasters, war and terrorism. In J. Raphael-Left (Ed.), *Between Sessions and Beyond the Couch*, pp. 126-129. University of Essex, Colchester.

23. Tyano S. (1996) Seven year follow-up of child survivors of a bus-rain collision. Personal communication.

24. Benyakar M. (2000) *Aggression of Life and Violence of Death. The Infant and His Environment*. http://www.winnicott.net/patron_esp.htm.

25. Collazo C. (1985) Psychiatric casualties in Malvinas war: a provisional report. In P. Pichot, P. Berner, R. Wolf, K. Thau (Eds.), *Psychiatry: The State of the Art*, Vol. 6, pp. 499-503. Plenum Press, New York.

26. Lebigot F. (1998) The advantages of immediate and postimmediate care following psychic trauma. Presented at the 5th World Congress of the

International Association for Emergency Psychiatry, Brussels, 15−17 October.

27. Crocq L., Doutheau C., Louville P., Cremniter D. (1998) Psychiatrie de catastrophe. Réactions immédiates et différées, troubles séquellaires. Paniques et psychopathologie collective. In *Encyclopédie Médico-Chirurgicale, Psychiatrie*, 37−113−D−10. Elsevier, Paris.

28. Solomon Z., Laor N., Weiler D., Muller U., Hadar O., Waysman M., *et al.* (1991) The psychological impact of the Gulf War: a study of acute stress in Israeli evacuees. *Arch Gen Psychiatry*, **50**: 320−321.

29. Solomon Z. (1993) Immediate and long−term effects of traumatic combat stress among Israeli veterans of the Lebanon War. In J.P. Wilson, B. Raphael (Eds.), *International Handbook of Traumatic Stress Syndromes*, pp. 321−332. Plenum, New York.

30. Benyakar M. (1994) Trauma and post traumatic neurosis: from the psychological experience to theoretical consideration. *Actualidad Psicológica*, **211**: 26−32.

31. Okasha A., Arboleda−Florez J., Sartorius N. (2000) *Ethics, Culture and Psychiatry: International Perspectives*. American Psychiatric Press, Washington, DC.

32. Fariña J., Benyakar M., Arboleda Flórez J. (2003) International bioethical information system: multimedia on ethics in catastrophes. Presented at the Interamerican Congress of Psychology, Lima, July 13−18.

33. Marshall C. (1979) *Bringing up the Rear: A Memoir*. Presidio Press, San Rafael.

34. Mitchell J.T. (1983) When disaster strikes: the critical incident stress debriefing process. *J Emergency Med Serv*, **8**: 35−39.

35. Dyregov A. (1997) The process of psychological debriefings. *J Trauma Stress*, **10**: 589−605.

36. Perren−Klingler G. (2003) Debriefing. *Models and Applications. From the Traumatic History to the Integrated Story*. Psychotrauma Institute, Switzerland.

37. Herman J. (1997) *Trauma and Recovery. The Aftermath of Violence. From Domestic Abuse to Political Terror*. Basic Books, New York.

38. Wessely S., Deahl M. (2003) Psychological debriefing is a waste of time. *Br J Psychiatry*, **183**: 12-14.

39. Armstrong K., O'Callahan W., Marmar C.R. (1991) Debriefing Red Cross disaster personnel: the multiple stressor debriefing model. *J Trauma Stress*, **4**: 581-593.

40. Dyregov A. (1989) Caring for helpers in disaster situations: psychological debriefing. *Disaster Management*, **2**: 25-30.

41. Chemtob C., Toma S., Law W., Cremniter D. (1997) Post-disaster psychological interventions: a field study of the impact of debriefing on psychological distress. *Am J Psychiatry*, **154**: 415-417.

42. Hobbs M., Mayou R., Harrison B., Worlock P. (1996) A randomised controlled trial of psychological debriefing for victims of road traffic accidents. *Br Med J*, **313**: 1438-1439.

43. Bisson J.I., Jenkins P.L., Alexander J., Bannister C. (1997) Randomised controlled trial of psychological debriefing for victims of acute burn trauma. *Br J Psychiatry*, **171**: 78-81.

44. Rose S., Bisson J., Wessely S. (2002) Psychological debriefing for preventing post-traumatic stress disorder. *Cochrane Library*, issue 2. Update Software, Oxford.

45. Everly G.S. Jr., Mitchell J.T. (1999) The debriefing "controversy" and crisis intervention: a review of lexical and substantive issues. *Int J Emergency Mental Health*, **2**: 211-225.

46. National Institute of Mental Health (2002) *Mental Health and Mass Violence: Evidence-Based Early Psychological Intervention for Victims/Survivors of Mass Violence. A Workshop to Reach Consensus Based on Practices.* US Government Printing Office, Washington, DC.

47. Kilpatrick D.G., Veronen L.J., Resick P.A. (1982) Psychological sequelae to rape: assessment and treatment strategies. In D.M. Dolays, R.L. Meredith, A.R. Ciminero (Eds.), *Behavioral Medicine: Assessment and Treatment Strategies*, pp. 473-497. Plenum Press, New York.

48. Foa E.B., Hearst-Ikeda E., Perry K.J. (1995) Evaluation of a brief cognitive behavioral program for the prevention of chronic PTSD in recent assault

victims. *J Consult Clin Psychol*, **152**: 116-120.

49.   Bryant R.A., Sackville T., Dang S.T., Moulds M., Guthrie R. (1999) Treating acute stress disorder: an evaluation of cognitive behavior therapy and supportive counseling techniques. *Am J Psychiatry*, **156**: 1780-1786.

50.   Shapiro F. (1989) Eye movement desensitization: a new treatment for post traumatic stress disorder. *J Behav Ther Exper Psychiatry*, **20**: 211-217.

51.   Vaughan K., Armstrong M.S., Gold R., O'Connor N., Jenneke W., Tarrier N. (1994) A trial of eye movement desensitization compared to image habituation training, and applied muscle relaxation in posttraumatic stress disorder. *J Behav Ther Exper Psychiatry*, **25**: 237-248.

52.   Devilly G.J., Spence S.H., Rapee R.M. (1998) Statistical and reliable change with eye movement desensitization and reprocessing: treating trauma within a veteran population. *Behav Ther*, **29**: 435-455.

53.   McNally R.J. (in press) On eye movements and animal magnetism: a reply to Greenwald's defense of EMDR. *J Anxiety Disord*.

54.   Van Etten M.L., Taylor S. (1998) Comparative efficacy of treatments for posttraumatic stress disorder: a meta-analysis. *Clin Psychol Psychother*, **5**: 126-145.

55.   Ogden P., Minton K. (2000) Sensorimotor psychotherapy: one method for processing traumatic memory. *Traumatology*, **6**.

56.   Lindy J.D. (1993) Focal psychoanalytic psychotherapy of posttraumatic stress disorder. In J.P. Wilson and B. Raphael (Eds.), *International Handbook of Traumatic Stress Syndromes*, pp. 803-810. Plenum, New York.

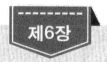

재난 피해자를 위한 정신건강 서비스 조직

Louis Crocq,[1] Marc-Antoine Crocq,[2]
Alain Chiapello[3] and Carole Damiani[4]
[1]Necker Hospital, Paris, France
[2]Rouffach Hospital, Rouffach, France
[3]French Red Cross Society, Paris, France
INAVEM(Institut National d'Aide aux Victimes), Paris, France

서론

과거에는 재난 피해자에 대한 도움이 재난 피해자의 구출과 상처 치료, 쉴 곳과 물질적인 도움 제공과 그들이 이전의 삶을 이어 나갈 수 있도록 돕는 것으로 제한되었다. 그러나 지난 30년간 피해자들의 심리적인 고통에 대한 관심과 더불어 개인과 사회의 심리적 · 도덕적 부담도 증가하였다. 그리하여 여러 국가에서 의학적 · 심리학적 · 심리사회학적 개입들이 발달되어 왔다. 이 개입들은 재난이나 그 후유증에 대해 단계별로 시행되었다. 개입의 주된 원칙은 다음과 같다.

① 심리적인 스트레스를 고려한다.

② 개인과 사회에 가해진 심리사회적 충격을 관리한다.

③ 개인이나 집단의 기능을 저하시킬 수 있는 후유증의 발달을 예방한다.

세계 여러 국가의 정부와 비정부단체(NGO), 국제협회, 민간단체에서는 다양한 계획들을 제안했다. 그중에는 상당히 성공적인 것도 있었다. 우리는 이러한 다양한 계획들을 일관성 있게 하나로 통합할 필요가 있다. 또한 어떤 수준에서는 정부기관이 구조와 복구를 조율할 필요도 있다.

재난이 개인과 집단의 정신건강에 미치는 영향

1988년에 세계보건기구는 1900년부터 1988년까지 자연재해로 고통받은 사람이 2,600만 명에 이른다고 추정했다. 1992년에 국제적십자사 및 적신월사(이슬람국가들의 적십자 기구) 연맹이 보고한 바에 따르면, 1967년부터 1991년 사이에 세계에서 발생한 7,766개의 재난이 7백만 명을 사망하게 하고, 3조의 개체들에게 영향을 주었다고 한다.[1] 자연재해는 주로 가난한 사람들을 덮친다. 1960년에서 1987년 사이에 세계에서 발생한 109개의 자연재해 중 68개는 개발도상국에서 발생하였고, 41개만이 부유한 나라에서 발생하였다. 게다가 가난한 나라에서 재난이 발생하는 경우, 부유한 나라에 비해 사상자의 비율이 더 높았는데 인구밀도가 높아 자연재해(홍수 등)나 산업재해(화학공장 사고 등) 때 그 피해가 증가하기 때문이다.

물리적인 피해의 정도를 떠나서, 재난이 가지는 첫 번째 특징은 이로 인해 사람들이 강력한 트라우마를 경험한다는 것이다. 재난을 정의하는 다음 다섯 개의 기준에서는 재난의 심리사회적 특징을 강조하고 있다.

① 사람들과 사회에 고통을 가져다주는 부정적인 사건의 발생(독재자로부터 국가를 자유롭게 하는 혁명은 수천 명의 사상자가 나온다고 하더라도 재

난이 아니다)

② 인간의 환경을 심각하게 변화시키는 물질적 파괴(사람이 살지 않는 산에 서 발생하는 산사태는 재난이 아니지만, 사람이 사는 계곡에서 발생하는 산 사태는 재난이다)

③ 심각한 신체적 부상과 더불어 심리적 고통을 경험하는 많은 수의 피해 자, 사망자, 부상자, 이재민 등이 발생

④ 해당 지역에서의 구조와 보호를 위한 수단이 무너짐

⑤ 일반적으로 사회에서 제공되는 서비스의 중단(보호, 생산, 유통, 에너지 소비, 물, 음식, 보건서비스, 교통, 통신, 공공질서…… 심지어는 시신의 안치 까지)

피해자들이 그들의 개인적인 자아만 위협을 당한 것이 아니라, 집단적 자 아 또는 사회에의 소속감 또한 위협을 당했음을 기억해야 한다. 그들의 개 인적인 불행은 집단적 불행이기도 하다. 게리티와 스타인글러스(Gerrity & Steinglass)[2]는 라이스(Reiss)의 '가족 패러다임'[3]에 기초하여 가족 집단에 관한 비슷한 가설을 개발하였다. 가족은 환경에 대한 일련의 신념들을 구체화한 다. 재난에 대한 가족의 반응은 외상적 사건에 대한 인지적·정서적 지각과 더불어 가족 내력(역사)의 관계에 의해 결정된다.

'피해자(victim)'라는 단어는 다소 불분명하다. 가장 광범위한 의미로는 재 난에 의해 신체적 또는 정신적 건강과 재산, 사회적 삶에 영향을 받은 사람 을 말한다. 피해자는 재난과의 거리에 근거해서 보통 다섯 개의 집단으로 구 분한다.[4]

① 재난에 직접적으로 노출된 일차 피해자들(사망자, 부상자, 부상당하지 않 은 생존자들)

② 직접적으로 노출되지는 않았지만 1차 피해자들과 가까운 관계에 있는 2차 피해자들

③ 구조대, 의료진과 같이 재난 장면에 개입하고 외상적인 사건을 자주 목
　격한 3차 피해자들
④ 공무원이나 언론사 직원과 같이 의사결정을 내리거나 재난 장면을 목
　격하면서 정서적인 고통을 경험했을 수 있는 4차 피해자들
⑤ 물리적으로 재난 장면에 있지는 않았지만 매스컴의 보도에 노출되면서
　간접적으로 고통을 경험한 일반 대중들 가운데 있는 5차 경험자들

재난 피해자들의 심리 상태와 건강관리의 필요성

피해자들의 심리 상태는 재난과 여파(후유증)에 따른 세 가지 단계에서 고
려되어야 한다.

① 즉각적인 반응(보통 몇 시간에서 하루 이내에 발생)
② 둘째 날이나 며칠 뒤 혹은 몇 달 뒤부터 증상이 나타나는 후-직접적 단계
③ 지연되고 오래 지속되는 후유증으로 과도기를 거치거나(2개월에서 6개
　월) 만성적이 되는 것(6개월 이상)

직접적 단계

75%의 피해자들은 아무런 정신장애를 보이지 않지만 단기간의 자율신경
계적, 심리적 증상을 경험하게 되는데 이는 일시적인(몇 시간) 것이고 정상
적인 적응 스트레스 반응의 일부다. 짧은 기간의 신체적·심리적 소진이 뒤
따를 수 있는데 스트레스가 에너지를 격감시키기 때문이다. 심리적인 관점
에서는 이러한 적응 스트레스 반응은 정신력을 동원하고 행동을 촉진시킴으
로써 위험 상황에 적응적으로 주의 집중을 하게 하는 특징을 가진다. 그러나
적응적 스트레스는 높은 수준의 에너지 소모와 불편을 동반하는 극히 예외

적인 반응이다. 그래서 이러한 반응을 보인 사람들 또한 나중에는 심리적 도움이 필요하다.

25%의 피해자들은 멍해짐, 불안, 공황 탈출(panic flight), 자동적 반응[5, 6]의 네 가지 중 하나에 해당하는 비정상적이고 부적응적 스트레스 반응을 보인다. 이러한 부적응적 스트레스 반응은 항상 혼란스러움, 현실감 상실, 경악(소스라침), 안심하는 느낌의 부재, 의지 상실 등 트라우마에 가까운 해리 증상 요소들[7]을 포함한다.

ICD-10에서는 그러한 반응을 '급성 스트레스 반응'이라고 지칭한다. DSM-IV에서는 급성 스트레스 반응에 대한 진단을 두고 있지는 않지만 이러한 증상이 즉각적인 스트레스 반응이 유지되는 2일을 초과하여 지속되는 경우에 대해 '급성 스트레스 장애'라고 진단한다. 부적응적인 스트레스 반응을 보이는 사람들은 '심리적 피해자'로 보아야 한다. 그들은 자율적인 능력을 잃었고 도움을 받아야 한다.

후-직접적인 단계

심리 상태가 며칠 안에 정상으로 돌아오거나(자율신경계와 심리적인 증상들이 진정되고, 그 사람이 더 이상 사고에 사로잡혀 있지 않고 이전의 활동들을 다시할 수 있는 상태), 심리외상적 증상들이 나타나서 사건의 재경험, 외상을 떠올리게 하는 자극의 회피, 과민함, 외상에 지속적으로 사로잡혀 있는 현상이 나타날 수 있다. 심리외상적인 징후들은 단지 몇 주 후에 나타날 수도 있지만 몇 달이 지난 후에 나타날 수도 있다. 이것을 '잠재기'라고 하고, 잠복기, 관조기, 숙려기간 또는 반추기간이라고도 불리는데, 샤르코와 재닛(Charcot & Janet)은 이를 외상적 신경증과 같은 것으로 보았다. 이 기간이 지속되는 정도는 다양한데, 이는 새로운 방어기제를 구축하는 데 걸리는 시간이 사람들마다 다르기 때문이다. 게다가 그 사람이 여전히 병원에 있다면, 트라우마를 다룰 만큼 자율성을 회복하기 위해서는 더 기다려야 한다. ICD-10과

DSM-IV에서는 이러한 증후군에 대해 '외상 후 스트레스 장애(PTSD)'(급성: 증상기간이 짧기 때문에)이라는 진단명을 제시한다. 추가적으로 DSM-IV는 해리 증상(직접적 시기에 나타남)과 재경험 등의 심리외상적 증상(트라우마 이후 4주 안에 나타남)을 위해 '급성 스트레스 장애'라는 범주를 제공한다. 부적응적 급성 스트레스 반응을 보인 사람은 후에 급성 PTSD가 발생할 위험이 더 높아진다. 그러나 이러한 과정이 불가피한 것은 아니며, 부적응적 스트레스 반응을 보였지만 이후에 발병이 안 된 사례도 있는 반면, 초반에는 트라우마에 적응적으로 반응하다가 후에 심각한 PTSD로 발전한 경우도 있다.

지연 및 만성적 시기

후-직접적 기간 동안 발생한 급성 스트레스와 외상 후 스트레스는—자연스럽게든 치료를 통해서든—빠르게 해결된다(3개월 이내). 그러나 외상 후 스트레스가 지속되거나 심지어는 만성적으로 될 수도 있다. PTSD의 전형적인 임상적 양상은 다음과 같은 핵심 특징들을 통해 지연 및 만성적 시기에 분명해진다.

① 외상적 사건에 노출됨으로써 극도의 공포나 무기력감을 일으킴
② 외상적 사건의 지속적인 재경험(침습적 회상, 꿈, 플래시백 삽화 등)
③ 외상과 관련된 자극에 대한 회피와 일반적 반응성의 마비
④ 각성의 증가

위의 기준 ③, ④는 새로운 성격의 변화를 만들어 내는데, 이를 앞서 유럽의 진단 범주에서 '외상적 신경증'이라고 했던 것은 주목할 만하다. 페니켈(Fenichel)에 따르면 이 성격 변화는 에고(ego)의 ① 환경에 대한 필터링, ② 존재함(presence), ③ 타인과의 관계와 같은 기능들을 차단하는 것이 특징이다. 간단히 말해서, 피해자는 외상적 사건 이후로 타인이나 세상에 대해

이전과 같은 관계를 더 이상 유지할 수 없는 것이다. 피해자는 새로운 방식으로 인식하고, 생각하고, 사랑하고, 요구하고 행동하게 된다. PTSD에 더해서 ICD-10에서는 '재해적 경험 이후의 지속적인 성격 변화'라고 명명된 진단 범주를 제공하는데(F62.0), 세상에 대해 신뢰하지 못하는 태도, 사회적 철수, 공허함, 위협받는 느낌, 소외감 등으로 정의된다.

　유럽에서 설명되고 있는 것처럼, 외상적 신경증은 몇몇 비특이적 증상들과 관련되어 있다. 예를 들면, 신체적·심리적·성적 무력증이나 불안, 과잉 흥분, 공포증, 강박 증상들, 신체적 불평(특히 어린이들), 심신에 대한 불평, 품행장애, 중독, 자살시도 등이다. 많은 환자들에게서 여전히 이러한 증상들이 나타나는데 허위 우울증과 심리적 둔감화가 연결되어 있는 것처럼, DSM-IV와 ICD-10에서는 이를 '동반질환(comorbid)'으로 보고 있다. 이들 비특이적 증상들은 임상적 증상이 뚜렷하고 진단이나 치료에서의 오류를 초래할 수 있다. 임상 현장에서는 많은 환자들이 DSM의 모든 PTSD 진단기준에 부합하거나 ICD의 '재해적 경험 이후의 성격 변화'에 들어맞는 것이 아니다. 발병, 지속기간, 심각도, 장애의 정도가 다양하기 때문에 이례적인 사례들이 많다. 증상을 보이는 이 단계의 모든 재난 피해자들은 반드시 심리적, 정신과적 치료를 회복할 때까지 받아야 한다.

　외상적 사건 후 몇 년이 지났음에도 여전히 PTSD 증상을 보이는 재난 피해자들의 비율이 높다는 조사들이 많이 있다. 그린과 린디(Green & Lindy)[8]의 연구는 1972년 버펄로 크리크(Buffalo Creek) 홍수가 일어난 지 2년 후에는 44%가, 14년 후에는 14%가 PTSD 증세를 보인다는 조사 결과를 보였다. 브로멧과 듀(Bromet & Dew)[9]는 (11%의 PTSD를 포함한) 22%의 심리적 후유증이 온두라스의 허리케인 이후에 나타났다고 언급하였다. 버틸런-하이츠만과 동료들(Bouthillon-Heitzmann et al.)[10]이 43명의 테러 공격 피해자들을 조사한 결과, 사건의 3년 후에는 79%가 PTSD가 나타났으며, 3분의 1은 명백한 심신장애를 보였다.

고통받는 지역사회의 정신 상태

재난이 지역사회 전체를 강타하면서 몇 가지 유형의 집단행동이 나타나는데, 이를 그저 개인적인 일탈이 여럿 일어나는 것으로 간과해서는 안 된다. 집단행동은 지역사회의 심리학에 영향을 받고, 군중의 심리 상태의 영향을 받으며 그만의 독특한 특징을 보인다. 재난 이후의 집단행동은 적응적일 수도 있고 그렇지 않을 수도 있다.

적응적인 집단행동은 자주 반복되고 예측 가능하다. 직접적 단계에서의 적응적인 집단행동의 예로는 있던 자리에 그대로 남아 있거나, 질서정연하게 대피하거나 남을 돕는 행동 등이 있다. 적응적 집단행동은 다음과 같은 세 가지 특징이 있다. ① 집단의 체계가 보존되고, ② 지도부가 유지되거나 새롭게 만들어지며, ③ 상호 협조가 이루어진다. 후-직접적 단계와 장기 단계에서의 적응적 집단행동은 정상적인 애도, 자율성의 회복, 직업을 되찾고 사회활동을 재개하는 것 등으로 나타난다.

직접적 단계에서의 부적응적 집단행동은 다음과 같이 나타난다. ① 집단적 멍해짐(사람들이 아무 반응이 없거나 탈출을 하더라도 피해 영향권을 맴도는 것), ② 집단 공황(허둥지둥 도망을 가거나 살기 위해 서로 밀치는 행위), 또는 ③ 대탈출. 이 세 가지 유형의 집단행동은 다음과 같은 특성이 있다. ① 집단 체계가 느슨하게 되고, ② 지도부가 붕괴되며, ③ 연대가 사라진다. 추가적으로 후-직접적 단계에서는 유언비어가 퍼지고 분노가 폭발(폭동, 폭력, 희생양을 찾는 행위)하는 것을 볼 수 있다. 지연된 혹은 만성적 단계에서는 집단적 편집증(세상에 대한 적개심과 과도한 보상의 요구)과 자신들은 도움을 받아야 한다는 의존적 사고방식이 생기게 되고 자율성의 회복을 불가능하게 만든다.

구조작전을 책임지고 있는 리더들은 이러한 행동 유형들과 그것들의 선행적 요인(predisposing cause)에 대해 알고 있어야 한다. 래피얼과 동료들

(Raphael et al.)[11]은 재난의 사회적 맥락에서 몇 가지 발병요인들을 발견했다. ① 물질적 파괴의 규모, ② 심리적 지원을 받을 수 있는 정상적인 경로가 방해받는 경우, ③ 과거에 집단적 트라우마를 경험한 내력, ④ 그 지역사회의 어떤 특정 상태(예: 대규모 이주), ⑤ 가족과의 이별 등이다. 추가적인 부정적 요인으로는 인구의 구성(노인이나 아동, 여성의 비율), 체계와 준비의 부족, 재난 직전의 정신 상태[Le Bon에 의하면 사람들이 '무언가를 기대하며 주의를 기울일 때(expectant attention)'는 공황이 촉진된다], 공황이나 포기하고 싶은 느낌을 조장하는 유언비어들, 그리고 공공연하게 불필요한 걱정을 만들어 퍼뜨리고 다른 사람을 '전염시키는' 특정한 개인이 있다. 재난 이후, 개인에 대한 개입은 집단의 심리적 건강을 회복하기 위한 집단적 방법으로 보완해야 한다.

재난 후 정신건강 개입의 역사

재난에 의해 발생되는 정신장애에 대한 발견과 치료는 미국에서 시작되었는데, 베트남전 이후 PTSD의 진단 범주가 출현하고 추후에 그 진단을 민간의 상황에 적용한 덕분이었다. 한 문헌연구[12]에 따르면 상당히 다양한 치료 방법들이 다양한 시기에 제안되었다고 한다. 치료는 피해자들,[13, 14] 피해자의 친적, 다른 지역사회 구성원들,[15, 16] 구조대원들[17, 18]에게 제공되어 왔다. 치료의 유용성이 사회에서 인정받는 것은 더뎠는데 린디(Lindy)[19]에 따르면 피해자들에게 접근하는 것이 가장 큰 어려움이었다고 한다.

일찍이 1983년에 미첼(Mitchell)[20]은 인지적 기술에 기초를 두고 디브리핑 절차를 정의하였다. 그의 방법은 위급한 장면에 노출된 경찰관과 소방관을 목표로 한 것이었다. 미첼의 방법은 후-직접적 단계(첫째 주)에 적용될 수 있다. 이것은 7단계 절차(소개, 사실, 사고, 반응, 증상, 교육, 마무리)를 따른다. 미첼의 접근은 주로 인지적(이것은 환자가 사건에 대한 정확한 지식을 얻게 도와준다)이다. 이 방법의 목적은 예방(지식의 부족이 PTSD를 유발할 수도 있다)과 수행 능력의 회복에 있다. 따라서 치료를 목적으로 피해자들에게 적용되는 것이 아니다. 미첼의 디브리핑 기법은 몇몇 연구자들에 의해 수정되었는데, 이들 중에는 교육적 · 심리학적 디브리핑과 치료적인 디브리핑의 구별을 두는 연구자들도 있다. 또 어떤 연구자들은 디브리핑을 '치료의 연속선'에 놓고 대응 기제와 인지적 구조화의 중요성을 강조한다. 1989년 샌프란시스코 지진 이후에 암스트롱과 동료들(Amstrong et al.)[21]은 '다중 스트레스 요인 디브리핑 모델'을 개발하였는데, 모든 스트레스 요인을 고려 대상에 포함시키고 '사건과 모든 스트레스 요인들을 밝히기', '감정과 반응', '대처 전략', '마무리 및 가족으로 돌아가기'의 네 개 단계를 구성하였다. 1992년에 다이레그로브(Dyregrov)[22]는 구성원 상호 간에 도움을 제공하는 집단의 능력을 이용한 선택적인 디브리핑 방법을 개발하였다. 프랑스와 벨기에에서의 디브리핑은 인지적 · 정서적 경험을 언어적으로 표현하는 것에 기반을 두고, 장기적인 관리에 앞서 시행되는 초기의 치료적 개입으로 여겨졌다.

1990년대 초반에 들어서야 미국의 연구자들이 증상들(침습적 재경험과 회피)을 완화시키고, 정서적 통제력을 회복하며, 사건의 개인적인 의미를 구체화하고, 사회에 재편입하는 것을 다루는 보다 포괄적인 관리 프로그램들[23]을 제안하기 시작했다. 이 시기에 비슷한 계획들이 유럽에서도 생겨났다. 영국에서는 경찰들이 피해자들이 의료적, 사회적 서비스를 받기에 앞서 초기의 심리적 요구들을 보살폈다. 1995년에 터너와 동료들(Turner et al.)[24]은 31명이 사망한 런던의 King's Cross 지하철역 화재(1987년 11월 18일) 생존자들에 대한 조사를 사고로부터 7년이 지난 시점에 실시하였다.

연구자들은 이들의 신체적인 부상은 적절히 치료가 되었으나 심리적인 상처와 장기적인 결과는 무시되었다고 하였다. Herald of Free Enterprise 페리호가 전복된(1987년) 후에 Kent 사회복지재단에 의해 Herald Assistance Unit이라는 특수한 단체가 설립되어 15개월간 심리적 · 사회적 지원을 진행했다. 이 단체는 뉴스레터를 발행하고 24시간 핫라인 전화를 운영하며 런던에서 추가적인 치료를 제공하였다. 이와 유사한 계획들이 벨기에와 네덜란드, 독일, 스웨덴, 핀란드, 노르웨이 등에서 시행되었다.

노르웨이에서는 심리적 · 정신과적 도움(일찍이 1985년에 발생한 공장 화재나 눈사태 지역에서 개입한 적이 있음)을 포함한 응급처치를 군에서 담당한다. 스웨덴에서는 심리학자들과 민간병원의 정신과 의사들이 피해자들을 평가하고 치료하는데, 대표적인 사례로 1987년 11월 16일에 레룸(Lerum)에서 발생한 스톡홀름-예테보리(Göteborg) 간 열차의 충돌로 9명이 사망하고 100명이 부상을 입은 사고가 있다.[25]

프랑스에서는 재난 피해자들에 대한 치료는 1987년에 이미 시행되었다. 1988년에는 크로크(Crocq), 알비(Alby), 푸에(Puech) 등에 의해 파리의 생 앙투앙(Saint Antoine) 병원에 특별 상담실이 설립되어 처음에는 테러 피해자들을 위해, 나중에는 다양한 종류의 심리적 외상을 가진 피해자들을 위해 운영되었다. 1992년 5월 5일에 코르시카섬의 바스티아(Bastia)시에서 축구경기장이 무너질 때 생존한 관람객들과 1989년 나이지리아 테레네 사막 위에서 공중 폭발한 UTA 항공 DC-10기의 탑승객들의 가족과 친척들, 1994년에 알제리와 파리 간 항공기의 납치 사건 탑승객들을 돕기 위한 특별한 개입이 실시되었다.

그러나 프랑스 대통령이 의료적 심리적 응급 네트워크(CUMP)를 만드는 결정을 앞당기게 한 것은 파리 지하철에서의 테러 공격이었다. CUMP 네트워크는 프랑스 각 주(départements, 데빠르뜨망)를 대표하는 하나의 조직들이 모여서 이루어진다. 각 조직들은 재난 정신건강에 대해 훈련 받은 정신과 의사, 심리학자, 간호사들로 구성된다. CUMP는 피해자들의 요구를 미리 예측하고 가능한 빨리 재난 피해자들을 돕는다는 예방적인 철학에 따라 움직인다.[26]

샬레브와 동료들(Shalev et al.)[27]에 의하면, 이스라엘에서는 테러리스트의 공격으로 인한 피해자가 병원에 인도되면 가능한 빨리 개입을 한다. 이들은 정신 상태가 외부적인 요소와 시간(첫 몇 시간, 첫 주)에 따라 어떻게 변하는지 설명하였다. 또한 피해자의 요구와 과정을 고려한 유연한 치료적 접근을 선호하였다.

1999년 8월 17일에 터키의 마르마라(Marmara) 해역에서 발생한 강력한 지진의 사례는 어떻게 국가의 조직과 국제 조직들이 재난 후의 정신적 지원에 대한 의지를 수용했는지를 보여 준다.

당시 리히터 진도 7.4규모의 지진은 지역의 몇몇 마을과 2천만 주민들에게 피해를 주어 18,000명이 사망하고 5만 명이 부상하였으며 수천 명이 집을 잃었다. 터키 정부와 국제사회는 즉각적으로 반응하였다. 괴칼프(Gökalp)[28]는 6개월의 후-직접적 단계 동안 생존자들이 혼란과 슬픔, 퇴행적 요구, 결단력의 부족을 표현했다고 보고했다. 아다파자리(Adapazari) 지역에서는 39%의 주민이 가족을 잃었고, 조사 대상의 60%가 12개월 후에 PTSD 진단을 받았으며 두 질환을 동시에 앓는 비율도 40%나 되었다. 예니코이, 오토산, 메흐메트칙(Yenikoy, Otosan, Mehmetcik)[29] 지역에서는 조사 대상자의 47%가 PTSD를, 33%는 우울증을 보였다. 괴칼프는 재난에 대비하는 것의 중요성을 강조하였다.

최근(2003년 5월)에 알제(Algiers)의 동쪽 지역 전체를 강타했던 지진은 정신건강이 우선순위가 되는 전형적인 예를 보여 준다. 재난이 발생한 첫날에는 지역의 정신과 의사들과 심리학자들이 피해자들을 돕기 위해 소집되었다. 후에 주변 지역의 동료들과 10일 단위로 교대를 할 수 있었다. 추가적으로 30명의 심리학자들이 이재민 수용소에서 개입을 실시하였다. 3개월 후에 이 인원들은 소진을 예방하기 위한 디브리핑을 실시하였다. 그들은 외상에 대한 추가적인 훈련을 받고 싶다고 하였다.

라틴아메리카에서는 카리브해의 허리케인 이후로, 지난 20년간 '범아메리카 건강 기구(PAHO)'가 적극적으로 재난 피해자들을 돕기 위한 노력들을 해 왔다.[30] 첫 번째 전략은 피해를 입은 지역에 팀들을 파견하는 것이었다. 그러나 외부에서 팀들이 파견되는 것은 미래의 재난을 대비하는 차원에서는 해당 국가에게 도움이 되지 않았다. 그래서 국가적인 구조 계획을 구체화하기 위한 새로운 전략을 다음과 같은 몇 단계로 세우게 되었다.

① 요구와 우선순위를 평가하기 위한 단체의 설립
② 1급 요원들의 교육(응급구조 팀, 사회복지사, 지역 간부들)
③ 의료적, 정신과적 서비스의 훈련
④ 1급, 2급 구조요원들을 훈련시킬 수 있는 팀의 창설
⑤ 주민들을 교육하기 위한 시스템

이러한 계획들은 보건당국의 유능한 팀들의 지원 하에서만 성공할 수 있다.

아시아 국가를 살펴보면, 1995년 1월 17일에 일본 고베에서 발생한 지진은, 재난 지역에 정신건강 서비스를 구축하는 것에 매우 어려움이 많다는 것을 보여 준다. 한신-아와지(Hanshin-Awaji) 대지진은 150만 명이 사는 지역에 5,500명의 사망자와 35만 명의 이재민을 발생시켰다. 지방정부는 속수무책이 되어 적합한 방법으로 즉시 대응할 수 없었다. 대부분 학생들과 피해자들의 친인척인 150만 명의 자원봉사자가 일본 전역으로부터 모였다. 그들은 피해자들이 재산을 건져내고 쉴 곳을 찾고 물과 음식을 구할 수 있도록 도왔다. 또한 피해자들의 이야기를 자주 들어주었다. 그러나 이러한 자발적인 구조 활동은 조직화된 것이 아니었다. 외진 지역에는 구조자들이 너무 적었고, 접근이 쉬운 중심부에는 너무 많았다. 이후, 정신과 의사들 몇몇이 모여 정신건강 구조센터를 조직하는 한편, 자원봉사자들을 위한 안내 책자를 준비하였다. 그러나 생존자들은 자신들의 재산을 구하고 물질적인 욕구를 충족하는 것에 더 관심이 있었다.

신후쿠(Shinfuku)[31]은 정신적 증상이 세 개의 연속된 단계를 거친다고 보고하였다.

① 인사불성과 현실감 상실이 나타나는 첫 번째 직접적 단계
② 몇 주간 재발에 대한 불안과 공포, 심인성 질환(고혈압, 위궤양)이 나타나는 두 번째 단계

③ 몇 주가 지난 후, 인적·물적 손실을 입은 것에 대한 우울과 애도가 나
  타나는 세 번째 단계

1년이 지난 후 문제들은 순수하게 정신적이라기보다는 사회적 속성을 띠
게 되었다(동기의 상실, 알코올 문제 등). PTSD의 유병률은 보고되지 않았다.
그러나 PTSD에 대한 여론의 관심은 정신적 문제에 따라다니는 사회적 낙
인을 줄이는 데 도움이 되었다. 고베 대학교는 재난의학과와 함께 도시 보
건 연구소를 개소하였다. 지진이 발생한 지 5년 정도 지나자 고베의 인구는
10만 명이 줄어들긴 하였지만, 일상의 삶으로 돌아온 것처럼 보였다.
  최근에 맥팔레인(McFarlane)[32]은 재난에서의 정신과적 질병 관리를 위한
지침을 주었다. 혼란스러운 인상을 줄이고, 상황에 대한 큰 그림을 빠르게
그림으로써 필요한 것에 대한 목록을 만들고, 피해자 수와 피해 규모를 파악
하는 것이 중요하다. 사전에 준비되어 있던 공공보건계획을 시행해야 한다.
그러나 재난의 형태는 다양하기 때문에 계획을 엄격히 따르는 것보다는 유
연함을 보여 주는 것이 필요하다. 재난 피해자들은 보통 처음에는 상황에 대
처하는데, 이로 인해 몇 주 또는 몇 달 뒤에 증상이 나타나기도 한다. 2001년
9월 11일에 발생한 세계무역센터 테러에서 구조자들이 차례로 1차 피해자가
되는 것을 우리는 보았다. 대중들 사이에서의 정신적 지원 개입의 인기는 조
력에 대한 요구를 증가시켰다. 그러나 심리적 지원과 팀 작업에 대한 경험이
없는 훈련되지 않은 자원봉사자들을 양산시키는 결과를 가져오기도 했다.
그러한 자원봉사자들은 피해자들의 치료에 착수하였다가 곧 그 어려움을 깨
닫고는 포기하게 된다. 상당히 유능한 전문가라도 외부로부터의 개입은 그
지역 서비스의 노력들을 좌절시킬 수 있다. 대부분의 경우 피해자들은 그들
과 더 잘 소통할 수 있는 해당 지역의 팀들로부터 도움 받기를 원한다.
  2002년에 라켈 코헨(Raquel Cohen)은 재난 피해자들에 대한 정신건강 개
입에 관한 조사 보고서를 썼다.[4] 그녀는 정신건강 개입은 구조 작업(활동)을
위한 공공 조직이라는 보다 큰 틀로 통합되어야 한다고 강조하였고 조력자

들끼리의 연결고리를 만들어야 한다고 했다. 그녀는 심리적 개입 계획이 피해자들의 유형(1차, 2차)과 재난의 단계(직접적 단계, 후유증 단계)에 따라 몇 가지 모듈로 개선되어야 한다고 주장하였다. 핵심 작업 중 하나는 생존자들에게 정서적인 지지를 해 주고 그들이 경험하는 스트레스를 이해할 수 있게 도와주며 그들의 생각을 정리할 수 있도록 돕는 것이다. 조작적 개념은 '개인-상황 형태' 모형에 기반한다. 위기 후 개입은 그 개인이 새로운 스트레스 상황에 적응할 수 있는 능력을 회복시키는 것에 목적을 둔다. 세 가지 목표는 다음과 같다.

① 피해자들이 그들의 능력을 회복하는 것
② 그들이 새로운 환경을 조직하도록 돕는 것
③ 재활에 대해 책임지고 있는 국가기관과 상호작용할 수 있도록 지원하는 것

이러한 목표를 달성하는 방법은 다양한 학설에 따라 다르겠지만, 유연함과 창조성은 전통적인 임상적 접근의 요소임에 틀림없다. 슬퍼하는 가족들을 돌보는 것, 특히 그들이 죽은 가족의 시신을 확인하기 위해 불려간 이후에 이러한 도움이 필요할 것이다. 이재민 캠프나 임시 피난처에 거주 중인 사람들은 배고픔과 혼잡함을 견뎌야 하고, 우울, 분노, 폭력, 알코올 또는 다른 약물에 빠지기도 쉽다. 이들 이재민들이 그들의 새로운 삶을 만들어 나가고 자신들을 돌볼 수 있는 능력을 회복하도록 돕고, 그들이 자신의 감정을 표현할 수 있도록 도와야 한다. 약물치료, 인지치료, 개인/집단 심리치료, 가족치료와 같은 아주 다양한 방법들이 치료에 활용될 수 있다. 사회적·직업적 재활과 마찬가지로 예방에 대해서도 고려해야 하는데 아이들의 학교교육이 그 예가 될 수 있다. 마지막으로, 만성화되어 가고 특별한 치료가 필요한 환자들을 판별해야 한다. 민간 부문의 협력자들을 활용하는 것이 유용할 수 있는데, 관련 전문가(간호사 등)를 비롯하여, 피해자의 문화적, 종교적인 요

구가 있다면 훈련된 성직자들도 그 대상이 될 수 있다. 언론과의 관계는 상당히 중요하다. 언론은 정신과 의사와 인터뷰하는 것을 좋아한다. 따라서 사람들에게 정신건강 서비스에 관한 정보를 전달하기 위해 이를 활용하는 것이 중요하다.

재난 피해자를 위한 정신건강 서비스 조직들

재난 피해자를 위한 정신건강 서비스 조직들은 다음과 같은 질문에 답할 수 있어야 한다.

① 어떤 종류의 재난인가?
② 어떤 피해자인가?
③ 어떤 유형의 정신장애인가?(정신장애는 피해자나 재난의 단계에 따라 다르게 나타난다)
④ 어떤 종류의 임무인가?
⑤ 어떤 요원인가?
⑥ 관리체제는 무엇인가?

어떤 종류의 재난인가

재난의 성격과 강도는 피해자들에게 나타나는 정신 증상과 더불어 정부나 지방자치단체의 접근에 영향을 준다.

지진과 같은 자연재해는 많은 사람들에게 영향을 미치고 넓은 지역에 적용되며 상당히 긴 시간 동안 지속된다. 화산 폭발은 몇몇 작은 마을에만 영향을 줄 수도 있지만, 콜롬비아의 네바도델루이스(Nevado del Ruiz) 화산 폭발이 2만 명이 사는 아르메로(Armero)시를 지워 버린 것처럼 큰 도시를 완전히 파괴할 수도 있다.

댐 붕괴는 한 개의 도시에만 피해를 주는 반면(예를 들어, 1959년 프랑스의 말파셋댐, 1972년 미국의 버팔로 크리크), 폭우와 홍수는 지역 전체(2011년 7월, 프랑스 가르 주), 심지어는 나라 전체(1987년 방글라데시)에 영향을 주고 보건 체계를 붕괴시킬 수도 있다. 지진의 영향 또한 하나의 도시에 국한되거나(1995년 일본 고베), 전체 지역에 피해를 입힐 수 있다(1999년 터키 마르마라해).

기술적이고 산업적인 재난(기차나 비행기 충돌사고, 선박 침몰, 공장의 폭발이나 화재)은 보통 한정된 공간에서 발생하기 때문에 구조 작전의 준비도 단순하다. 그러나 1986년 4월의 체르노빌 방사능 구름은 대부분의 유럽을 위협했다. 인간에 의해 의도적으로 발생한 재난(테러리스트의 공격, 전쟁에서의 폭격) 역시 시간과 공간이 제한적인 것이 일반적이지만 재발의 위협은 사람들에게 불안감을 남긴다. 또한 제2차 세계 대전에서 폭격을 받은 드레스덴, 도쿄, 히로시마, 나가사키와 같은 도시들은 완전히 파괴되었다. 마지막으로, 경기장(1985년 4월 29일 브뤼셀, 1989년 4월 15일 셰필드)이나 어떤 장소(1991년 메카의 터널)에서의 공황 상태는 보통 시간과 장소가 한정적이다. 자연재해가 운명이나 신의 뜻에 기인한다고 할 수밖에 없는 반면 사람이 만들어 낸 재난은 잘못, 잔인함, 책임감과 같은 질문들을 던지게 함으로써 재난에 대한 심리적 반응을 복잡하게 만든다.

어떤 피해자들인가

정신건강팀은 가장 먼저 재난에 직접적으로 접촉한 1차 피해자들을 돌보아야 한다. 죽음을 목격하거나 파괴 장면을 보고 충격을 받은 몇몇의 목격자들이나 구조자들 또한 도움의 손길이 아주 일찍 이루어져야 한다. 두 번째로는 슬퍼하는 친척들이나 대피한 주민들과 같은 2차 피해자들을 도와줄 필요가 있다. 세 번째로 구조자들과 의료진도 다음과 같은 재난의 여러 단계를 경험하면서 받는 스트레스들에 대처하기 위해 도움이 필요하다.

① 현장에 도착했을 때 갑작스럽게 시신 등을 마주할 수 있기 때문에
② 활동이 가장 많은 시기에 다양한 스트레스를 받을 수 있기 때문에(위험한 상황에서 빠르게 일해야 하고, 수면이 부족하며, 환자를 걸러 내거나 개별 환자들과 충분한 시간을 가질 수 없어 생기는 죄책감 등)
③ 재난 후 마지막 평가의 시기(작업이 완료되지 않았거나 실패했다는 느낌)

지금은 구조대원들도 임무를 수행하면서 도움을 받아야 한다는 것이 일반적이다. 구조대원들이 기능을 적절하게 수행할 수 없을 수 있고, 이들이 임무를 끝낸 후 가족의 품으로 돌아가기 전에 침습적 회상을 일으키는 것을 방지해야 하기 때문이다.

넷째로, 공무원들이나 언론사 기자들 또한 다양한 스트레스 요인에 노출될 수 있는데, 여기에도 심리적인 도움이 효과가 있을 것이다. 그들 중 많은 사람들이 자신이 유약해 보일까 하는 두려움에 이를 인정하지는 않을 테지만 말이다. 다섯째로, 다수의 사람들이 TV를 통해 재난의 '생생한' 이미지를 전달받아 경험하게 되는 경우, 이들에게도 도움을 주어야 할지 궁금할 수 있다. 이러한 '5차' 피해자들은 직접적인 피해자나 구조대원들과 같은 방식으로 트라우마를 경험하지는 않는데 그들이 직접적으로 죽음을 접하거나 본인의 생명이나 신체적 안전에 위협을 당하지 않았기 때문이다. 그러나 인간의 생명이 얼마나 연약한 것인지 깨달았기 때문에 심리적으로 안전하다는 느낌이나 죽지 않을 것이라는 환상은 산산조각이 나게 된다. 2001년 9월 11일의 세계무역센터 테러는 어떻게 집단적 자아와 국가 전체가 재난의 영향을 받는지 보여 준다.[33, 34]

어떤 유형의 정신장애인가

재난 중에, 그리고 이후에 발생하는 질병의 종류에 대해서는 앞에서 살펴보았다. 요컨대, 직접적 단계는 적응 스트레스를 동반하는 고통스러운 증상

들과 관계가 있다. 혼란스러움, 불안, 공황, 자동적 행동과 같은 부적응 스트레스, 그리고 예외적으로, 신경증적이거나 정신증적인 반응들이 그 예다. 후-직접적 단계에는 정상적인 건강 상태로 돌아갈 수도 있고, 외상 후 증후군(PTSD 또는 유사 PTSD)이 서서히 시작될 수 있다. 만성적 단계에서는 PTSD가 지속되거나, 성격이 변할 수 있다.

　개인적인 증상과 더불어 집단적 억제, 집단 공황 도피, 도망가기, 유언비어 그리고 재난 후에 나타나는 비정상적 행동(폭동이나 집단학살 등)과 같은 집단적 증상이 나타나기도 한다. 정신건강 전문가들이 그러한 비정상적인 집단행동을 예방하는 데 도움을 줄 수는 있겠지만, 이를 관리하고 공공의 질서를 회복하는 것은 공권력의 책임이다. 정신과 의사, 심리학자, 사회학자들은 조언자로서의 역할을 할 수 있을 뿐이다.

어떤 종류의 임무인가

조직, 조화, 계획

　많은 나라들에서 초기 구조작전을 준비하는 것은 재난의 규모와 심각성에 따라 국가 또는 다양한 지방자치단체(연방, 지방, 마을 등)의 몫이다. 예를 들어, 프랑스에서는, 주지사(préfet)가 구조작전의 책임을 진다.

　그는 공공부문의 요원들뿐만 아니라 개인 또는 NGO(적십자사, 국경 없는 의사회 등)의 직원들에게도 지시를 한다. 주지사는 자신의 권한을 중환자실 의사에게 위임함으로써 중환자실 의사가 구조작전의 의료적 측면에 대해 책임을 지고 다른 의사나 간호사들, 심리학자들을 감독하도록 하여 의료적인 문제를 해결한다. 공공부문이 덜 발달한 다른 국가들에서는 개인이나 NGO 회원들이 구조 작전의 큰 부분을 수행하기도 한다.

　가장 중요한 요소는 무정부 상태를 막을 수 있는 명확한 조직의 존재다. 업무와 일정, 장소, 수행자가 명확히 정의되어 있어야 한다. NGO 회원들이 지나치게 독립적으로 행동한 나머지 다른 사람들의 업무를 침해하고 자신들의 상부에만 보고하는 경우가 너무 자주 있었다. 또한 어떤 이재민 캠프는 주 도로에 가까이 있어 과도한 지원을 받는 반면, 다른 캠프는 멀리 동떨어진 곳에 있어 방치되기도 하였다. 그래서 정부 당국이 구조 작전을 총괄하는 것이 중요하다. 종종 현장에서 즉각적인 의사결정을 할 시간이 없을 수 있기 때문에 예상되는 재난의 유형에 따라 사전에 구조 계획을 선택하고, 테스트하고, 리허설해야 한다.

정신건강 요구의 평가

두 번째 핵심 임무는 평가다. 치료를 다른 동료에게 넘기는 한이 있더라도, 현장에 있는 정신건강 전문요원들 중 정신과 의사 한 명은 반드시 이 작업을 해야 한다. 동료들과 응급요원들로부터 얻은 정보에 기초하여 이 정신과 의사는 '정신과적' 피해자가 얼마나 되는지, 그리고 현재 발생했거나 곧 발생할 질병의 유형(무감각, 불안, 공황)이 어떤 것인지 평가하여야 한다. 요구 평가를 하는 것은 후방에서 어느 정도의 인력 보강을 해 주어야 하는지 알려 준다. 평가를 정확하게 하는 것은 다소 복잡할 때가 있다. 예를 들어, 파리의 루아시(Roissy) 공항에서 1999년 7월 25일에 발생한 콩코드 여객기 충돌사고에서는 사고 이후 시간의 흐름에 따라 변화하는 요구를 예측해야 했다. 충돌 직후, 비행기의 승객이나 승무원 중에는 생존자가 없었던 반면, 비행기가 충돌한 건물에는 시급히 도움을 필요로 하는 생존자들이 있었다. 또한 충격을 받은 목격자들(항공관제 요원, 공항 직원)이나 자신들이 엄청난 위험 속에 살고 있었다는 것을 깨닫게 된 이웃 주민들도 있었다. 다음날 독일에서 희생자의 유족들이 올 것도 예상할 수 있었다. 그래서 독일어 구사가 가능한 정신과 의사와 심리학자를 며칠간 상주시킬 필요가 있었다. 게다가 슬퍼하는 유족들과 동행해야 하는 에어프랑스사 직원 또한 도움을 받을 필요가 있었다. 또한, 사고 3일 후에는 교회의 추모행사를 위해 공항에 모이는 9천 명을 위한 물자 공급이 필요했다. 장기적으로는 충돌 현장에서 시신을 수습해야 했던 요원들(경찰관, 소방관 등)에 대한 디브리핑도 필요했다. 이 사례는 재난의 직접적 시기와 후-직접적 시기를 모두 고려했을 때에 평가가 얼마나 복잡한지를 보여 준다.[35]

　가능하다면 장기적인 증상들과 후유증에 대한 평가를 함으로써 장기적인 치료와 비용에 대한 고려를 할 수 있기를 권한다.

정신과적 피해자의 분류

　많은 재난에서 현장의 응급센터는 갑자기 밀어닥친 피해자들로 인해 통로가 막히고 기능이 마비될 정도까지 붐비게 된다. 그래서 환자의 분류가 필수적이다. 환자의 분류라는 것은, 임시적으로라도 진단을 내리는 것을 의미한다. 진단은 주된 증상에 따라 문서와 기록에 명시하고 환자가 후방으로 후송될 때 함께 가지고 갈 수 있도록 해야 한다. 이렇게 해야 연속성이 있는 치료가 보장될 수 있다.

의학적 · 심리적 치료

　피해자들에 대한 심리적 지원은 단순하고 쉬워 보일 수도 있지만 사실은 복잡한 업무다. '정신과적'이라는 표현보다는 '의학적 · 심리적'이라는 표현이 더 나을 수도 있는데, 많은 사람들이 보이는 심리적 · 자율신경계적 증상들은 적응 스트레스 반응이기 때문이다. 또한, 부적응 스트레스 증상을 보이는 사람들이라도 그들이 정신과 환자로 보이고 싶어 하지도 않고, 그렇게 보여서도 안 되기 때문이다. 오직 몇 가지 명확한 이상 증상들(섬망, 망상, 급성 불안)이 정신과적인 것으로 구분될 수 있다. 정신적인 증상을 보이는 환자는 반드시 의료팀에서 치료를 받아야 한다. 그러나 정신적 증상을 보이지 않는 다른 환자들은 '심리사회적' 요원의 도움을 받을 수 있다.

　사고 현장에 처음 도착하는 구조 팀으로부터 제공받는 물질적 · 신체적 도움 또한 피해자들에게 심리적으로 도움을 주는 효과가 있다는 점은 자주 언급되어 왔다. 첫 구조 팀의 도착은 피해자들이 고립되어 있다는 느낌을 없애 준다. 밀접한 신체적 접촉은 '심리적 외피(psychic envelope)'를 회복시켜 준다. 원초적 욕구(배고픔, 목마름, 따뜻함)를 충족시켜 주는 것은 심리적 안녕감을 주기도 한다. 그러나 이러한 효과는 비특이적 요인에 의한 것이고 진정한 심리적 개입은 아니다. 구조요원들도 피해자나 자기 자신들이 나타낼 수 있는 스트레스 증상들을 알아차릴 수 있도록 훈련 받는 것이 좋다.

어떠한 심리적·정신과적 방법들을 취할지는 정신건강팀이 판단할 몫이다(불안완화제, 항우울제, 수면제 또는 단기 심리적 지지, 감정의 언어화 작업). 어떤 사례들에서는 심리적 지원을 소규모 집단(진정 집단)에 제공하여 시간을 절약했다. 정신과적 증상이 있는 사람들은 항상 어떤 수준의 심리적 증상을 보여 준다는 것을 기억해 두는 것이 좋다. 달리 말하자면, 정신적 피해자들은 심리적 피해자들이기도 한다. 이것이 정신과 의사들이 다른 의료 전문가들과 협업해야 할 필요성을 보여 준다.

필요하다면, 심리치료는 후-직접적 단계 동안 지속되어야 한다. 앞서 말했듯이 증상들은 몇 주 또는 몇 달 후에 나타나기도 한다. 그래서 피해자들에게 나타날 수 있는 증상들에 대한 정보와 더불어 외래치료를 받을 수 있는 장소를 알려 주는 것이 중요하다. 이러한 정보는 리플릿의 형태로 생존자들에게 나누어 줄 수 있다. 추후의 정신과 치료는 개개인의 일반 의사들이나 정신과 의사들을 통해 이루어질 수도 있다. 그러나 어떤 의사들은 외상 관련 증상들을 식별할 수 있을 만큼 적절한 훈련을 받지 않았고, 단지 '우울', '불안'이나 '불면' 등으로 문제를 오진하여 비특이적이고 피상적인 치료를 제공해 줄 수도 있다는 것을 명심해야 한다.

후-직접적 시기는 디브리핑을 진행하기에 가장 이상적인 때다. 디브리핑이라는 단어의 의미는 애매할 수 있다. 첫째로 이는 위기사건을 경험했으나 증상을 보이지 않는 집단(소방관이나 경찰관)에 대한 예방적이고 교육적인 개입을 의미한다. 둘째로, 디브리핑은 외상 후 증상들을 보이는 집단의 사람들을 위한 치료방법으로 이해할 수 있다. 후자의 경우에 단일 회기로는 증상들을 없애고 환자들을 치료하기에는 부족할 수 있다. 그러나 사람들이 장기적 치료과정을 시작하기 위한 동기부여가 될 수는 있다.

어떤 환자들은 (초기 스트레스 반응이나 후의 발병 때 나타나는) 증상들이 빠르게 사라진다. 반면, 다른 환자들은 증상들이 오랫동안 유지되고 만성화될 조짐이 보인다. 그 경우, 치료자와 치료방법(인지행동치료, 약물치료, 최면치료, EMDR, 심리치료, 카타르시스 치료 혹은 정신분석치료)을 어떻게 선택할 것인지, 장기치료로 갈 것인지에 대한 문제들이 등장한다.

예방과 교육

예방은 1차, 2차, 3차 예방의 세 단계로 생각해 볼 수 있다. 1차 예방은 사건이 생기기 전에 정보와 교육을 제공하는 것이다.

2차 예방은 사건이 생긴 후, 심리외상적 증상이 발생하거나 지속되는 것을 막기 위해 가능한 빨리 개입을 하는 것을 의미한다. 3차 예방은 뒤늦게 발생하거나 이미 지속되고 있는 증상들을 치료하고 환자들이 건강과 사회적 능력을 회복하는 것을 돕는 것을 의미한다.

1차 예방은 학교에서 시작해서 직장과 가정에서 지속된다. 이는 네 가지 상호 보완적인 행동들로 구성되어 있다.[36, 37] ① 사람들을 교육하고 이웃을 돕는 도덕적 의무를 강조하는 것, ② 가능한 위험들과 그 결과에 대한 정보를 제공하는 것, ③ 위험한 상황이 되었을 때의 반응과 취해야 할 행동들의 교육, ④ 가능한 시나리오들에 대한 예행연습. 1차 예방은 정부의 지휘에 따라 결정되고 시행되어야 한다. TV나 팸플릿, 브로슈어를 이용하거나 전문가 [소방서, 적십자사/적신월사(이슬람국가의 적십자 기구)]를 활용한 강의 등이 가능한 방법이다. 경험적으로 보았을 때 이론으로는 충분하지 않고 정규적인 임상 훈련이 적응적 반응의 예행연습으로 가장 효과적인 방법이다(몸이 기억하고 있어야 함). 일본이 좋은 사례다. 일본에서는 당국이 주최하는 집체 훈련을 매년 9월 1일(1923년 9월 1일에 발생해 20만 명의 사망자를 낸 도쿄 대지진 추모일)에 실시한다. 그 날에는 학교와 공장은 소개되고 구호훈련이 거리에서 시행된다. 정보와 훈련에 특화된 센터가 도쿄에 설립되었고, 지진으로 인해 발생되는 흔들림을 시뮬레이션하기 위한 모형 아파트가 유압 잭 위에 세워졌다.

2차 예방은 정신건강 요원이 재난 후의 위험군을 식별할 수 있음을 의미한다. 첫 번째 목표는 즉각적으로 나타나는 비정상적 스트레스 반응, 특히해리 반응이 치료되도록 하는 것이다. 어떤 임상가들[38]의 보고에 따르면 후-직접적 단계에서 해리 증상이 존재한다면 이후에 PTSD가 나타난다고 했다. 또 다른 임상가들[39]은 상실의 경험과 애도가 우울을 유발한다고 보고했다. 우사노와 동료들(Ursano et al.)[40]은 미 해군 아이오와호 포탑 사고에서 시신을 수습한 자원봉사자들이, 사고 후 1개월 시점에는 PTSD의 가능성이 11%였으나 13개월 시점에서는 2%로 감소했음을 보고했다. 2차 예방은 개인 면담과 집단 디브리핑 회기(흔히 미첼의 방법에 기초)를 통해 이루어진다.

어떤 연구자들[41]은 2차 예방은 피해자들의 회복탄력성(resilience)을 개발함으로써 이루어진다고 생각한다. 자신들의 외상과 상실의 경험을 사용하여방어기제를 재조직화하고, 가치를 바꾸고, 충격을 받은 삶을 바꾸는 데 성공한 사례들도 있다. 교육과정의 일부로 생존자들에게 정보가 담긴 리플릿을제공해 줄 수도 있다. 로버트슨과 동료들(Robertson et al.)[42]은 '외상에서 살아남기'라는 두 페이지짜리 리플릿을 통해 상당한 만족도가 있었음을 보고했다. 리플릿은 다음과 같은 여섯 개의 파트로 구성되어 있다.

① 저자 소개
② 즉각적 증상들
③ 외상이 환경에 주는 영향
④ 첫 한 달 동안 나타나는 증상의 변화
⑤ 스스로를 돕는 방법
⑥ 도움을 받을 수 있는 장소의 안내

3차 예방은 장기 치료의 부분이다. 3차 예방은 PTSD와 같이 장기화된 질병들을 치료하거나 완화하는 것에 목적이 있다. PTSD는 불완전하고, 비전형적인 동반 증상에 의해 지배될 수 있다. 궁극적인 목적은 단지 증상을 없애는 것이 아니다. 분명히 환자가 외상적 경험을 지우지는 못하겠지만 그 자신의 삶의 역동으로 그것을 통합시킬 수 있어야 한다. 그 환자는 다른 사람과의 퇴행적인 관계와 그의 트라우마로 인한 현혹에서 벗어나야 한다.

어떤 요원인가

일반적으로 정신건강은 정신과 의사, 심리학자, 정신보건 간호사 등 전문요원들의 영역이다. 더 나아가 당국과 준의료기관(예: 적십자사) 요원들의 지원이 필요하다.

직접적 단계 동안에는 부상자를 구조하고 이들을 들것에 실어 응급센터로 이송하는 것은 자원봉사자나 전문 응급요원의 업무다. 이러한 준의료 요원들은 피해자들이 처음 만나는 사람이 된다. 그래서 그들은 피해자들의 요구와 그들에 대한 접근법에 대해 심리적인 훈련을 받을 필요가 있다. 피해자들이 상황에 대한 정보를 얻고 무슨 일이 생겼는지 아는 것은 중요하다. 일단 피해자가 응급센터에 도착한 후에 응급의료 전문가가 그들의 생명을 살리는 작업과 환자 분류를 실시할 것이다. 이 전문가들은 잘 훈련된 방법으로 기술적인 도움을 주겠지만, 환자의 심리적인 상태가 그의 신체적 건강을 악화시킬 수도 있다는 것을 명심해야 한다. 응급의료진은 부적응적인 스트레스 증상에 대해 진단할 수 있어야 하고, 필요하다면 정신과 의사나 심리학자를 부를 수 있어야 한다. 가능한, 환자는 자신을 치료한 사람의 이름이나 부재 시 그가 간 목적지와 같은 정보를 제공받고 안심할 수 있어야 한다.

직접적 단계에서는 의료/심리센터(MPS)를 응급의료팀에 관계되는 상급의료센터 근처에 설치하기를 권유한다.[43] MPS는 필요한 만큼 많은 정신건강 임상가(정신과 의사, 심리학자, 정신보건간호사)에 의해 운영되어야 한다(이런 이유로 초기 요구수준에 대한 평가가 중요하다). 분명한 정신과적 증상(망상, 혼미함, 불안)을 보이거나 적응적 또는 부적응적 스트레스 반응이 나타나는 사람은 바로 MPS로 보내져야 한다. 정신과적 사례에 대한 첫 번째 환자 분류는 그 수준에서 수행될 수 있다. 환자에 대한 태도는 전통적인 정신분석가의 중립적인 태도보다는 보다 개입적이고 지시적이어야 한다. 공감적 경청과 더불어 환자가 그의 경험을 말로 표현할 수 있도록 격려해 주는 것이 중요하다. 그러한 초기 단계에서는 이러한 형태의 진정작용이 심리외상적 과정을 만드는 것을 방지할 수 있다.

후-직접적 단계는 결정적인 시기이고 생존자들에 대한 후속조치가 반드시 필요하다. 이는 급성 스트레스 증상이 약해지든 PTSD가 나타나든, 모두에 있어서 마찬가지다. 살아남았다는 행복감에 젖어 있는 많은 피해자들은 심리외상적인 증상의 시작을 알아차리지 못한다. 생존자들이 자신들의 심리외상적 증상들의 시작을 모를 수 있기 때문에 정신건강 전문가들과 의사들, 준의료요원들이 환자들의 보고에 앞서 발병을 알아내는 것은 중요하다.

후-직접적 기간은 디브리핑 회기를 시행하기에 최적기다. 구조대원들에 대한 디브리핑은 예방적인 목적에서 시행되는데, 어떤 연구자들은 정신건강 전문가나 훈련을 받은 동료들이 이를 시행할 수 있다고 말한다.[44] 피해자들에 대한 디브리핑은 치료적 목적과 예방적 목적을 함께 가지는데 반드시 훈련된 정신과 의사나 심리학자에 의해서만 시행되어야 한다.[45-47]

만성적 단계에서, 오랫동안 증상이 나타나는 환자들은 심리외상학(psychotraumatology) 훈련을 충분히 받은 정신건강 전문가에게 치료받는 것이 최선이다. 그러나 이러한 환자들은 종종 일반적인 의사들에게 치료를 받는다. 일반적인 의사들은 트라우마에 대한 검토 없이 불면이나 불안과 같은 명백한 증상에 대해서만 처방전을 쓴다는 한계가 있다. 또한 만성적인 환자들은 그들의 외상적 과거에 대해 이야기하는 것을 망설이기 때문에, 의사들은 외상에 대한 병인(etiology)을 탐지할 수 있는 임상적 감각을 가질 필요가 있다.

관리체제는 무엇인가

　정신건강은 보통 정부, 그중에서도 특히 보건부의 통제 하에 있다. 그래서 재난 발생 시에는 구호활동에 참여한 것이 NGO든, 적십자사, 개인 임상가, 자원봉사자이든 정신건강에 대한 지휘를 정부가 해야 하는 것은 당연하다. 구체적으로 말하자면, 응급 계획은 전문가들의 조언을 받아 정부 공무원들이 준비해야 한다. 재난이 들이닥쳤을 때 그 지역에 대한 개입은 궁극적으로 관권에 의해 조직화되어야 한다. 당연히 이것은 실행 계획에도 적용이 된다. 또한 의료적인 구호에도 적용이 된다. 그 지역의 의사들과 다른 보건요원들, 준의료요원들은 이미 구축되어 있는 응급 계획의 틀 안에서 위계적인 구조로 통합되어야 한다. 이것은 무정부 상태를 막고, 중앙 통제본부가 상황에 대한 타당한 정보를 가지고 있어서 자칫 무시될 수 있는 지역들에 대한 구조를 지시할 수 있음을 보장해 준다.

　후-직접적 단계와 장기적 단계에서는 정부의 통제가 이전만큼 강할 수 없다. 그러나 정부 공무원들은 피해자들의 장기적인 치료를 위해 그 체계가 유지된다는 것을 분명히 해야 한다. 피해자들이 경험할 수 있는 비정상적·심리외상적 증상들이 무엇이며, 그 증상을 치료하기 위해서는 어디로 가야 하는지에 대한 적절한 정보를 확실히 제공하는 것도 필수적이다. 마지막으로, 정부 공무원들은 재난에 의해 발생된 장기적 발병률의 수준을 평가할 수 있어야 한다.

　여러 국가에서는 다른 해결책들을 적용해 왔다. 국가기관이 재난에서의 모든 정신건강 개입을 책임지는 국가가 있는가 하면, 어떤 나라에서는 비정부적 계획이 구조적으로 통합되기도 하며, 대부분의 작업들을 개별 기관에 위임하는 나라들도 있다.

정신건강 개입 시스템의 세 가지 사례

의료적·심리적 응급 사태에 대한 프랑스의 시스템

프랑스에서 의료적·심리적 응급 사태에 대한 시스템을 만드는 것에 대한 계기는 1995년에 시작되었다. 프랑스에서 이 시스템은 약자로 CUMP (Cellules d'Urgence Médico-Psychologiques)라고 한다. '생미셸(Saint-Michel)' 역에서 1995년 7월 26일에 발생한 테러 공격이 중대한 하나의 사건이었다. 병원의 부상자들을 방문한 프랑스 대통령인 자크 시라크(Jacques Chirac)의 영상이 미디어를 통해 넓게 보도되었다. 보건부로부터의 지시로 1997년 5월 28일에 공식적인 시스템이 만들어졌다. 스트레스와 외상성 신경증에 관한 오랜 경험을 가진 프랑스군의 정신과 의사 루이 크로크(Louis Crocq)가 시스템 개발의 감독자 역할을 하였다.

이 시스템은 100개의 '셀'들로 이루어지는데, 예를 들어 하나의 셀은 프랑스의 각 주(département)를 의미한다. 각 주에서, 정부는 고용한 병원의 정신과 의사가 자원봉사 출신의 정신과 의사, 심리학자, 정신보건 간호사들을 조직화한다. 그들의 임무는 재난이나 테러 공격 등이 발생했을 때 가능한 빨리 그 지역에 개입하는 것이다. 이러한 셀들은 집단적 재난에서 많은 사상자가 발생했을 때 개입하게 되어 있다. 그러나 때로 사상자가 한 명이거나 적은 수의 사상자가 발생하더라도 이를 목격한 사람들이 크게 놀라고 고통을 경험하는 경우라면 개입할 수 있다. 학교에서 자살이나 사고로 사망하는 경우가 그 예다.

재난 시기의 직접적 단계에서는 심리적 셀의 개입은 프랑스의 긴급 의료 지원 서비스인 SAMU(Service d'Aide Médicale Urgente)의 감독을 받는다.

심리적 지원을 위한 유럽 적십자 사회 네트워크(ENPS)

앙리 뒤낭(Henri Dunant)은 적십자의 창설에 자극제가 된 그의 저서(1862)에서 전장에서의 심리적인 고통에 관하여 언급했다.

일반적으로 적십자 요원은 피해자들의 신체적인 부상뿐만 아니라 정신적인 고통도 돌본다. 적십자 요원은 정신건강 전문가보다 먼저 현장에 도착하는 경우가 많다. 또한 그들은 이재민 수용소에서의 심리적인 고통들을 직면하기도 한다.

'심리적 지원을 위한 유럽 적십자 연맹(ENPS)'은 2000년에 설립되었다. ENPS는 벨기에, 프랑스, 헝가리, 네덜란드, 스위스 등의 적십자사로 구성된 운영위원회가 이끌고 있다. 사무국은 프랑스 적십자사에서 담당하고 있다. 네트워크 구축이 용이한 코펜하겐(1995)과 리옹(1998)에서 심리적 지원에 관한 콘퍼런스가 열렸다.

ENPS의 목적은 다음과 같다.
① 유럽 각 나라의 적십자사 간에 심리적 지원에서의 경험과 실제를 공유하고 목록화하는 것(이는 문화적 특성에 맞춰진 프로그램에 대한 팀 훈련과 행위들을 포함한다)
② 유럽에서 적십자 활동을 함에 있어 심리적 지원의 특수성을 수립하고 개발
③ 국제사회와 당국, 유럽 기관들의 협조체제 구축
④ 덴마크에 있는 적십자사를 기반으로 심리적 지원을 위한 국제적십자 연구센터(the international Red Cross reference center for psychological support: PS)와 협력

유럽 적십자의 건물과 인력에 대한 목록을 만들고 공유하기 위한 질문지가 각 나라의 적십자사로 보내졌다. '응급치료와 심리적 지원'이라는 워크숍

이 베를린에서 2002년 4월 14일~19일까지 개최한 제6회 유럽 적십자사-적신월사 지역 콘퍼런스에서 열렸다.

법적 보호와 정신건강 간의 접점

재난 피해자들은 인적·물적으로 손상과 손실을 경험하게 된다. 이는 누락이나 부주의, 또는 타인의 불법 행위에 의해 발생될 때도 더러 있다. 그래서 그들에게는 금전적인 보상이나 배상을 받을 수 있도록 할 수 있다. 순수한 법적인 측면 외에도 그들이 어떠한 보상받을 수 있고 이것이 법정에 의해 보장된다는 점은 치료 과정에 도움이 된다. 역으로, 증언을 하고 그 사람의 경험을 이야기하고, 증거들을 인정받는 법적 절차는 침습적 회상이나 사건에 대한 고통스러운 꿈과 같은 증상들을 재활성화할 수도 있다. 몇몇 국가에서는 피해자들이 그들의 권리를 행사할 수 있는 시스템이 만들어져 있다. 그러한 시스템은 사회복지사나 변호사, 심리학자들과의 상호작용이 필요한 경우가 많다. 프랑스에서는 INAVEM(Institut National d'Aide aux Victimes)—피해자 지원을 위한 국립기관)—이 1986년에 설립되었다. INAVEM은 프랑스 법무부의 예산을 일부 지원받는다.[48]

결론

재난 피해자들에 대한 정신건강 관리의 목적은 심리적 고통을 완화하고, 개인과 사회에 가해지는 심리사회적 충격을 관리하며, 이후에 발생하는 정신적 후유증을 예방하는 것에 있다. 정신건강을 관리하는 재난의 다양한 형태와 강도를 고려하여 미리 계획되어 있어야 한다. 정신건강 개입은 해당 지역에서 직접적 단계(첫 몇 시간)에 가능한 빠르게 이루어져야 하지만, 후-직접적 단계(둘째 날에서 두 달까지)와 만성적 단계(2개월 이후)까지 다룰 수 있어야 한다. 더 나아가 이러한 개입들은 각 단계에서 발생하는 특정 질병들에 맞추어 조정되어야 한다. 치료는 1차 피해자들(재난을 직접적으로 경험한 사람들), 2차 피해자들(피해자의 가족), 3차 피해자들(충격을 받고 소진된 구조요원들과 자원봉사자들), 4차 피해자들(충격적인 장면을 목격한 언론사 직원과 관계자들), 그리고 5차 피해자들(언론 보도를 통해 충격을 경험한 사람들)에게까지 모두 이루어져야 한다.

오직 정부만이 정신건강 관리를 포함한 구조 작전을 감독하고 준비하고 조직할 수 있다. 직접적 단계에 정신적 피해자들을 평가하고 분류하는 것은 필수적이다. 후-직접적 단계에서는 PTSD가 나타날 수 있기 때문에 피해자들이 자발적으로 요청하지 않는다고 하더라도 그들의 정신 상태를 조사하는 것이 필요하다. 만성적 단계에서는 증상에 초점을 둔 치료뿐만 아니라 트라우마의 진정한 치료를 위해 피해자가 경험한 것에 의미를 부여하고 그것이 삶의 연속선에 놓일 수 있도록 돕는 것을 목표로 삼아야 한다.

준의료요원(재난이 발생한 후 피해자들이 처음으로 만나는 사람)이 훌륭한 심리적 효과를 줄 수 있음에도 불구하고(특히, 이 요원들이 재난 심리학에 관한 기초적인 훈련을 받았다면), 정신건강 관리는 반드시 심리외상학과 재난정신건강의학에 관한 전문적인 훈련을 받은 정신과 의사나 임상심리학자에 의해 시행되어야 한다. 피해자들의 긴장을 완화시키는 작업이나 정신과적 디브리핑은 구체적인 치료적 방법으로 보거나 장기 치료를 시작하는 관점으로 보아야 한다. 이는 잠재적인 외상적 사건에 노출되었지만 이상 징후가 나타나지 않는 사람들에게 시행하는 간단한 위기 상황 스트레스 해소법(CISD)과는 다르다.

📘 참고문헌

1. Joseph S., Williams R., Yule W. (1997) *Understanding Post-traumatic Stress. A Psychosocial Perspective on PTSD and Treatment.* Wiley, Chichester.

2. Gerrity E.T., Steinglass P. (1994) Relocating stress following natural disasters. In R.J. Ursano, B.G. MacCaughey, C.S. Fullerton (Eds.), *Individual and Community Responses to Trauma and Disaster. The Structure of Human Chaos*, pp. 220-247. Cambridge University Press, Cambridge, UK.

3. Reiss D. (1982) The working family: a researcher's view of health in the household. *Am J Psychiatry*, **139**: 1412-1420.

4. Cohen R. (2002) Mental health services for victims of disasters. *World Psychiatry*, **1**: 149-153.

5. Crocq L. (1999) *Les Traumatismes Psychiques de Guerre.* Jacob, Paris.

6. Crocq L. (2001) Individual and collective behaviors in earthquakes, fire and manmade disasters. In G. Spinetti, L. Janiri (Eds.), *Psichiatria ed Ecologia*, pp. 37-45. CIC, Rome.

7. Marmar C. (1997) Trauma and dissociation. *PTSD Research Quarterly*, **8**: 1-3.

8. Green B., Lindy J., Grace M.C. (1989) Posttraumatic stress disorder. *J Nerv Ment Dis*, **173**: 406-411.

9. Bromet E., Dew M.A. (1995) Review of psychiatric epidemiologic research on disasters. *Epidemiol Rev*, **17**: 113-119.

10. Bouthillon-Heitzmann P., Crocq L., Julien H. (1992) Stress immédiat et séquelles psychiques chez les victimes d'attentats terroristes. *Psychologie Médicale*, **24**: 465-470.

11. Raphael B., Wilson J., Meldrum L., McFarlane A.C. (1996) Acute preventive interventions. In B. Van der Kolk, A.C. McFarlane, L. Weisaeth (Eds.), *Traumatic Stress. The Effects of Overwelming Experience on Mind, Body and Society*, pp. 463-479. Guilford, New York.

12. Griffin C. (1987) Community disaster and post-traumatic stress disorder: a

debriefing model for response. In T. Williams (Ed.), *Post-traumatic Stress Disorders: A Handbook for Clinicians*, pp. 293-298. Disabled American Veterans, Cincinnati.

13. Horowitz M.J., Kaltreider N. (1980) Brief treatment of post-traumatic stress disorders. *New Direction for Mental Health Services*, 6: 67-79.

14. Lindy J.D., Green B.L., Grace M., Titchener J. (1983) Psychotherapy with survivors of the Beverly Hills Supper Club Fire. *Am J Psychother*, 37: 563-610.

15. Tuckman A.J. (1973) Disaster and mental health intervention. *Commun Ment Health J*, 9: 151-157.

16. Klingman A., Eli Z.B. (1981) A school community in disaster. Primary and secondary prevention in situational crisis. *Professional Psychology*, 12: 523-533.

17. Dunning C., Silva M. (1980) Disaster induced trauma in rescue workers. *Victimology*, 5: 287-297.

18. Jones D.R. (1985) Secondary disaster victims: the emotional effects of recovering and identifying human remains. *Am J Psychiatry*, 142: 303-307.

19. Lindy J. (1985) The trauma membrane and clinical concepts derived from psychotherapeutic work with survivors of natural disasters. *Psychiatr Ann*, 15: 153-160.

20. Mitchell J.T. (1983) When disaster strikes: the critical incident stress debriefing process. *J Emergency Med Serv*, 8: 36-39.

21. Armstrong K., O'Callahan W., Marmar C. (1991) Debriefing Red Cross disaster personnel: the multiple stressor debriefing model. *J Trauma Stress*, 4: 581-593.

22. Dyregrov A. (1992) Traumatized kids, traumatized rescuers? *Emerg Med Serv*, 21: 20-24.

23. Van der Kolk B., McFarlane A.C., Van der Hart O. (1996) A general approach to treatment of posttraumatic stress disorder. In B. Van der Kolk, A.C. McFarlane, L. Weisaeth (Eds.), *Traumatic Stress. The Effects of Overwelming Experience on Mind, Body and Society*, pp. 417-440. Guilford, New York.

24. Turner S.W., Thompson J., Rosser R. (1995) The Kings Cross Fire: psychological reactions. *J Trauma Stress*, **8**: 419–428.

25. Hagström R. (1995) The acute psychological impact of survivors following a train accident. *J Trauma Stress*, **8**: 391–402.

26. Crocq L. (1998) La cellule d'urgence médico-psychologique, sa création, son organisation, ses interventions. *Ann Médico-Psychol*, **156**: 58–64.

27. Shalev A., Schreiber S., Galai T. (1993) Early psychological responses to traumatic injury. *J Trauma Stress*, **6**: 441–450.

28. Gökalp P.G. (2002) Disaster mental health care: the experience of Turkey. *World Psychiatry*, 1: 159–160.

29. Basoglu M., Salcioglu E., Livanou M. (2002) Traumatic stress responses in earthquake survivors in Turkey. *J Trauma Stress*, **15**: 269–276.

30. Caldas de Almeida J.M. (2002) Mental health services for victims of disasters in developing countries: a challenge and an opportunity. *World Psychiatry*, 1: 155–157.

31. Shinfuku N. (2002) Disaster mental health: lessons learned from the Hanshin Awaji earthquake. *World Psychiatry*, 1: 158–159.

32. McFarlane A.C. (2002) Managing the psychiatric morbidity of disasters. *World Psychiatry*, 1: 153–154.

33. Boscarino J.A., Galea S., Ahern J., Resnick H., Vlahov D. (2003) Psychiatric medication use among Manhattan residents following the World Trade Center disaster. *J Trauma Stress*, **16**: 301–306.

34. Crocq L. (2002) World Trade Center. Image sans parole, le trauma d'une communauté. *Revue Francophone du Stress et du Trauma*, 2: 3–6.

35. Cremniter D. (2000) La catastrophe du Concorde: intervention médicopsychologique. *Revue du Stress et du Trauma*, 1: 55–59.

36. Crocq L., Doutheau C. (1995) Psychiatrie de catastrophe. In J.L. Senon, D. Sechter, D. Richard (Eds.), *Thérapeutique Psychiatrique*, pp. 989–1001. Hermann, Paris.

37. Crocq L., Doutheau C., Louville P., Cremniter D. (1998) Psychiatrie de catastrophe. In *Encyclopédie Médico-Chirurgicale, Psychiatrie*, 37-113-D-10. Elsevier, Paris.

38. Koopman C., Classen C., Spiegel D. (1994) Predictors of posttraumatic stress symptoms among survivors of the Oakland/Berkeley, California firestorms. *Am J Psychiatry*, **151**: 888-894.

39. Lundin T. (1987) The stress of unexpected bereavement. *Stress Medicine*, **4**: 109-114.

40. Ursano R.J., Fullerton C.S., Kao T.C., Bhartiya V.R. (1995) Longitudinal assessment of posttraumatic stress disorder and depression after exposure to traumatic death. *J Nerv Ment Dis*, **183**: 36-42.

41. Ursano R.J., Grieger T.A., MacCarroll J.E. (1996) Prevention of posttraumatic stress. Consultation, training and early treatment. In B. Van der Kolk, A.C. McFarlane, L. Weisaeth (Eds.), *Traumatic Stress. The Effects of Overwhelming Experience on Mind, Body and Society*, pp. 441-462. Guilford, New York.

42. Robertson C., Klein S., Bullen H., Alexander D.A. (2002) An evaluation of patient satisfaction with an information leaflet for trauma survivors. *J Trauma Stress*, **15**: 329-332.

43. Crocq L. (2002) Special teams for medical/psychological intervention in disaster victims. *World Psychiatry*, **1**: 154-155.

44. Dyregrov A. (1997) The process in psychological debriefing. *J Trauma Stress*, **10**: 589-606.

45. Crocq L. (2002) Historique critique du debriefing. In E. de Soir, E. Vermeiren (Eds.), *Les Debriefings Psychologiques en Question*, pp. 73-130. Garant, Antwerp.

46. Lebigot F., Gauthier E., Morgand D., Lassagne M. (1997) Le debriefing psychologique collectif. *Ann Médico-Psychol*, **155**: 370-378.

47. Lebigot F. (1998) Le debriefing individuel du traumatisé psychique. *Ann Médico-Psychol*, **156**: 417-420.

48. Damiani C. (2001) L'aide psychologique aux victimes. In R. Cario, D. Salas (Eds.), *Oeuvre de Justice et Victimes*, Vol. 1, pp. 175-88. L'Harmattan, Paris.

고베 지진의 경험

Naotaka Shinfuku
University School of Medicine,
Kobe, Japan

서론

고베를 방문하는 사람들은 이제 한신-아와지(Hanshin-Awaji) 지진에 의한 재난 피해를 알아보기 힘들다. 고베는 겉보기에 바쁘고 번영한 현대 일본 도시와 같다. 그러나 박물관, 추모 공원, 지진 재난 피해를 위한 훈련 기관을 방문해 보면 지진의 피해가 다시 떠오르게 된다.

고베 지진은 1995년 1월 17일 하루 만에 5,500명 이상의 인구를 잃게 만들었다. 1년 뒤 주민들이 미피해 지역으로의 이동함에 따라 고베에는 100,000여 명의 인구가 빠져 나갔다. 최근 들어서야 도시 인구가 점차 증가하였고, 재난 이전의 수준에 겨우 도달했다. 특히, 한때는 고베의 중심 산업이었던 항구 중심 산업은 타이완의 카오싱이나 한국의 부산과 비교하여 그 경쟁력을 완전히 잃어버렸다. 한번 다른 항구에 빼앗긴 선박수요는 다시 되돌리기 어려웠다. 고베 주민들은 여전히 지진의 기억과 트라우마를 간직한 채 살아가고 있으며, 도시와 인구 유동성 자체가 재난 피해 이후 어떻게 변화했는지 생생하게 목격하며 살아왔다.

지진

지진은 새벽 5시 46분에 일어났다. 강도는 7.2였다.[1] 정확한 발생 지점은 도시의 중심부인 한신 지역 바로 아래 지역이었다. 지진에 의해 영향을 받은 인구 수는 2,400여 명에 이르는 것으로 추정되었다. 지진 직후 사망자는 5,502명으로 집계되었다. 1995년 8월, 지진으로 인한 공식적인 사망자 수는 6,500명에 이르렀다. 지진 후에 발생한 자살도 사망자 수에 포함되어 인명피해 수는 늘어났다. 지진 직후 사망자의 4분의 3이 질식 때문이었다. 다른 사망 원인으로는 화상이나 트라우마로 인한 충격, 그리고 골절 등이었다.

지진이 발발한 직후의 상황

많은 사람들이 지진 발생 직후 도대체 무슨 일이 일어났는지 바로 인지하지 못했다. 이런 기간을 흔히 '여섯 시간의 공황 상태'라고 명명하기도 한다. 지진이 발생했을 때, 그것이 지진인지도 모르는 상태를 말한다. 주민들은 '집 밑에서 뭔가 폭발이 일어난 것이 아닐까'라는 생각하기도 했다. 또한, 대다수의 주민들은 지진이 도심지 가까운 곳에서 일어났다는 사실을 깨닫지 못했다. 고베 지진 피해자들 대부분이 TV에서 나가타 지역이 완전히 불길에 휩싸인 것을 시청하고 나서야 지진의 강도가 얼마나 크고 광범위한지 비로소 인지했다고 하였다. 이러한 사례는 종종 재난을 직접 겪은 지역민들에게는 그 재난에 대한 정보가 가장 늦을 수 있다는 사실을 알려 준다.[1]

재난 발생 단계에서 나타나는 건강상의 문제

재난 발발 직후

대다수의 피해자들은 고베 대학 종합병원 응급실로 이송되었다. 그리고 그중 많은 사람들이 이송되자마자 사망했다. 많은 다른 경우들에는 정형외과로 이송되었다. 해부학과, 외과, 그리고 행정실은 아수라장이 되었다. 사망선고를 내려야 했기 때문이다.[2] 재난 경험 직후 대부분의 피해자들은 감정적으로 마비되었음을 느낄 수밖에 없었다. 필자의 친구 중 한 명은 부모님이 돌아가셨다는 사실을 접하고 현실을 받아들일 수 없었고 슬픔도 느낄 수가 없었다고 한다. 나 자신도 일종의 이인화 과정을 경험했다(이는 재난으로부터 자신을 보호하려는 심리적 방어기제라고 한다). 2~3일 후, 과반수의 피해자들이 즐거움을 느끼고 수다스러워지기도 한다. 어떤 사람들은 약간의 홍분 상태의 증상을 보이기도 한다. 이러한 증세들은 살아남았다는 데 대한 감사함이나 생리학적인 즐거움 때문일 것이다. 이처럼 초기 단계에서 흔히 나타나는 의학적 문제들은 평상시 먹던 약물을 복용하지 못하여 나타나는 정신작용의 이상이나 기절 증세 등이 있었다. 노인 피해자들 사이에서는 특히, 기억 상실 등도 보고가 되었다. 우울 증세를 보이던 환자들은 대체로 조증의 상태로 변화한 것으로 나타났다.[3]

재난 발생 후 2주

첫 주에는 모두가 식료품과 물, 그리고 정보를 얻으려고 조바심을 냈다. 전우애 같은 우정도 한동안 지속되었다. 이것은 피해자들 사이에서 정신적 자극 및 우애를 야기하였다. 그러나 동시에 또다시 재난을 당할지도 모른다거나 기타 여러 가지 일반적인 불안감들도 경험되었다. 생존자들의 죄책감은 강렬했는데, 특히 사망한 가족구성원들에 대해 더욱 강하게 느끼는 것으로 나타났다(필자는 시간에 대해 이상한 느낌을 경험했다. 하루가 영원하게 느껴졌지만 재난 이전 발생했던 일들은 도저히 기억할 수가 없었다). 한 주가 지난 뒤, 의료진은 응급치료보다 만성적인 환자들, 즉 극도의 긴장이나 당뇨 증세, 그리고 정신이상 등을 치료하는 것으로 바뀌었다.[4, 5] 재난 피해 보호소에서 노인이나 정신적으로 장애를 경험하는 환자들에게 적절한 치료를 제공하는 것은 어려운 일이었다. 보호소에 머무르는 피해자들은 스트레스 반응이나 악몽을 경험하는 일이 아주 흔했다. Hyogo Prefecture 정신건강센터와 같은 정신의료 기관들이 피해자들을 위한 심리치료를 제공하는 데 주력하였다. 정신과 의사를 포함한 자원봉사자들, 심리학자들이 고베 및 피해 지역으로 모였다. 거의 1,500만 명의 자원봉사자가 일본 전 지역에서 파견되었으며, 일부는 해외에서도 한신 지역으로 지진 피해자를 돕기 위해 방문했다. 열흘쯤 경과하자, 보호소에서의 생활 자체가 극도의 스트레스 상황이 되었다. 스트레스 반응이 더욱 악화되었고, 고베 종합병원 내과진이 위궤양 등을 처치하기 위해 분주했다. 불안 반응이나 수면장애 또한 아주 흔했다.[6] 노인층 사이에서 폐렴 및 기관지염 발생 증가가 보고되었다(지진은 일본에서는 겨울인 1월에 발생하였다).

2주가 지나니, 피해자들도 가족의 상실, 일자리와 주거 상실 등을 비롯한 현실을 직시하기 시작했다. 우울 증세가 명백해졌으며, 일부는 자살을 감행하기도 했다. PTSD의 명확한 증후가 나타났고, 플래시백과 같은 정신적 장애가 지속적으로 나타났다.

재난 발생 후 수개월

한 달 후, 상당수의 노인들은 지속되는 스트레스에 제대로 대처하기가 어려워졌다. 알코올 소비가 증가했고 이것은 다시 알코올과 관련된 건강문제를 야기했다. 알코올성 폭력도 보고되었고, 일부 아이들은 퇴행 증상을 보였다. 자원봉사자들 사이에서는 심리적 탈진도 나타났다.

　한때는 320,000여 명이 학교나 공공건물 같은 임시 보호소에 함께 머물렀다. 하지만 정부는 마치 군대 내무반과 같은 형태로 임시 거주처 여러 곳을 운영하기 시작했다. 총 4,700여 개의 임시 거주처가 마련되었고 80,000여 명의 사람들이 이곳에 머물렀다.

　대다수의 피해자들은 직업을 잃었기 때문에 경제적인 어려움을 겪었다. 재활과 재건축 과정에서 많은 피해자들은 경제적·사회적 지위가 강등되는 괴로움을 경험했고 이는 곧 우울로 이어졌다.

　피해자 중 가장 큰 피해를 입은 층은 가족을 잃은 노인들이나 가장을 잃고서 아이들과 어머니로만 구성된 가족과 개발도상국에서 이민 온 외국인들이었다.

　2년 후, 임시 거주처로부터 피해자들이 점차 이사를 나와 지역 정부가 세운 임대 주거로 이사하게 되었다. 1999년에 이르러서야 비로소 대부분의 임시 거주처가 완전히 비워지게 되었다.[7]

장기적인 건강 상태

　지진 발생 후 몇 년이 흐른 뒤에는 광범위한 영역에서 신체적·정신적 문제가 나타나게 되었다. 여기에는 스트레스 경험이 원인이 된 경우가 많았다. 그러나 예전과는 다른 환경적인 요소들과 실제 재난으로 인한 신체적 외상이 원인이 된 경우도 있었다. 예컨대, 극도의 긴장감으로 너무 짜게 식사를 했거나 스트레스가 많은 주거 환경, 그리고 악몽 등이 원인이 될 수가 있다. 이처럼 실제로 피해자의 면역 체계나 피해 아동의 심리사회 발달에 어떤 영향이 구체적으로 나타나는지 파악하는 데는 장기적인 시간이 걸릴 수밖에 없다.

장기간의 신체적 영향

고립된 주거환경은 알코올과 흡연을 증가시키며, 긴장감과 심장발작 등의 질병 유발을 증대시킨다. 신선한 채소를 섭취하지 못하고 패스트푸드를 지속적으로 섭취할 경우, 자연히 배변에 문제가 일어날 수밖에 없다. 또한, 냉난방기 사용으로 부적합한 실내 온도 때문에 감기에 걸리거나 폐기종(emphysema)이 나타날 수 있다. 일부 피해자들은 지진으로 인해 만성적인 장애자가 되었다. 뇌 손상이나 척추 손상 그리고 일부는 마비를 경험하게 되었다. 상당수의 노인 피해자들은 유사 치매를 경험했다. 심한 음주는 알코올성 간염을 유발했고, 가족구성원을 잃은 노인 남성의 경우에는 만성적인 스트레스성 이상 장애를 경험했다. 그러나 대규모의 포괄적인 유행병학(epidemiologic) 연구는 아직 완결되지 못했다.

장기적인 정신적 영향

피해자가 경험하는 주된 심리적 문제들은 임시 거주처에서 고립된 생활을 하는 것으로부터 비롯되었다. 일부는 고독사나 자살 등의 비극으로 마감되기도 했다. 특히, 250여 건이 넘는 고독사가 보고되었는데, 이는 고베 인구의 주된 사회적 관심사로서 지방 정부가 질타를 받게 되는 주된 원인이 되었다. 지역의 건강 관련 종사자가 크게 부족하다는 것이 이러한 비극의 주된 원인이 되었다. 학교 아이들을 대상으로 한 필자들의 연구에 따르면, 심리적 영향은 특히 가족과 친구들을 잃은 어린 여학생들 사이에서 두드러졌다. 6개월이 지나면 신경질적인 증세는 경감되었지만 대신 우울이 나타났다. 그리고 12개월 후에는 신체적인 불편함을 호소하였다.[7, 8] 몇몇 연구들에 따르면 고베 지역에서는 다른 나라에 비해 PTSD의 발병률은 오히려 낮게 나타난 것으로 보고되었다.[9-11]

교훈

스트레스에서 비롯된 신체적 증상은 지진 직후 가장 먼저 나타난다. 출혈성 궤양이나 고혈압은 재난 직후에 증가하기 시작해서 2~3주 후에 절정에 이르렀다. 그리고 6개월 전후로 점차 경감되어 갔다. 스트레스성 신체 증상은 그나마 단기적으로 지속되었다. 심리적인 증상 중 불안 증상은 처음부터 유행했으며, 시간이 경과함에 따라 감소했다. 죄책감은 불안과 함께 6개월 전후까지 나타났다. 그러나 우울 증상은 시간이 지나도 경감하지 않았으며, 오히려 6개월이 지난 시점까지 증가하는 것으로 나타났다. 또한 우울증은 집과 가족을 잃은 피해자들 가운데에서 아주 흔하게 나타났다. 사회적인 문제들은 1년을 전후로 많이 나타났으며, 알코올 문제나 대인관계의 어려움은 시간이 경과함에 따라 점진적으로 증가하였다. 이들 문제들은 피해자들에게 계속해서 주된 문제가 되었다.[12]

PTSD

ASD나 PTSD의 개념을 통해 외상과 관련된 모든 심리적 문제들을 다루기에는 역부족이다.[13] Hyogo Prefecture 심리보호센터의 연구에 따르면 지진 발생 이후 1,956개에 이르는 진료 사례 가운데 DSM-IV가 규정하는 외상 후 스트레스 장애군 진단에 완전히 부합하는 환자는 2.5%에 불과했다. 그러나 그 빈도를 살펴보면 집을 잃은 피해자 가운데에서는 4.5%, 가족을 잃은 피해자 가운데에서는 무려 13.1%가 진단기준에 완전히 부합했다.[14] 외상 후 스트레스 장애 환자의 비율은 집이나 가족을 잃었다는 피해 상황의 심각도와 명백하게 관련이 깊었다. 그러나 전체적으로 살펴보면 고베 지진의 경우 PTSD 발병 비율이 상당히 드문 편으로 나타났다.

여기에는 여러 가지 이유나 가능한 해석들이 있을 수 있다. 첫 번째 해석으로는 외상 후 스트레스 장애에 대한 보고 자체의 비율이 낮았기 때문일 수 있다. 즉, 피해자들은 체면 때문에 이러한 증세에 대해 이야기하기 꺼려 했을 수 있다. 두 번째 해석은 의료진들이 환자에게 이러한 증상이 있는지 제대로 질문해 볼 의지가 별로 없었기 때문이라고도 볼 수 있다. 세 번째 설명은 일본인을 비롯한 아시안들이 대체로 스트레스 상황에서 해리 등 심리적 증상을 나타내기보다는 신체화 증상으로 나타나는 경우가 많기 때문이다.[15] 하지만 이러한 해석을 뒷받침하는 자료가 부재하여 이는 PTDS와 신체화 장애의 관계 및 아시아인에 대한 현재 PTDS 개념의 임상적 타당성에 대한 논의를 초래할 수 있다. 네 번째 해석으로는 고베 피해자들 중 많은 인원이 지진 후 보호를 받지 못했다고 느끼지 않았을 수 있다는 것이다. 지역사회를 중심으로 한 일본 사회가 고베에서의 PTSD 발병률을 낮추는 역할을 했을 수 있다. 또한, 고베 지역 내 PTSD 진단 과정에서 환자나 의사에 대한 어떠한 정치적 및 재정적 보상도 관여된 바가 없었다.

이러한 설명들은 충분히 설득력이 있다. 그러나 어떠한 역학 조사도 현재까지 엄밀하게 이루어진 바가 없다. 시간이 흐름에 따라, 고베 피해자들 가운데에서는 PTSD 증상이 아마 증가되었을 수도 있다. 그러므로 계속해서 피해자들의 심리적 상태를 예의주시하여 추적할 필요가 있다.

자원봉사자들

지진 직후에 정신과 의사들과 정신보건 관계자들이 고베에 당도했다. 일부는 정신과 의료실을 개설했으나 아주 극소수의 피해자들만 진료를 받았다. 가장 큰 도움은 오히려 주부 봉사단이 제공했는데 식료품과 정보를 어떻게 얻는지 등에 관한 것들이었다. 또한 젊은 봉사자들이 물건을 나르거나 지진 피해 경험을 잘 들어주는 것도 도움이 많이 되었다고 보고되었다. 일부 정신과 의사들은 어떻게 피해자들의 경험을 경청할 것인지에 대한 매뉴얼을 발간했다. 여기에는 어떻게 사전 동의를 얻고 어떻게 경험을 나누며, 비밀유지에 대한 규칙 등도 포함이 되었다. 그리고 이러한 짧은 경청의 시간들이 많은 피해자들에게는 여러 회기의 상담 역할을 했을 수 있다. 또한 피해자들은 전문인력보다 오히려 24시간 체제로 바로 옆에 상주하는 이웃과 자원봉사자들로부터 필요한 심리적 지원을 더 많이 받을 수도 있다. 전문인력에는 장단점이 있었다. 예컨대, 전통적인 이동식 정신과 진료실은 전혀 도움이 되지 못했다. 그러나 미디어를 통해 자원봉사자들에게 전달된 정신보건 지식은 오히려 도움을 줄 수 있었다.

또한, 다른 나라에서 방문해 준 외국인 자원봉사자들 및 정신과 의료진들도 도움이 되었다. 전 세계의 많은 재난 정신건강 전문가들이 고베를 방문하였다. 국제 전문가들이 통역사와 그들의 방문부터 숙소까지 일정을 잡아 줄 사람을 필요로 함에 따라, 적은 수의 지역 전문가들에게 부담을 주었다. 고베의 일부 전문가들은 많은 외국 재난 전문가들과의 만남을 가진 뒤 소진 증상(burout symptoms)을 보이기도 했다. 그러나 외국 전문가들은 일본 미디어와 피해자에 대한 심리적 지원을 필요로 하는 전문가들을 개화시켰다. 일본에 있는 어느 누구도 재난 피해자들의 정신건강 요구를 다룰 준비가 되어 있지 않았다. 국제 전문가들은 분명 고베 피해자들을 위한 정신건강 관리의 중요성에 대한 인식을 증가시키는 데 큰 공헌을 했다.

앞으로 향후 10년간의 전망

사회적 문제는 결코 끝나지 않을 것

고베에 있는 건강 관련 전문가들의 가장 큰 관심은 이제 어떻게 하면 재난 피해자들의 건강을 회복시키고 소위 말하는 고독사로부터 보호할 것인가에 있다. 지진 직후에는 고베에 자원봉사자들이 넘쳐났었다. 3년이 지나자 자원봉사자들이 거의 모두 사라졌다. 지방정부가 정부 차원에서 임시 거주지에 상주하는 피해자들을 돕기 위해 공공 보건 간호사들을 파견했으나 그 인원이 매우 부족했다. 자조 집단이 결성되어 피해자들 스스로 정신건강을 회복하기 위해 노력했고 고독사나 장기적인 건강문제를 완화시키는 역할을 했다.

노년기에 그들의 집, 돈, 친구들, 그리고 배우자를 잃은 피해자들이 삶의 의미를 다시 찾기란 쉽지 않은 일이었고, 이들을 위해서는 최소한 집을 재건하거나 소규모 사업을 시작할 경제적 지원이 필요했다.

그리고 이처럼 장기적인 건강문제를 완화시키기 위해 여론의 관심을 환기시킬 수 있도록 지속적인 노력이 필요하다.

피해자로부터 피해자의 지원인력으로 변모하기

1999년에 고베 대학 정신과는 재난 피해자들을 위한 통합치료훈련센터(JICA)를 건립하기로 결정했다. 개발도상국의 재난 지역에서 일하는 의료진이 고베에 방문해서 8주간 견학과 연구를 할 기회가 주어졌다. 고베 의과대학은 자신들의 경험을 나누어야 할 책임을 느꼈다. 현재까지 터키, 이집트, 방글라데시, 네팔, 중국, 타이, 파키스탄, 인도, 케냐, 페루, 그리고 니카라과에서 약 30여 명의 의사와 간호사들이 방문했다. 그리고 터키와 타이완의 지진 발발 직후 그곳에 응급의료진을 파견하기도 했다. 마찬가지로, Hyogo 센터와 고베시도 미국의 의료진들을 초빙하여 연구 및 훈련 센터를 건립하고 보호시설도 마련한 바 있다. 이 같은 과정을 통해, 고베시는 피해자로부터 재난 대처의 지원자로 다시 설 수 있을 것이다. 그리고 고베시와 지역 주민들은 현재도 트라우마를 극복하기 위해 애쓰고 있다.

고베에서 아시아 전역으로

아시아 국가들은 지속적으로 흉폭한 자연재해의 피해를 입어 왔다. 지금까지는 재난 피해가 정신건강에 어떤 영향을 미치는지에 대한 관심이 적었으나 지난 10년간 점진적으로 주목을 받고 있다. 일본에서는 한신-아와지 지진이 외상 후 스트레스 장애군을 알리는 획기적인 전환점으로 자리 잡았으며 생존자들을 위한 정신건강 보호 서비스의 필요성이 절실함을 알리는 계기가 되었다. 그리고 이러한 관심의 증대 때문에 중국과 타이완에서 일어난 주요 재해 이후에 정신보건 전문가들을 파견할 수 있게 되었다.[16, 17] 한신-아와지 지진은 매우 비극적인 사건이다. 그러나 고베로부터 얻은 교훈은 개발도상국뿐만 아니라, 아시아 전 지역의 정신건강 전문가들과 공유되고 있다.

참고문헌

1. Baba S., Taniguchi H., Nambu S., Tsuboi S., Ishihara K., Osato S. (1996) Essay, the great Hanshin earthquake. *Lancet*, 347: 307-309.
2. Ueno Y., Nishimura A., Tatsuno Y., Yata K., Adachi J., Fujimoto S., *et al.* (1998) Analysis of the result of inquests in the Great Hanshin earthquake. In I. Kamae (Ed.), *Comprehensive Medical Studies on the Earthquake Victims*, pp. 27-34. Kobe University School of Medicine, Kobe.
3. Shinfuku N. (1999) To be a victim and a survivor of the Great Hanshin-Awaji Earthquake. *J Psychosom Res*, 46: 541-548.
4. Saito K., Kim J.L., Maekawa K., Ikeda Y., Yokoyama A. (1997) The Great Hanshin Awaji earthquake-aggravated blood pressure control in treated hypertensive patients. *Am J Hypertens*, 10: 217-221.
5. Inui A., Kitaoka H., Majima M.,Takamiya S., Uemoto M., Yonenaga C., *et al.* (1998) Effect of the earthquake on stress and glycemic control in patients with diabetes mellitus. *Arch Intern Med*, 158: 274-278.
6. Aoyama N., Kinoshita Y., Fujimoto S., Himeno S., Todo A., Kasuga M., *et al.* (1998) Peptic ulcer after the Hanshin-Awaji earthquake- increased incidence of bleeding gastric ulcers. In I. Kamae (Ed.), *Comprehensive Medical*

Studies on the Earthquake Victims, pp. 45-52. Kobe University School of Medicine, Kobe.

7. Shinfuku N. (1998) Psychological consequences of the Great Hanshin-Awaji earthquake. In I. Kamae (Ed.), *Comprehensive Medical Studies on the Earthquake Victims*, pp. 189-193. Kobe University School of Medicine, Kobe.

8. Shinfuku N., Honda M., Uemoto M., Shioyama A. (1998) Epidemiological study of the Great Hanshin-Awaji earthquake's psychological consequences on affected school children. In I. Kamae (Ed.), *Comprehensive Medical Studies on the Earthquake Victims*, pp. 194-197. Kobe University School of Medicine, Kobe.

9. Kokai M., Takeuchi S., Ohara K., Morita Y. (1998) PTSD among victims of the Great Hanshin Awaji earthquake (in Japanese). *Sheishin-Igaku*, 478: 1061-1068.

10. Sharan P., Chaudhary G., Kavathkar S.A., Saxena S. (1996) Preliminary report of psychiatric disorder in survivors of a severe earthquake. *Am J Psychiatry*, 153: 556-558.

11. Coenjian A.K., Najarian L.M., Pynoos R.S. (1994) Posttraumatic stress disorder in elderly and younger adults after the 1988 earthquake in Armenia. *Am J Psychiatry*, 151: 895-901.

12. Araki K., Nakane Y., Ohta Y., Kawasaki N. (1998) The nature of psychiatric problems among disaster victims. *Psychiatry Clin Neurosci*, 52(Suppl.): 317-319.

13. Kokai M., Shinfuku N. (2000) PTSD in Asian Society. *Encyclopedia of Clinical Psychiatry*, S6: 309-318 (in Japanese).

14. Kato H., Asukai N., Miyake Y., Minakawa K., Nishiyama A. (1996) Post-traumatic symptoms among younger and elderly evacuees in the early stages following the 1995 Hanshin-Awaji earthquake in Japan. *Acta Psychiatr Scand*, 93: 477-471.

15. Kokai M., Shinfuku N. (1998) Post-traumatic stress disorder and somatoform disorder (in Japanese). *Psychosom Med*, 2: 193-197.

16. Chen C.C., Yeh T.L., Yang Y.K., Chen S.J., Lee I.H., Fu L.S., *et al.* (2001)

Psychiatric morbidity and post-traumatic symptoms among survivors in the early stage following the 1999 earthquake in Taiwan. *Psychiatry Res*, 15: 13-22.

17. Wang X., Gao L., Shinfuku N., Zhang H., Zhao C., Shen Y. (2000) Longitudinal study of earthquake-related PTSD in a randomly selected community sample in north China. *Am J Psychiatry*, 157: 1260-1266.

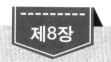

터키 마르마라 지진의 경험

Peykan G. Gökalp
Bakirkoy Teaching and Research Hospital for Psychiatry and Neurology,
Istanbul, Turkey

서론

마르마라(Marmara) 지진은 1999년 8월 17일, 7.4 강도로 마르마라 지역 (터키의 북서부 지역)을 강타했다. 지진이 강타한 정확한 지점은 이즈미트 (Izmit), 골커크(Gölcük), 아다파자리(Adapazari)와 아브실라르/이스탄불 (Avcilar/Istanbul) 지역으로 터키 내에서 인구가 가장 많이 밀집한 곳이다. 공식적인 기록에 따르면 지진으로 18,000여 명이 사망하고 약 50,000여 명이 중상을 입었으며 수천 명이 집을 잃었다.[1] 약 2,000만 명의 사람들이 지진으로 인한 직간접의 충격으로 전문적인 도움을 필요로 했다.

지진이 일어난 지 5년에 이르고 있는 지금도 이스탄불에 거주하는 약 1,200만 명의 사람들은 마음이 전혀 편치 못하다. 잠재적인 지진이 약 7.0 이상의 강도로 30년 이내에 또다시 이스탄불을 강타하리라고 지질학자들이 예측하고 있기 때문이다. 그리고 이 때문에 마르마라 지역 주민들은 추후 발생

가능한 지진 예측에 대한 미디어 보도가 이어질 때마다 안절부절못하고 있다. 이 지역은 농촌으로부터 도심 지역으로의 이송 인구가 많기 때문에 빌딩들이 건축 규정을 제대로 지키지 않고 지어진 경우가 많은데, 이런 여건에서 지진이 강타한다면 그것이야말로 자연재해이자 동시에 인재로 이어질 수밖에 없을 것이다.

지진

마르마라 지진은 새벽 3시 2분에 일어났고, 대다수의 사람들이 아직 수면 중이었던 시간에 약 45초 동안 지속되었다. 몇 초 안에 전력이 끊어졌고 땅으로부터 커다란 굉음이 들려서 공포 수준을 극도로 높여 주었다. 그리고 빌딩이 무너지며 비명소리가 이어져 어마어마한 숫자의 사상자를 배출하였다. 심지어 정부조차도 다음 날까지 지진 피해를 입은 면적이 어떻게 되는지, 피해 수준은 어떤지 정확하게 파악하지 못했다. 이어서 오일 공장에서는 큰 규모의 화재가 시작되었고, 결국 인근 지역부터 크나큰 생명의 위협과 재산피해가 발생했다. 전력을 생산하는 공장들이 피해를 입으면서 전력공급에도 큰 문제가 생겼다. 재난이 일어난 지 하루 만에 수백만 명의 사람들이 충격과 신체적 손상, 그리고 집과 가족을 잃은 상태가 되었다.

지진 발발 직후의 상황

첫날에는 모두가 충격으로 마비된 상태였다. 그래서 지진 피해에 대해 반응을 거의 보이지 않았다. 구조팀이 도착했을 때는 아직 생존해 있는 사람들을 구조할 수 있으리라는 희망의 분위기가 고조되었다. 언론은 재난 피해 현장의 상황을 자세히 보도했다. 공급 물품의 부족으로 일부 피해자들은 정부

측에 분노감을 표현하기도 했다.

　이후, 기부 물품이 국내 및 해외로부터 공수되었고, 필요한 인력도 유입되었다. 그러나 공급이 불균형하여 한 텐트에서는 물품이 넘쳐났지만 바로 옆 텐트에서는 물품이 전혀 없는 사태가 발생했다. 물품이 진정 어느 곳에서 필요한 것인지 미쳐 고려할 여력도 없이 무작위로 배부되었기 때문이다.

　텐트에 머물던 피해 인원들의 요구사항을 충족하는 것은 기본적으로 어려웠다. 지진 이전에 직장을 가지고 있었던 남자들은 할 일을 찾지 못해 배회했고, 여성들, 대부분 주부들은 더 이상 청소나 빨래를 할 집이 없었다. 만약 그들의 자녀들이 아직 생존했을 경우 자녀들은 주요 텐트 캠프 중 '게임 텐트'라고 부르는 텐트에서 자원봉사자인 여학생 및/또는 심리학자들에 의해 보살핌을 받았다. 피해자들의 이러한 수동성과 극도의 무기력감은 아마도 정신적 외상 때문이었을 것이며, '좀 더 힘과 자원이 있는 외부인들과 자원봉사자들'이 피해자들을 위해 모든 것을 처리하는 상황에서 퇴행이 찾아온 것일 수 있다.

　더욱 큰 강도의 지진이 몰아닥칠 것이라는 루머도 나돌았다. 또한 왜 지진이 그 지역을 강타했는지에 대한 미신적인 해석도 일파만파로 퍼져 나갔다.

　가장 가난한 빈곤층이 모여 있는 텐트에서는 아이들과 여성들을 지원하는 서비스가 적극적으로 활용되었다. 빈곤층 아이들은 이번을 통해서 '값비싼' 장난감을 처음으로 접하게 되었으며, 공교육을 받은 적이 없던 여성들도 삶에 대한 대처 기술을 처음으로 배우는 기회가 되었다.

　많은 자원봉사자들—의사, 간호사, 심리학자들—이 지진이 발생한 지 얼마 안 되는 초기 단계에는 아무런 체계가 없이 몰려들었다. 민간 기업이 옷, 식품, 물, 파편을 치우기 위한 장비들을 제공했다. 터키로부터 아쿠트(Akut)라는 이름의 구조 업체가 자원봉사로 파견되었다. 그리고 이들은 피해자들을 찾기 위해 지대한 노력을 함으로써 재난 속에서 영웅의 상징이 되었다. 국제 구조 팀들이 일본, 이스라엘, 그리스, 헝가리 그리고 미국과 기타 여러 나라로부터 방문하였으며 많은 인명을 구조하였다.

정신과 의사들은 터키 의료협의회의 관할 하에 재난 지역에서 활동하였다. 이 터키 의료협의회는 재난 발생 후 둘째 날부터 구성되어 최전방의 실무진으로 활약했다. 다른 도시의 의료진들도 이들 터키 의료협의회로부터 재조직되었다. 지역 정신과 의사들과 간호사들 역시 정신적 외상을 입었기 때문에 전문가로서 역할을 제대로 수행할 수가 없었다. 따라서 터키의 다른 지역에서 정신과 의료진들이 파견되었으며, 이러한 재난 상황에서도 평소처럼 대응하도록 재훈련을 받아야만 했다. 정신보건팀이 의료진, 구조팀, 그리고 생존자들을 위해 브리핑하는 회기를 마련하여 제공하였다. 국제 의료진이 터키 의료협회에 참여하여 텐트 안에 병원을 마련하였고 응급 환자, 만성적인 질병과 정신과적 질병을 앓고 있는 피해자들을 진료했다.

지진 발생 2년 후 사회 및 건강 돌봄 상태

터키의 국가 주민등록 시스템에 따르면, 150,000명이 지진 재난 발생 후 일자리를 잃었다. 14세 이상 인구 중 실업자 비율이 16%에 이르렀으며 이는 터키의 평균 실업률인 7.3%를 훨씬 웃도는 수치다. 재난 지역에서 평균적으로 건강보건 서비스를 활용하는 비율은(1차 진료기관 및 일반 의료, 그리고 개인 의료 서비스 포함) 터키에서 일반적으로 의료 서비스를 활용하는 비율에 비해 훨씬 높았다. 의료 원조를 찾은 전체 인구 중 20%는 4세 이하의 영유아들이었다. 의료 서비스를 활용했다고 보고한 인원 중 약 22% 정도가 아직도 문제가 해결되지 않았다고 보고하고 있다. 주된 원인으로 꼽힌 이유는 경제적인 어려움으로 필요한 의약품을 구입하지 못한다는 것이었다.

정신보건 서비스

상실을 경험한 사람들에게 외상치료와 지원을 제공하는 것은 정신보건 서비스 종사자들의 일차적인 책임이라고 할 수 있다. 찾아가는(outreach) 서비스의 경우, 재난 후 몇 달 동안 조직화되어 제공되었다. 그러나 대부분의 정신보건 서비스 종사자와 조직체들은 재난에 관련해서 제대로 훈련을 받지 못했다. 따라서 터키 정신보건협회 및 해외 전문기관, 그리고 NGO들이 협력하여 훈련 프로그램을 제공하였으며, 특히 보호 텐트를 비롯한 진료소와 구조요원들에게 지속적으로 교육활동을 제공하였다.

방문 서비스도 터키 심리학회 및 주요 대학의 정신과 및 터키의 교육대학들에 의해 조직되어 제공되었다. 서비스가 제공된 환경은 보통의 환경과는 많이 달랐다. 보호 텐트, 야외, 병원의 정원 등지에서 다친 피해자나 의료진이 모두 참석한 상태에서 서비스가 제공되었으며 환자를 면접하는 경우에도 활용되었다.

필자가 전문가로서 경험한 바에 따르면, 일반적인 정신과 치료는 환자가 정신과 병동에 스스로 찾아왔을 때 진료가 시행되곤 했다. 따라서 의사와 환자와의 관계가 어느 정도 정립되었고 상호 간의 경계가 일정 수준 존재했다. 그러나 필자는 재난 현장인 Gölcük에 위치한 터키 의료협의회 소속 임시 보호 텐트에서 직접 환자들을 만났다. 필자의 병원에서 파견된 의료진들은 정신과 소속 중견 의료진, 레지던트, 그리고 간호사들로 매일 세 개의 마을을 회진했다.

신설된 보호 텐트에 매일 같이 정신과적, 신체적 응급의료에 대한 요청 메시지가 들어오곤 했다. 필자와 동료들은 응급 요청이 들어올 경우, 이런 보호 텐트를 방문하곤 했다. 우리가 주로 만난 피해자들은 가족을 잃었지만 어떤 도움도 원치 않는 경우가 대부분이었다. 따라서 변화가 급격히 많은 혼란스러운 상황 속에서 환자와 신뢰를 형성하고 치료적 동맹관계를 맺는 데는 많은 어려움이 따랐다.

대개는 적합한 보호 감찰을 제공하며 생존자들을 돕고자 하는 전문가들과 관계자들, 기관들도 있었지만, 일부는 도움을 어떻게 제공해야 하는지 잘 모르는 학생과 정신보건 관계자들도 있었다. 그리고 해외에서 온 파견인들을 위한 통역 서비스도 실시되었다. 주요 정신보건 서비스 조직들 간에 상호 협력을 촉진하기 위한 실무협의회도 자주 열렸다.

정신과 면접에 응하지 않으려는 사람들에게 동기를 불어넣어 주는 것도 정신보건 종사자들에게는 새로운 기술을 요하는 일이었다. 많은 의료진들이 오로지 설문을 완성하고자 생존자들에게 접근하는 상황에서 생존자들이 타인을 신뢰하게 하는 것도 무척 어려운 일이었다. 여성이 남성보다는 자신의 감정을 표현하고 지원을 요청하는 데 용이했고, 정신보건센터가 텐트촌의 중심부에 마련되면서 신뢰 형성의 문제는 어느 정도 해결된 듯했다.

이 중요한 시기를 되돌아보면, 기록을 잘 작성하는 것이 무엇보다도 중요하다고 강조하고 싶다. 그렇지 않으면 이 막중한 경험으로부터 어떤 올바른 교훈도 얻기가 어려울 것이다.

지진에 따른 정신건강 상태에 대한 연구들

지진 생존자들에 대한 초기 연구들 중 한 연구는 이스탄불의 병원에서 수술받거나 입원한 환자 42명을 대상으로 실시되었다. 심리 측정은 재난 발생 19일 이후에 실시되었다. 40.4%의 응답자가 가까운 친인척을 지진으로 잃었고, 26.1%는 스트레스 이상 증세 진단을 받았으며, 16.6%는 불안 및 우울을 동반한 적응장애를 보였다. 그리고 11.9%는 심각한 우울 증세를 나타냈다.[2]

지진 발생 후 4~6개월 지난 시점에 생존자들을 평가한 연구에 따르면, 외상 후 스트레스 장애군을 보인 인원이 생존자의 76%에 이르렀다.[3] Gölcük에서 실시된 또 다른 연구에 따르면, 약 1,000여 명의 생존자 가운데 외상 후 스트레스 장애군이 43%, 31%는 심각한 우울 증세로 진단이 되었다. 위험요인에는 트라우마에 의한 심각한 노출, 여러 가지 자원의 심각한 부족, 그리고 재난 후 열악한 생활여건, 마지막으로, 지속되는 재난 후 쇼크 경험 등이었다.[4] 같은 지진 생존자들을 대상으로 한 또 다른 연구에서는 586명의 생존자가 지진이 발생하고 20개월 후에 평가를 받았는데, 외상 후 스트레스 장애군과 주요 우울 증세를 보인 환자의 비율이 각각 39%, 18%에 이르렀다.[5]

코자엘리(Kocaeli)에서 지진이 발생하고 약 6~9개월 후에 실시된 연구에 따르면, 외상 후 스트레스 장애군에 따라 다양한 심리 증세가 중요하다고 보고되고 있다. 여기에는 심각한 우울 증상, 범불안장애, 그리고 공황장애가 가장 흔하게 진단된 것으로 나타났다.[6] 이런 자료는 앞으로 지진 재난 발생 시 정신보건 의료종사자들이 치료 전략을 고안할 때 시사점이 될 수 있다.[7]

이스탄불의 아브실라르(Avcilar)에서 실시된 연구에서는 지진 발생 후 3개월이 지난 시점에서 9,422명의 생존자를 선발하여 평가하였는데, 그중 62%가 외상 후 스트레스 장애군의 진단 분류 체계에 부합하는 증세를 보고했고, 15,453명을 6~10개월 후에 추적 조사해 본 결과, 외상 후 스트레스 장애군을 보인 인원이 23.4%에 이르렀다. 18개월 후에는 8.1%로 나타났다.[8]

재난 구조 후, 혹은 입원 후에 외상 후 스트레스 장애군을 보이는 아동 환자의 빈도에 대해 살펴본 연구들도 있다.[9] 버켐과 빌딕(Berkem & Bildik)의 보고에 따르면 재난에 대한 아동 생존자의 반응은 연령에 따라 달랐다.[10] 라오와 동료들(Laor et al.)[11]에 따르면, 재난 후 아동을 면접할 때는 외상 후 스트레스 장애군의 증상을 제대로 추적하고 해리와 재난으로 경험되는 슬픔에 대해서도 면밀하게 탐색할 필요가 있다.

아다파자리에 위치한 조립식 간이주택 마을 들여다보기

아다파자리(Adapazari)는 마르마라 지진에 의해 가장 많은 영향을 받은 지역 중 하나다. 1999년에 일어난 「Marmara 지진 후 1년」이라는 제목으로 터키 의료협회가 제출한 보고서에 따르면, 70%에 이르는 도시의 식수 시스템이 파괴되었다. 뿐만 아니라, 병실 및 의료진, 그리고 간호사 인원 가운데 약 33%가 감축되었다.[12]

이런 수급의 불균형으로 인해, ADEPSTEP이라고 명명된 정신과적, 그리고 심리적 문제 해결을 위한 치료 및 지원 시스템이 발족되었다. 이 시스템은 지진 후 5개월이 지난 시점에서 이스탄불에 위치한 두 개의 주요 정신과로부터 파견된 정신보건 전문 의료진을 중심으로 구축되었다. 본 프로젝트가 발족된 주된 목적은 잠재적으로 정신병리의 위험에 노출되어 있는 외상을 입은 환자들을 제대로 평가하는 것과 추후 12개월 동안 이들에게 치료를 제공하는 것이었다. 평가의 대상이 된 약 350명의 환자들은 심각한 수준의 외상을 입었다. 이들은 주로 경제적 수준이 낮았으며, 평균 나이는 38.4세였다. 또한 인적 자원을 많이 잃은 상태였다(39.4%가 가까운 친인척을 잃었다). 임상치료사들이 평가한 인원($n = 187$) 가운데 75.3%가 PTSD로 진단을 받았으며, 이들 중에 70.8%가 여성이었다. 프로젝트를 수행해 나가는 데 있어서 제일 어려웠던 점은 PTSD 진단을 받은 환자들에게 추수 면담을 실시하는 것이었다. 왜냐하면 대부분의 환자들이 주거, 취업, 교육 등의 여건이 불안정한 상태에서 계속해서 이주했기 때문이다.

ADEPSTEP 프로젝트의 사례는 지진 후 장기적인 시점에서 어떤 대처법을 활용할 것인지에 대해 중요한 정보를 제공해 준다. 사회경제적 지위가 낮은 피해자들은 정신보건 서비스를 이용하지 않으려는 경향이 많았으며, 따라서 재난이 발생하기 전에 지역공동체 차원에서 정신보건 서비스에 대한 교육 수준을 공고히 하는 것이 관건이라는 것을 알 수 있다.[13, 14] 현재, 터키에서는 정신과 의료진을 대상으로 재난 예방에 대한 훈련 프로그램이 각 지역에서 시행되고 있다.[15, 16]

지진의 장기적인 영향

지진 후 사회경제적 지위와 가족 구조, 그리고 보건 서비스 활용도에 대한 터키 의료협회의 종합 보고서에 따르면, 지진이 지역사회 전체에 얼마나 큰 악영향을 끼쳤는가 알 수 있다.[17] 알코올 소비가 증가했을 뿐 아니라 가정 폭력과 이혼의 비율 역시 증가했다.

앞으로 지진에 대비하기 위해서는 도시 지역의 건축 네트워크를 향상시키는 일뿐 아니라, 정신건강 전반에 대한 대중 교육을 실시하는 것이 중요하다. 피해자들을 대상으로 실시하는 연구와 치료 모든 영역에서 윤리적 사안을 고려하는 것은 필수적이다. 왜냐하면 이들은 외상으로 인해 불안정한 치료관계나 감정적 학대에 아주 민감하기 때문이다. 구조에 대한 국제적 차원의 지원은 피해자들에게 많은 희망과 새로운 원동력을 제공하며, 이는 반드시 피해가 일어난 지역 기관에 의해 재조직되어야 한다. 지역민들의 필요사항은 그 지역에서 가장 잘 파악할 수 있기 때문이다.

재난 발생 후 터키의 경험은 또한 국내의 같은 처지의 시인들과의 연대 경험, 재건 노력을 하는 동안 국가 권위에 대한 의문을 제기하고 NGO의 힘이 발휘된 사례가 되었다.

참고문헌

1. Istanbul Technical University (1999) www.itu.edu.tr/deprem.

2. Yücel B., Tükel R., Sezgin U., Ozdemir O., Polat A., Yüksel S. (2000) Efforts for psychiatric help for the survivors who had physical injuries: a clinical experience. *J Clin Psychiatry*, **3**(Suppl. 3): 12–15 (in Turkish).

3. Yüksel Ş., Sezgin U. (2001) Lessons learned from disasters. Presented at the 7th European Conference on Traumatic Stress, Edinburgh, May 26–29.

4. Basoglu M., Salcıoğlu E., Livanou M. (2002) Traumatic stress responses in earthquake survivors in Turkey. *J Trauma Stress*, **15**: 269-276.

5. Şalcıoğlu E., Başoğlu M., Livanou M. (2003) Long-term psychological outcome for non-treatment seeking earthquake survivors in Turkey. *J Nerv Ment Dis*, **191**: 154-160.

6. Tural U., Aybar Tolun H.G., Karakaya I., Erol A., Yildiz M., Erdoğan S. (2001) Predictors of current comorbid psychiatric disorders with PTSD in earthquake survivors. *Turkish J Psychiatry*, **12**: 175-183 (in Turkish).

7. Geyran P.Ç. (1996) Psychiatric disorders comorbid with PTSD. *Turkish J Psychiatry*, **7**: 58-62 (in Turkish).

8. Karamustafalıoğlu K.O., Bakım B., Guveli M. (2002) Preliminary findings of the RUDAM project: PTSD in survivors of 1999 earthquake in Turkey. Unpublished manuscript.

9. Yörbik O., Türkbay T., Ekmen M., Demirkan S., Söhmen T. (1999) Investigation of post-traumatic stress disorder symptoms related to earthquake in children and adolescents. *J Child Adolesc Ment Health*, **6**: 158-164 (in Turkish).

10. Berkem M., Bildik T. (2001) The clinical features of children who are hospitalized after the earthquake. *J Anatolian Psychiatry*, **2**: 133-130 (in Turkish).

11. Laor N., Wolmer L., Kora M., Yücel D., Spirman S., Yazgan Y. (2002) Posttraumatic, dissociative and grief symptoms in Turkish children exposed to the 1999 earthquakes. *J Nerv Ment Dis*, **190**: 824-832.

12. Turkish Medical Association (2000) *First Year Report on Marmara 1999 Earthquake*. www.ttb.org.tr.

13. ADEPSTEP Project Team (2000) Psychological support and psychiatric treatment project for psychological problems caused by the earthquake in Adapazarı. Presented at the 37th Turkish Congress of Psychiatry, Istanbul, October 2-6 (in Turkish).

14. Sezgin U., Yüksel Ş. (2001) Survivors of Marmara Earthquake. Presented at the 7th European Conference on Traumatic Stress Studies, Edinburgh, May 26-29.

15. Gökalp P. (2000) *Post-Disaster Training Package for Physicians* (Part I): *Disaster Psychiatry Task Force.* Psychiatric Association of Turkey, Istanbul Branch (in Turkish).

16. Aker T. (2000) *Approach to Psychosocial Trauma in Primary Care (TREP).* Mutludogan Ofset, Istanbul (in Turkish).

17. Turkish Medical Association (2001) *Second Year Report on Marmara Earthquake.* www.ttb.org.tr.

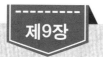

아테네 지진의 경험

George N. Christodoulou, Thomas J. Paparrigopoulos and Constantin R. Soldatos

Athens University Medical School,

Eginition Hospital, Athens, Greece

서론

그리스에서 지진은 빈번하게 일어나는 자연재해의 하나로 인식된다. 그리스는 사실 지진활동 측면에서 세계 순위로 보았을 때 6위에 해당되는 국가다. 지진이 아테네 도심 지역을 강타한 일시는 1999년 9월 7일이었다. 리히터 규모로 측정했을 때 약 5.9의 강도였으며, 지난 20년간 두 번째로 강력한 지진이었다. 실제로 진원지가 지표와 가까웠기 때문에 일부 주거 지역에서는 인명 피해 및 물질적 피해가 엄청났다. 주된 지진 폭발 이후 몇 주간 수많은 여진들이 뒤따랐다. 총 사망자는 152명에 이르렀으며, 25,000여 명 이상이 자신의 주거 지역 근처에서 매몰되었다. 그리고 수천 명이 넘는 인구가 자신의 주거 지역을 떠나 다른 지역으로 영구히 이주해야만 했다. 비록 과거에 더 강한 지진들이 그리스를 강타했지만,[1, 2] 전 국민의 1/3 이상이 수도 아테네에 거주하기 때문에 지진활동으로 인한 생물-심리-사회적, 그리고 물

질적 피해가 다른 지진의 경우보다 엄청나게 가중되었다.[3]

당시 아테네에서 그토록 강력한 지진이 발생하리라고 아무도 예측하지 못했었다. 왜냐하면 지진이 일어난 곳은 국가 전체로 보았을 때 지진활동이 상대적으로 약하다고 간주되는 지역이었기 때문이다. 결과적으로 중앙정부는 그와 같은 재난에 전혀 대비하지 못한 상태였고 말할 필요도 없이 수도에 거주하고 있던 일반 시민들의 경우, 정부 관계 부처보다 더 재난에 대비하지 못한 실정이었다. 다행히도 지진이 아테네 시의 주변부를 강타했기 때문에 가장 심각한 피해를 입은 지역은 공장지대와 경계 지역으로, 그래도 주민들이 상대적으로 산발적으로만 거주해 있던 지역에 국한되었다. 따라서 정부는 상당히 신속하고 충분한 자원을 동원하여 구조 활동을 실행할 수 있었다. 전문 구조 인력을 비롯하여, 소방관, 군 병력, 그리고 응급 의료원들 및 자원봉사자들이 현장에서 피해자들을 직접적으로 돕기 위해 지원을 제공했다. 파편더미와 싸우며, 구조 활동은 지진 발생 이후 몇 주간이나 계속되었다.

충격 단계 및 초기 대응

1999년 아테네 지진 이후 첫 며칠 동안 주로 미디어를 통해 보도되었던 여론은 심리적 지원이 절실히 필요하며 그 필요성이 증가하고 있다는 것이었다. 심리적 응급구조와 정보 보급에 대한 필요성은 지진에 직접적으로 영향을 받지 않은 사람들에게까지도 증폭되었으며 오랫동안 지속되었다. 이와 같은 현상은 미디어가 과도하게 지진 재난에 대해 다룸으로써 실질적으로 미디어를 시청하는 모든 이들에게 재난의 경험을 전달했다는 데 그 원인을 돌릴 수 있겠다. 시청한 사람들은 실제 피해자들과 자신을 아주 가깝게 동일시함으로써 잠재적인 심리적 외상의 빈도를 더 높이는 결과를 낳았다.

이러한 여론의 요구에 응하기 위해 대부분의 심리지원센터들은 지진이 일어난 첫 3일 동안 가장 극심한 피해 지역으로 달려갔다. 재난 피해자들을 위한 특별 심리지원 서비스는 아테네 대학교의 정신의학과에서 주관하였다. 구성원들은 세 개의 하위 부서를 구축하였다. 두 개 부서는 아테네 도심 주변부, 즉 지진 피해가 가장 극심한 지역에서 서비스를 제공하였고, 나머지 한 부서는 도심에 위치해 있는 Eginition 병원 정신과에 파견되어 심리지원 서비스를 제공하였다. 아울러, 전화를 통한 심리상담 지원책도 마련되었다. 세 부서 모두 정신과 의사, 심리학자, 사회복지사 등으로 구성되었으며, 이들은 모두 심리지원을 자원한 전문가들이었다.[3]

　이들 부서의 주된 목적은 재난으로부터의 회복과 관련된 정보를 제공하고 외상 경험으로부터의 안정을 도모해 주며, 피해자들이 요구할 시 위기 상황에 대해 직접적으로 개입해 주는 것이었다. 개입의 목적은 단순히 외상 후 스트레스 증후군을 예방하는 차원을 넘어, 급성 스트레스를 완화시키고 슬픔, 우울, 그리고 다른 부적응적 심리, 행동 반응을 완화시키는 것을 포함했다. 특히, 피해자 개개인의 요구에 맞추는 맞춤형 서비스를 제공하고자 하였다. 심리적 보살핌에는 주로 피해자의 이야기를 들어주는 것 외에, 피해자들의 개인적인 경험을 잘 참조하고, 과부하된 감정을 완화시키며, 더불어 불안완화제 또는 항우울제를 처방하는 것도 포함되었다. 또한, 스트레스 대처 전략에 대한 기초적인 훈련을 제공하여 재난과 외상으로부터의 탄력적인 회복을 촉진하고, 무엇이 스트레스 및 외상에 대한 정상범주의 반응인지 아닌지에 대한 교육도 함께 제공하였다. 불안을 감소시키는 기술에는 심리적인 각성을 완화시키는 것이 포함되었으며, 가능할 때마다 피해자들에게 적용되었다.

지진 발생 초기 이후의 충격에 대한 스트레스 반응들

　심리지원 서비스가 약 6주간 제공되는 기간에 166명의 피해자가 지원을 요청하여 서비스를 받았다. 66명의 추가 인원이 전화로 심리상담을 받았다.

지진 발생과 서비스를 받은 피해자들이 서비스 전문가들과 접촉한 시점 사이의 간격은 평균 8.2±4.4일(3~22일 범위)이었으며, 연령은 평균 41.4±14.9세(12~87세 범위)였다. 대부분의 피해자들은 아이가 있는 기혼 여성(남성 대 여성의 비율: 22% 대 78%, 기혼자의 비율 68%)이었으며, 면접자의 90%는 자신의 주택이 손상에서 회복될 수 있을 만한 피해를 입었지만 10%는 다시 지어야 할 만큼 회복 불가능할 정도로 손상을 입은 상태였다. 인터뷰 당시, 모든 피해자들은 텐트에 임시로 정착하고 있었으며, 자신의 집으로부터 피난한 상태였다. 지원을 요청한 주된 이유는 또 다른 지진 피해에 대한 걱정(48.4%), 확산된 불안감(16.4%), 그리고 불안으로 인한 신체화 증상(15.6%) 등이었다.

위에 제시된 불안과 염려 증상에 대해 시의 적절하게 파악하는 것과 더불어, 102명의 피해자들이 지닌 사회인구학적 변인에 대해서도 검토가 이루어졌다. 또한, 외상 후 스트레스 장애와 급성 스트레스 반응(ASR)에 대해 점검하기 위해 반구조화된 정신과적 임상 면접도 실시되었다. 면접은 ICD-10 진단분류 체계에 기반을 두어서 구성이 되었고, 급성 스트레스 진단과 관련된 35문항, 그리고 외상 후 스트레스 장애군과 관련된 10문항으로 이루어졌다. 문항에 대한 답은 증상이 존재하는가 아닌가로 구분해서 응답하도록 되어 있다. 좀 더 구체적으로 기술하자면, 급성 스트레스 반응을 측정하는 35문항은 ICD-10에 제시되어 있는 여덟 가지 증상군[예컨대, 자율신경의 각성 증상, 가슴과 복부 통증을 수반한 증상, 정신건강 상태와 관련된 증상들, 그리고 일반적인 신체 증상, 긴장과 관련된 증상들, 해리 증상(dissociative), 기타 정신병리 증상들, 그리고 불특정한 스트레스 반응 증상들]로 구성되어 있다. 외상 후 스트레스 장애군과 관련된 10문항은 스트레스원으로부터 '벗어나려는' 과정에서 지속적으로 나타나는 증상들을 측정한다. 예컨대, 회피 증상, 스트레스 사건에 대한 선택적 기억상실, 심리적 예민함과 각성이 점차 증가하는 증상들을 포함한다.

급성 스트레스성 반응

심리지원을 요청한 피해자로서 연구 대상자에 포함된 참가자들을 살펴보면, 대다수(85%)가 ICD-10 기준이 제시하는 지진 발생 후 48시간 이내에 급성 스트레스성 반응(ASR)으로 진단 내릴 수 있는 기준에 해당되었다. 나머지 15%에 해당하는 인원도 급성 스트레스성 증상을 얼마간 나타냈으며, 특히, 자율신경의 각성과민과 같은 증상을 나타냈다. 그러나 이들은 급성 스트레스성 반응(ASR)의 공식적인 진단기준을 만족시키지는 못했다. 급성 스트레스성 반응 진단을 받은 피해자들이 가장 흔하게 경험하는 증상은 불특정한 스트레스 반응들이었다(예: 과도하게 깜짝 놀라는 반응, 주의집중의 어려움과 걱정으로 잠을 청하기 힘든 증상, 자율신경의 과다각성 증상). 이와 같은 증상들은 즉각적이든 잠재적으로든 외상 경험에 대해 보일 수 있는 일시적인 정서/행동 반응이고, 사실은 스트레스에 대한 정상적인 정서/행동 반응과 상당 부분 중첩된다고 볼 수 있다. 다음과 같은 사실은 아주 주목할 만한 현상이었다. ICD-10 기준이 아닌, DSM-IV의 진단기준에 근거했을 때, 인터뷰에 참여한 피해자들 사이에서 급성 스트레스 장애의 주요 증상인 해리 증상이 거의 나타나지 않았다. 이와 같은 관찰 결과를 통해, 불가피하게도 DSM-IV에 근거하여 급성 스트레스 장애라고 진단 내리기 전에 요구되는 증상들과 관련하여 여러 가지 문제가 제기되었다.

선행연구와 달리, 아테네 지진의 경우에는 재난 이후의 부적응을 예측하는 다양한 변인들과 관련하여 급성 스트레스 장애로 진단받은 사람들과 그렇지 않은 사람들 사이에 별다른 차이점을 발견할 수 없었다.[3-6] 같은 맥락에서, 급성 스트레스 장애로 진단 받았다든지, 아니면 적어도 급성 스트레스 장애를 형성하는 하위 증상들을 경험했든지와 관련해서도 연령과 성별을 분석에 대입해 보았을 때, 통계적으로 유의미한 차이가 발견되지 못했다. 또한, 최근의 지진 경험 및 지진 발생 이전의 정신병력과 관련된 다수의 변인들에 대해서도, 사회인구학적 변인들에 대해서도, 차이점은 발견되지는 않왔다. 이와 같이 다양한 사회인구학적 변인이 급성 스트레스 증상을 호소한 연구 참여자들에게서 별다른 차이점을 보고하지 못한 것은 본 연구의 참여자들이 가진 특성 때문일 수 있다. 즉, 선행연구에서와 달리 본 연구의 참여자들은 자발적으로 심리지원을 요청한 사람들이었기 때문이다.

유일하게 급성 스트레스 장애로 진단된 사람들과 그렇지 않은 사람들 사이에 발견된 차이점은 이전에 유사한 재난 경험에 노출된 적이 있는가 하는 것이었다(급성 스트레스 장애군에서는 81%가 그렇다고 응답했으나 비장애군에서는 50%만이 유사한 경험에 노출된 적이 있다고 응답했다). 이는 다른 몇몇 선행연구[7, 8] 및 최근 시행된 역학조사[9] 결과와도 일치하는 결과다. 최근 역학조사에 따르면, 축적된 스트레스와 과거에 있었던 스트레스 사건에 대한 노출 경험은 가장 최근에 경험했던 그 어떤 외상 사건보다도 외상 후 스트레스 장애를 유발하는 데 가장 강력한 위험요인으로 작용할 수 있다는 것이다.

초기 외상 후 스트레스 장애

외상 후 스트레스 장애를 진단하는 데 ICD-10을 적용하면, DSM-IV에서 요구하는 1개월이 아닌 재난 발생 후 48시간의 기한을 진단의 제한 시간으로 설정해야 한다. 외상 후 스트레스 장애 초기 증상을 보이면서 심리지원을 요구했던 피해자들을 평가(예: 지진 발생 후 1개월 이내에)한 결과, 약 43%가 외상 후 스트레스 장애에 대한 ICD-10 기준에도 부합하였다. 또한, 외상 후 스트레스 장애 초기 증상이 나타나는 것과 급성 스트레스 장애가 나타나는 것 사이에 높은 상관관계가 관찰되었다. 따라서 외상 후 스트레스 장애의 초기 증상을 나타내며 심리지원을 구한 피해자들 가운데 거의 모든 사람들이 처음에는 급성 스트레스 장애로 어려움을 호소한 것으로 기록되었다. 다른 몇몇 선행연구에서도 유사한 결과가 보고되었다. 즉, 스트레스 사건에 대한 단기적으로 스트레스성 반응을 보였다면, 그것이 장기적으로는 외상 후 스트레스 장애의 발생에 대해 매우 높은 예측력을 갖는다는 것이다.[10-13] 연구 참여자들 가운데에서는 초기 외상 후 스트레스 장애 증상을 보이지 않았던 참여자 네 명 중 한 명이 급성 스트레스 반응 또한 보이지 않았다. 결론적으로, 재난 직후 초기 기간 동안에 심각한 스트레스 증상을 보이는 피해자 가운데, 전조 증상을 더 보일 것 같은 피해자들을 선별해 내는 일이 매우 중요하다는 것을 알 수 있다.

더구나, 재난 직후의 기간 동안 심장박동 증가나 비현실감의 상승과 같은 증상을 호소하는 피해자들을 쉽게 찾아볼 수 있었다(지진 직후 48시간 이내의 기간은 외상 후 스트레스 장애 유발을 예측할 수 있는 아주 중요한 기간이다). 이러한 관찰 결과는 정신적 외상 경험에 노출된 직후 나타나는 해리 증상[14-17] 및 자율신경 반응[18, 19]의 증대가 이어지는 외상 후 스트레스 장애의 유발과 밀접한 관련이 있음을 시사해 준다. 실제로, 앞에 열거한 특정 스트레스 반응은 아테네 지진 피해자들을 돕기 위해 심리적 지원을 제공한 정신보건 전문가들이 주된 초점을 두었던 부분이다.

스트레스와 관련된 모든 장애 발생의 과정을 제대로 추적하기 위해서는 장기적인 관점에서의 추수 평가가 필요하다고 판단된다. 불행히도 본 연구에서는 심리지원 제공 서비스 자체가 기한에 제한이 있었기 때문에 피해자들과 지속적으로 연락하기가 어려웠고, 따라서 추수 평가가 거의 불가능했다.

결론

대규모 재난은 과거 에게해(Aegean) 지역공동체에 크나큰 영향을 끼쳤고 붕괴 직전까지 몰고 갔으며 앞으로도 다시 그렇게 될 수 있을 것이다. 이러한 재난들은 예측이 불가능한 사건들이며, 따라서 우리로 하여금 재난을 예방하거나 통제하지 못하는 데서 오는 무기력감을 심어 준다. 그러나 재난 발생과 관련하여 사전, 사후 개입책을 마련하고 시행한다면 개인 및 사회 전체에 대한 충격을 조금이나마 완화시킬 수 있다. 재난은 분명히 정신보건 전문가들에게 심각한 도전이다. 왜냐하면 전문가들은 외상을 입은 피해자들에 대해 다양한 방식으로 도움을 제공할 수 있도록 준비해야 하기 때문이다. 과거로부터 다양한 경험이 축적되어 있다 하더라도 향후 더 많은 문제점들이 확실하게 파악이 되어야 하며 공론화되어야 한다. 특히, 재난 발생 이후 심리적 요구나 우선순위를 선별하는 문제는 매우 중요하다. 이와 더불어, 피해자를 분석하여 심리 측면의 프로파일을 정의하는 일이야말로 급성 스트레스 장애를 초기에 진단하는 일을 가능케 할 뿐 아니라, 그 심각도를 측정하는 데도 큰 도움이 될 수 있을 것이다. 그리고 이를 통해, 사례관리가 더 효율적으로 이루어질 것이다. 또한, 외상 후 스트레스 장애와 같이 만성적인 스트레스 장애를 보이며 일상생활이 불가능하다시피 해진 피해자들이 발생하지 않도록 예방하기 위해 필요한 사안들도 잘 대비할 수 있을 것이다. 따라서 심각한 증후군을 보일 뿐 아니라 과거에 외상 경험이 있던 피해자들—즉, 불특정 스트레스 반응을 보이거나 자율신경계의 과다각성과 같은 증상을 보이는 피해자들—을 선별하는 것은 예방과 개입의 두 차원 모두에서 아주 민감한 예측력을 발휘할 수 있을 것이다.

참고문헌

1. Soldatos C.R. (1987) Psychosocial consequences of the 1986 earthquake in Kalamata: study report. Organization for Earthquake Protection (OASP), Athens.
2. Bergiannaki J.D., Psarros C., Varsou E., Paparrigopoulos T., Soldatos C.R. (2003) Protracted acute stress reaction following an earthquake. *Acta Psychiatr Scand*, 107: 18–24.
3. Christodoulou G.N., Paparrigopoulos T.J., Soldatos C.R. (2003) Acute stress reaction among victims of the 1999 Athens earthquake: help seekers' profile.

World Psychiatry, **2**: 50-53.

4. McFarlane A.C. (1989) The aetiology of post-traumatic morbidity: predisposing, precipitating and perpetuating factors. *Br J Psychiatry*, **154**: 221-228.

5. Green B.L. (1994) Psychosocial research in traumatic stress: an update. *J Trauma Stress*, **7**: 341-362.

6. Paris J. (2000) Predispositions, personality traits, and posttraumatic stress disorder. *Harvard Rev Psychiatry*, **8**: 175-183.

7. McFarlane A.C. (1997) The prevalence and longitudinal course of PTSD: implications for the neurobiological models of PTSD. *Am NY Acad Sci*, **821**: 10-23.

8. Breslau N., Chilcoat H.D., Kessler R.C., Davis G.C. (1999) Previous exposure to trauma and PTSD effects of subsequent trauma: results from the Detroit Area Survey of Trauma. *Am J Psychiatry*, **156**: 902-907.

9. Kessler R.C., Sonnega A., Bromet E., Hughes M., Nelson C.B., Breslau N. (1999) Epidemiological risk factors for trauma and PTSD. In R. Yehuda (Ed.), *Risk Factors for Posttraumatic Stress Disorder*, pp. 23-59. American Psychiatric Press, Washington, DC.

10. Harvey A.G., Bryant R.A. (1988) The relationship between acute stress disorder and post-traumatic stress disorder: a prospective evaluation of motor vehicle accident survivors. *J Consult Clin Psychol*, **66**: 507-512.

11. Classen C., Koopman C., Hales R., Spiegel D. (1998) Acute stress disorder as a predictor of posttraumatic stress symptoms. *Am J Psychiatry*, **155**: 620-624.

12. Brewin C.R., Andrews B., Rose S., Kirk M. (1999) Acute stress disorder and post-traumatic stress disorder in victims of violent crime. *Am J Psychiatry*, **156**: 360-366.

13. Harvey A.G., Bryant R.A. (2000) Two-year prospective evaluation of the relationship between acute stress disorder and posttraumatic stress disorder following mild traumatic brain injury. *Am J Psychiatry*, **157**: 626-628.

14. Wilkinson C.B. (1983) Aftermath of a disaster: the collapse of the Hyatt Regency Hotel Skywalks. *Am J Psychiatry*, **140**: 1134-1139.

15. Spiegel D., Cardeña E. (1991) Disintegrated experience: the dissociative disorders redefined. *J Abnorm Psychol*, **100**: 366-378.

16. Marmar C.R., Weiss D.S., Schlenger W.E., Fairbank J.A., Jordan B.K., Kulka R.A., *et al.* (1994) Peritraumatic dissociation and posttraumatic stress in male Vietnam theater veterans. *Am J Psychiatry*, **151**: 902-907.

17. Harvey A.G., Bryant R.A. (1999) Dissociative symptoms in acute stress disorder. *J Trauma Stress*, **12**: 673-680.

18. Shalev A.Y., Sahar T., Freedman S., Peri T., Glick N., Brandes D., *et al.* (1998) Prospective study of heart rate responses following trauma and the subsequent development of posttraumatic stress disorder. *Arch Gen Psychiatry*, **55**: 553-559.

19. Bryant R.A., Harvey A.G., Guthrie R.M., Moulds M.L. (2000) A prospective study of psychobiological arousal, acute stress disorder, and posttraumatic stress disorder. *J Abnorm Psychol*, **109**: 341-344.

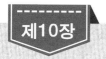

나이로비 미 대사관 폭파의 경험

Frank Njega and Caroline Nyamai
Upperhill Medical Center, Nairobi, Kenya

서론

1998년 8월 7일, 오전 10시 30분경에, 한 테러범이 나이로비 도심에서 폭탄을 터뜨렸다. 그 전에 수류탄 하나가 이미 폭발했고, 많은 사람들이 무슨 일이 일어났는지 파악하기 위해 창문 앞으로 다가갔다. 그 후에, 1톤의 고성능 폭탄(TNT)으로 이루어진 리히터 규모 2.7의 폭탄이 터졌다.

이 폭격으로 213명이 사망했고, 도시 인근 병원으로 호송될 정도의 부상자가 5,000명, 그리고 수많은 사람들이 치료가 필요 없을 정도로 경미한 부상을 당했다. 이곳의 사람들과 그들의 친구들이나 친척들, 그리고 텔레비전, 라디오, 신문의 보도를 통해 사건을 목격한 많은 사람들이 직간접적으로 이 사건에 영향을 받았다.

케냐는 이 폭격의 결과로 국내 총생산(GDP)의 5~10% 손실을 입은 것으로 추정된다.[1] 100여 개의 빌딩들과 250여 개의 사업들이 전체적 또는 부분적으로 피해를 입었다. 5,000명의 부상자들 중에 400여 명은 심한 장애가 남게 될 것이다.

즉각적인 구조 과정

　뒤이은 구조 절차, 부상자들의 응급처치, 병원으로의 이송, 살이 찢기거나 피가 나는 상처를 입은 수많은 사람들, 대규모 재난에 흔히 나타나는 혼란 등의 문제들을 포함한 즉각적인 이슈들이 발생했다. 이것은 테러 공격에 뒤따른 케냐의 단결 정신(Harambee, 함께 협력하자)의 첫 실전 시험이었다. 2001년 9월 11일 뉴욕 사람들과 같이, 케냐인들은 그들 스스로를 명예와 예법으로부터 해방시켰다. 인종, 부족, 종교, 계급, 그리고 교리 등의 전통적인 경계가 사람을 죽이고 불구로 만든 재난 앞에서 무너졌다. 테러범들에게 있어서 모든 케냐인들은 동등했다. 그들의 반응은 주어진 과업과 같았다.

정신건강 분야의 대응

　많은 해야 할 것 중에서도, 그러나 다루어져야 할 필요가 있는 심리적·정서적·사회적 문제들이 많을 것이라는 사실이 빠르게 인식되었다.

　복구 작전은 이러한 필요에 반응하는 케냐 의료협회에 의해 착수된 프로젝트였다. 이 프로젝트는 폭격에 영향을 받은 이들을 위해 심리사회적 회복 프로그램을 개발하고 시행한다는 주목적으로 의료인, 대기업, 전문 기관들, 정부 기관들 그리고 개개인들을 하나로 묶었다.

　적십자와 기타 단체들은 도시의 다른 지역에서 또 다른 계획들을 수행했다. 교회들 또한 적극적으로 나섰다. 각각의 협력 기관은 그들만의 특별한 전문 지식과 자원들을 가져왔고, 복구 작전이 특별한 기구가 될 수 있도록 함께 도왔다.

폭격의 직간접적인 결과로 발생한 사람들의 고통을 완화시키고 이러한 영향들로부터 케냐인들이 회복할 수 있도록 돕기 위한 계획이 세워졌다. 이를 통해 폭격에서 부상당한 사람들, 사망자들과 부상자들의 친척들, 구조 요원들과 의료인을 위시한 일반 대중을 상담함으로써 심리적·정서적 지원을 제공하기 위한 계획도 세워졌다.

언론의 대응

참사 초기 단계에서 언론은 귀중한 자산이 된다는 것으로 입증되었다.[2] 언론 활동의 첫 시작은 8월 7일 오후에 한 작가가 CNN(Cable News Network)에 등장한 것이었다.

이것은 국제적으로 처음 방영된 폭탄 공격에 연관된 의사들의 발표였다. 대부분의 케냐인들은 테러범이 자신의 나라를 침공했고 그 결과로 막대한 손해를 입혔다는 것을 여전히 깨닫지 못하고 있었다.

같은 날 저녁, 3시간의 청취자 전화 프로그램이 지역 FM 방송국을 통해서 방송되었다. 이 비극의 상세한 정보와 예상되는 외상적 결과들을 청취자들과 토론했다. 메시지의 내용은 현재 케냐인들이 경험하는 것들은 비정상적인 사건에 대응하는 정상적인 반응이라는 확신이었다. 이 프로그램에 이어 많은 프로그램들이 뒤따라 방송되었고, 이는 정보 확산과 폭탄 폭격의 심리적 영향에 대해 인지시키는 귀중한 도구가 되었다.

전국 및 지역별 라디오와 텔레비전 방송국들은 정신건강 전문가들이 일어날 수도 있는 심리적 후유증에 관한 정보를 퍼뜨릴 수 있도록 충분한 방송시간을 제공했다. 전자 미디어에 의한 질의 및 응답 회기는 초기의 일반적인 특징이었다.

이러한 광범위한 언론 프로그램의 목적은 케냐인들이 이 외상 이후에 어떠한 반응들을 기대해야 하는지를 가르치고 그들의 반응이 사건 발생 이후에 나타나는 정상적인 반응이라고 안심시켜 주는 것이었다. 언론은 또한 후속적으로 발생할 수 있는 가능한 정신건강 필요성에 민감하게 반응하도록 돕고, 도움이 가능하고 얻을 수 있는 곳을 알리기 위해 노력하였다.

장기적 서비스 계획 세우기

서비스 제공 계획 수립은 가장 어렵다고 증명되었다. 케냐의 정신건강 팀의 지식 베이스는 다소 제한됐었다. 하지만 이러한 제한들은 열정, 연민, 그리고 배우고자 하는 열망에 의해서 극복되었다. 금요일 사건 이후 월요일에 다양한 지식으로 갖춘 상담자들은 자신들이 케냐 동료들을 도울 수 있도록 훈련 받을 수 있는 기회를 요구하며 의료협회 본사에 모였다. 오후에 실시된 상담 연수에 참석한 몇몇은 일반 상담사들인 반면, 다른 사람들은 고도로 숙련된 정신건강 전문가들이었다. 처음 열흘 동안은 다양한 직원들이 새로운 집단 내에서 자신에게 적합한 자리를 구하고 찾느라 매우 분주했다. 미국 국무장관이 케냐를 방문할 무렵에 초기의 혼란은 가라앉고 있었고, 미국의 재난 관리 전문가들이 투입되었으며 서비스들을 계획 세우는 데에 있어서 중대한 역할을 했다.

위기개입

첫 주의 제일 큰 도전은 가장 도움을 필요로 하는 사람들에게 위기개입 서비스를 제공함과 동시에 앞으로 몇 달 동안 중요한 것으로 판명된 하층 계급의 군대를 선별하는 것이었다. 교회 중심의 협력 단체들 중 하나는 요원들이 브리핑과 본부에 보고할 때 쓰이는 표준 서식에 적응할 수 있도록 1일 트레이닝을 편성했다. 세 군데의 교회 건물들은 일주일도 지나지 않아 사람들이

드나들 수 있는 상담센터가 되었다. 우리는 모든 준비가 되었다.

디브리핑, 심리교육, 장기간 상담은 전략의 일부분으로 실시되었다. 전형적인 브리핑 회기는 8~2명 정도의 집단으로 이루어졌고 1시간에서 1시간 30분가량 지속되었다. 하지만 관리를 받아야 할 사람이 너무 많아서 25명 정도의 사람들을 한 집단으로 묶기도 했다. 또한 모든 사람들에게 말할 수 있는 기회를 제공하고자 3시간가량 회기를 지속하기도 했다. 두 명의 조력자들이 미첼(Mitchell) 모델을 따라 하나의 집단을 맡았다.[3]

많은 사람들 중 특히 남성들은, 남자들이 우는 것에 대한 아프리카인의 시각(남자라면 울지 않아!)으로 봤을 때 다른 남성들이 우는 것을 들음으로써 불안감을 덜어 주었다. 이러한 경험은 우는 것이 '실제 남성들'에게도 일어날 수 있다는 안심을 주었다. 이러한 부분은 미 대사관 건물 바로 옆에 위치한 신용 조합의 고위 임원들에게 펼쳐진 첫 번째 공식 회기에서도 강조되었다.

집단 내의 여성들에게는, 그녀의 가족, 특히 아이들에 대한 걱정이 주된 이슈였다. "만일 내가 죽었더라면, 아이들에게 무슨 일이 벌어졌을까…… 누가 그 아이들을 돌볼 것인가?"와 같은 질문은 이러한 회기 때마다 들리는 흔한 질문이었다.

심리교육은 디브리핑 회기의 중요한 부분이었다. 각각의 집단 구성원들이 자신의 경험을 공유할 기회를 가진 후, 집단 회기를 담당한 상담자는 외상의 영향과 그들이 무엇을 예측해야 하는가에 대한 교육을 실시했다. 이것은 극성 스트레스 반응의 징후나 증상을 경험하는 대부분의 사람들이 종종 자신이 '미쳐 가고 있다'라고 두려워했기 때문에 매우 유용한 것으로 증명되었다. 추가적인 '질병'이 아니라 그들이 겪은 외상 결과의 증상으로서 이것이 무엇인지를 배우는 것은 많은 사람들을 안심시켰다.

아이들의 프로그램

케냐 정부는 도시 안팎의 정신적 충격을 받은 아이들에게 상담 서비스를 제공하기 위해 회복 사업을 요청하였다. 나이로비 내의 360여 개의 학교들 중 10%가 폭격 근처에 위치했기 때문에 고위험에 빠졌다고 사료되었다. 이 프로젝트는 90여 개 학교의 총 72,000여 명의 학생을 대상으로 하였다. 중간 단계에서(1998년 11월~1999년 4월 이내) 2,730명의 아이들이 정신적 충격을 경험한 것으로 나타났다. 베티 프페퍼바움(Betty Pfefferbaum)[4]의 도움으로 개발된 특별한 임상적 평가도구는 오클라호마시티 폭격 경험 후의 자신의 경험을 모델로 하였다.

아이들은 폭격에 의해 심각한 정신적 충격을 받았다. 폭격이 발생한 후 6개월이 지나도 아이들은 대폭격, 피, 불타는 차, 헬기, 그리고 무장한 남자들에 대한 공포를 기억하고 있었다.

많은 아이들은 이러한 일이 다시 발생할 수도 있기 때문에 도시로 가는 것을 두려워했고, 몇몇의 아이들은 악몽을 꾸었으며 다른 아이들은 부모님이 늦게 돌아올 때마다 부모님의 안전을 걱정했다.

상황에 따라 적절하게 다른 전략들을 사용하였다. 글쓰기, 토론, 그리고 그림 그리기는 소통의 중요한 수단이 되었다. 상담자들은 점차적으로 창의성과 자신감을 얻게 되었다. 다른 학교 관계자들에게는 유연하게 접근해야 했다. 몇몇 관계자들은 적대적이었고 다른 관계자들은 아이들을 위한 프로그램의 필요성에 대하여 무지했다. 그중 몇몇은 우리가 아이들을 도울 수 있는 허락을 받기 위해 뇌물을 원하는 것 같기도 했다. 그러나 우리가 아이들에게 접근했을 때 프로그램은 항상 아이들에게 분명히 필요했다.

방문한 학교의 특징은 다양했다. 카왕웨어(Kawangware) 초등학교는 한 학급당 평균 52명의 학생이 있었다. 다른(보통의) 학급은 25명 정도의 학생들이 있었다. 나이로비 빈민 지역의 규모가 큰 학교에서는 언어적 차이에 직면하였다. 그 도시 내 지역마다 학교에서 제공되는 교육수준의 차이는 매우 컸다. 따라서 다른 방식의 접근과 언어가 요구되었다.

　이 프로그램에서 학생들을 위해 젊은 상담자를 투입하는 것은 매우 효과적인 것으로 나타났다. 학생들은 젊은 상담자들과 함께 은어를 사용함으로써 자신들을 표현하였다.

찾아가는 서비스

　찾아가는 서비스는 피해를 받은 지역사회를 위해 제공되었다. 이 서비스는 피해 지역에서 거주하거나 근무하는 사람들에게 상담 서비스를 제공하는 것뿐만 아니라, 심각한 정신적 외상의 심리적 효과들에 대한 인식 증가와 도움이 가능하다는 메시지 강화를 목표로 하였다.

　사람들에게 접근하기 위해 혁신적인 방법들이 사용되었다. 순회 공개방송이 대표적인 사례인데, 프로젝트를 진행하는 동료들 중 한 명의 기부에 의해 실현 가능했다. 대형 트럭들은 큰 소리의 대중음악을 통해 도시와 도시 근교 내 5,000~10,000여 명 규모의 관중들에게 관심을 일으키기 위해 사용되었다. 외상이 사람들에게 주는 영향에 대한 메시지를 각색된 노래를 통해 전달하였다. 상담자들 모두 소통을 위해 준비되어 있었다. 디브리핑 회기들이 토요일 오후 여가시간에 거리에서 열렸다.

　이제까지 우리가 알고 있는 바로는 의료 목적으로 로드쇼(길거리 홍보 행사)를 활용한 적은 없었다. 이 방법은 많은 수의 사람들을 위한 효과적인 방법으로 증명되었고, 편안한 분위기 속에서 정신건강 이슈들에 대한 논의를 할 수 있었다. 이 찾아가는 서비스는 정말 창의적이고 재난에 따른 가용자원을 활용하기 위한 필요성을 다시금 강조시켜 주었다.

특별한 집단에 대한 대응

　새로운 장애를 가진 사람들뿐만 아니라 아이들, 구조대원, 의료진 등 특별한 요구를 가진 집단들이 구성되었다. 소방관들은 우리가 생각했던 만큼 팀 내에서 대우를 받지 못하였다. 우리는 그들을 구조작업 과정에서 경험한 트라우마의 심리적 후유증을 나타낼 수 있는 특별한 고위험군으로 인식하였다. 그러나 그들은 전 지역에 흩어져 있었고 본의 아니게 그들은 충분한 관심을 받지 못하는 집단이 되어 있었다. 디브리핑은 소수의 소방관들에게 주어지는 개입이었다. 많은 사람들이 개입에서 제외된 것은 장기적인 영향을 끼칠 것이다.

　처음부터 도움을 주는 사람들에 대한 지원의 필요성이 제기되었다. 부상자들을 대하고 많은 사람들로부터 끔찍한 이야기를 들어야 하는 의료진은 심한 정신적 충격에 노출되었다. 많은 의료진들이 극심한 스트레스 반응의 증상들을 경험했다.

　그러나 의료진들은 너무 바빠서 그들 스스로에게 이런 것들이 나타나기 전까지는 자신들에게 주목하지 못했다. 그렇다 하더라도 극소수의 사람들은 제공된 서비스의 혜택을 받았다. 전반적으로 의료진들에게 충분한 접촉이 일어난 것은 훈련 회기 도중이었으며, 그들은 디브리핑 회기에서 진실한 감정에 대해 처음으로 표현하였으며, 몇 명은 이성을 잃고 울기도 했다.

　폭격에 의해서 시력을 잃은 사람들 또는 팔다리를 잃거나 기능을 상실하여 휠체어에 의지해야만 하는 사람들도 특별한 요구를 가지고 있었다. 그들의 요구는 자원 부족이라는 이유 때문에 거의 충족되지 못했다.

외부의 도움

이런 규모의 재난에서 얻은 결론은 절망감 해결을 위해 전문가 동료들이 대처 노력에 동참해야 한다는 것이다. 구체적인 내용은 정신의학협회와 영국 왕실 대학교 정신과에 의해 만들어졌다. 1995년 오클라호마시티 폭격과 관련하여, 프로젝트 허트랜드에 참여한 경험이 있는 미국 연방정부 재난 관리 전문가인 브라이언 플린(Brian Flynn)이 나이로비로 날아왔다.

영국 왕실 대학교 정신과에서는 파이퍼 알파(piper alpha) 재난 시, 정신 건강팀을 이끌었던 데이비드 알렉산더(David Alexander)가 왔다. 미국 내셔널의학협회는 케냐인들에게 인정받고 있는 해외의 전문가들을 어렵게 초청했다.

이 팀은 단체들의 요청이 있기 전부터 지식과 경험을 갖춘 사람들을 '전문가'로 정의했다. 재난에 대한 경험이 없는 지원자들과 '전문가'들은 실제로는 재난 반응을 방해하는 재난 관광자들로 재난 현장에서 외면 받는다. 우리는 몇 명의 그러한 재난 관광자들을 만났다. 하지만 초청된 '전문가'들은 누구나 자질을 갖추었고, 경험이 있으며, 도움이 되는 사람들이었다. 그들 중 몇 명은 장기적인 친구가 되기도 했다.

브라이언 플린(Brian Flynn)은 나이로비 방문 중 그 팀의 위기대응 전략에 대해 칭찬했다. 특히, 기록 서비스를 구성 요소로 설정한 것에 대해 칭찬하였다. 그는 이 전략이 세계의 어떤 대응 프로그램과 비교해 보아도 훨씬 앞서 있는 프로그램이라고 말했다. "전화비 청구서도 지불하기 힘든 조직이 이런 능동적인 대응 프로그램을 가진 것을 본 적이 없습니다. 오클라호마시티 폭격에 대한 대응 시에도 이렇게 빠르고 정교하지는 않았습니다."[5]

알렉산더(Alexander)[6]는 재난 지역을 방문하면서 힘든 현실을 공정하게 바라보려고 했지만 세 달간의 외부 활동에 대한 가치를 완벽히 공정하게 대할 수는 없었다. 브라이언 플린(Brian Flynn)의 초기 평가에 따르면 우리는 우리가 정상 궤도에 있음을 알 수 있었다. 우리는 해당 분야의 다른 전문가들로 부터의 평가를 보고 듣는 것이 필요했다. 외부의 감사자가 칭찬하는 의미에서 회복 작업에 대해 묘사해 준 말은 모든 것이 절망적이고, 돈도 없고, 어떠한 약속도 없는 상황에서 결정적으로 의욕을 촉진시켜 주는 것이었다. 프로젝트에 대한 3개월의 평가는 그 자체가 바로 사기를 북돋는 촉진제이고 모든 것이 잘 진행되고 있다는 확인이었다.

그 밖의 활동들

한 해의 끝이 다가올수록, 회복사업은 생존자 및 사별한 사람들에게 절망과 무망감(희망이 없음)이 피해를 주기 시작하였음을 깨닫게 하였다. 사랑하는 사람 또는 연인들과 함께 보내왔던 크리스마스가 이 가족들에게는 쓸쓸하고 고독한 계절이 다가오는 것임을 깨닫게 되었다. 아이들에게는 학교 휴일이 더 이상 휴일이 아닌 그들 가족의 위축되는 모습을 보는 시간이 되어 버렸다. 크리스마스는 더 이상 예전 같지 않았다. 재난 생존자들에게 크리스마스 연휴의 의미는 집으로 귀가한다는 것뿐이다.

동시에, 이 프로젝트는 심각한 문제에 직면하게 되었고 그것은 이 프로젝트 생존력과 관련하여 의구심을 갖게 하였다. 심각한 재정적 문제는 그들이 계획하지 않았던 것에 대해 본질적으로 재난이 지속되는 특징을 지니게 했다. 동시에 열린 예배는 미국과 케냐 사이의 평화와 통합을 의미하는 것이었다. 전체적인 계획이 중요한 문제임에도 불구하고 흐트러져 있었지만, 이 계획은 많은 이들의 만족과 흥분을 불러일으켰다. 캘리포니아의 학생들은 폭격 사상자의 수를 의미하는 250개의 양초에 불을 붙이기로 했다. 또한 학생들은 250명의 사상자들의 이름을 부르며 준비해 나갔다.

이 두 도시의 표준 시차 때문에, 나이로비 프로그램을 앞당겨 진행했다. 이 프로그램은 40명이 넘는 상처 입은 아이들 혹은 폭격에 의해 고아가 된 아이들을 포함하고 있었다. 여섯 명의 아이들은 케냐와 탄자니아를 나타내는 두 개의 깃발을 들고 있었다. 세 번째 미국 깃발은 폭격에 의해 아들을 잃어버린 가족이 들고 있었다. 이 깃발은 특별하게도 아들 장례식에서 쓰기 위해 예전에 아들이 장식품 커버로 썼던 천을 사용한 것이었다. 이러한 상징주의는 회복의 과정을 묘사하는 문학에서 중심적인 역할을 하였다. 물리적이고 심리학적인 회복 과정들 가운데 정신적인 가치도 숨어 있었던 것이다.

　나이로비는 작은 도시이고 정신건강 사회사업가들 중 다수는 폭격에서 살아남은 자들을 잘 알고 있었기 때문에 쉽게 그들을 공감할 수 있었다. 응급 상황과 반응의 단계들이 진행되어 가는 과도기에는 그 팀에 특별한 관심이 주어져야 했다.

　팀이 알려진 재난 단계(영웅적, 우호적 관계, 환멸, 복원)들을 거쳐 가면서, 다양한 재정적 제한 때문에 일어나는 분열을 해결하고, 다시 하나로 뭉치기 위해 엄청난 에너지가 쓰였다. 그리고 이 과정은 프로그램의 계획과 실행을 포함하였다.

　특별하고 구체적이며, 영적인, 그리고 대중적인 활동들이 상담가들을 위하여 시행되었다. 도시의 코미디 팀이 참여하여 희극을 공연했는데, 팀원들이 동료 상담가 단체에서, 그리고 그들의 가족들에게서 받은 스트레스를 웃음으로 날려 버리는 아주 성공적인 방법으로 증명되었다. 재난 노동자들의 스트레스를 해소하는 데 있어서 유머의 역할은 여러 곳에서 잘 나타나고 있다.[7]

임신한 여성들

　상담 회기 동안, 일부는 폭격이 있었던 그 날 혹은 그 직후 임신 3개월 미만의 어떤 여성들은 자연 유산에 대해 보고했다. 또한 다른 여성들은 그녀의 모유가 갑자기 말라 버렸고 어떤 여성들은 예상치 못한 월경의 발생을 보고했다. 그 당시 임신했던 여성들은 폭발 1주년 직후 서로 재회하였는데 그들 중 15명은 자신의 아이들이 같은 발달의 단계에 있는 다른 이들의 아이들과 다르게 지나치게 놀람 반응을 보이는 것에 대해 보고했다. 그들은 자신의 아이들이 더욱 긴장되어 보이고, 더 쉽게 놀라거나 잠을 제대로 못 자는 증상을 보인다는 것을 알아차렸다. 이것은 모성 PTSD의 한 부분인 모성 각성과민의 모습일 수도 있는 반면, 이 모습이 경험이 있는 엄마들에 의한 자발적인 관찰이었던 만큼 흥미로운 관찰이었다. 이 관찰은 자녀의 스트레스와 PTSD에 노출된 모성에 대한 흥미로운 의문점들을 불러일으켰다.

다른 집단들의 반응

처음에는 용기와 연대감을 가지고 행동하던 폭발사고의 희생자들은 다른 국면을 맞이하였다. 대사관 안팎에 분노가 스며들었다. 당연하게도 많은 케냐인들은 미국이 없었더라면 이러한 죽음과 파괴가 자신들 나라의 수도에 일어나지 않았을 것이라고 느꼈다. 폭파 사건 이후의 미국 태도에 관한 공적이고 사적인 비난이 빗발쳤다.

케냐인들과 미국인들은 서로 치고받는 관계가 되었으며, 이는 정확하게 테러리스트들이 의도했던 것이었다. 그러한 반응들의 혼란과 혼동은 미디어를 포함한 많은 영역에서 명백하게 드러났다.

지방 언론은 미국인들이 오직 자국민들만을 걱정하고 있으며 죽고 부상당한 수많은 케냐인들의 역경과 고통을 무시하고 있다고 보도하였다. 남자들과 여자들과 아이들이 피범벅이 된 채로 서로 뒤섞여 널브러져 있는 끔찍한 장면이 이른 아침 선잠을 자는 사람들의 의식에 침투하기 시작하였다.

재난이 발생한 직후 지역적으로 그리고 국가적으로 엄청난 동정적인 반응이 일어났고, 국내외적인 도움의 손길이 이어졌다. 또한 단체의 조직자들은 외부의 '전문가'들을 그 지역의 봉사자들 사이에서 적대심을 유발시키지 않은 방식으로 최대한 잘 활용할 수 있어야 했다. 첫 번째 외국인들로 구성된 단체는 군인 복장으로 나타났는데, 이는 케냐의 의료지원팀에게는 매우 위협적이었다.

얻은 교훈

나이로비 폭격과 이에 대한 반응들로부터 배울 수 있는 여러 가지 교훈들은 다음과 같다.

재난 관리에서, 할 수 있는 일과 잘못 할 수 있는 일들

케냐인들이 그들의 방식대로 재난에 대해서 반응했던 것처럼, 그 공격의 주요한 대상이었던 미국 사람들은 그들 스스로의 문제가 있었고, 그 문제는 거리 및 시간의 차이였다. 특히, 때때로 군사수송 지역 내에서 군대의 계획과 수송의 실패 문제에 의해 혼란이 가중되었다. 외인 긴급 지원 팀(FESTs)은 폭격이 있고 나서 40시간 후 13시간의 지연을 겪으며 나이로비의 다 에스 살람(Dar es Salaam)에 도착했다. 그곳의 주요 기관인 국무부와 국방부, FBI 그리고 타 기관 사이의 연락에 일관성이 없었다. FESTs의 인사 선발은 임기응변적이고 적절치 못했다. 의학 장비뿐 아니라, 다른 비상 장비도 운송을 위해 준비되어 있지도, 이용 가능하지도 않았다.[8]

이러한 혼란은 분위기에만 제한되어 있는 것이 아니었고 살아남은 사람들에게 제공되는 의학적인 치료에도 직접적인 영향을 주었다. 부상당한 미국인들이 치료를 받는 나이로비 병원에서 케냐인 의학 전문가들은 US 공군 의학 인사가 상황에 민감하지 않았다고 주장했다. 이 오해는 케냐인들이 미국 대사관을 불법적으로 약탈하게 된 사건으로 확대되었다. 그리고 케냐인들은 미국 대사관을 지키는 케냐 해군을 고소했다. 이러한 비극 앞에 생존자들을 찾기 위한 수색 작업 중 좋은 의도를 가진 사람들 사이에서조차 거친 말들이 오고 갔다.

　나중에 밝혀졌듯이, 외견상 조직화된 미국 팀의 위계 안에서 혼란이 있었다. 워싱턴과 다른 지역에서부터 나이로비로 사람들이 유입되면서 거기에는 사람들을 조직하는 데 불가피한 문제들이 있었다. 그러한 문제는 최종적으로 대사관의 책임으로 남았다.[8]

미디어의 역할

　재난에서 미디어의 역할(The Role of Media)은 잘 문서화되어 있다. 케냐인의 경우, 미디어는 매우 귀중한 자산으로 증명되었다.[9] 비극의 초기 단계에서 미디어는 무슨 일이 있었는지에 대한 사실적인 정보를 제공했고, 자신의 감정을 표현하고 떠오르는 문제를 논의할 수 있는 장을 제공했다. 또한 미디어는 이와 같은 대형 비극과 관련하여 예측되는 심리적 영향에 대한 교육적 메시지를 제공했다.

　대다수의 경우 의료진들은 미디어에 출연하는 것을 부담스러워했다. 그래서 미디어는 추측성 메시지로 방송을 구성하였다. 나이로비 경험으로부터 얻은 중요한 교훈은 미디어가 재난 반응에 있어 긍정적인 역할을 할 수 있다는 것이다. 또 다른 한 가지 중요한 점은 나머지 사람들처럼 재난 현장에 노출된 후 심리적 영향을 겪었을 미디어 종사자들에게도 관심을 기울여야 한다는 것이다.[9]

효과적인 리더십의 중요성

　나머지 아프리카 대륙처럼 그 당시, 케냐는 자연 또는 인적 재난에 의해 깊은 정신적 외상이 초래된 국가였다. 정치적으로 자극 받은 폭력은 홍수처럼 쏟아져 나오는 수많은 죽음과 엄청난 재산 피해, 그리고 파괴를 일으켰다.[2]

이것은 케냐인들이 재난에 정신건강 요소로 반응한 첫 번째 사건이었다. 명확하고 결단력 있는 리더십을 갖는 것이 중요하였고, 이것은 케냐 의료협회에 의해 제공되었다.

다른 반응들을 다루기

비극은 사람들을 단합하게 한다. 나이로비 사건의 경우 처음부터 위대한 연대의식과 많은 도움의 약속, 행동으로 보여 준 용기가 있었다. 다른 이들을 비난할 수 있는 냉혹한 말들은 역시 주목할 만했다. 특히, 초기 단계의 혼돈은 빈번했었다. 테러리즘은 화합과 안전의 감각을 파괴하고 개인, 지역사회, 그리고 국가에게까지 공포를 조성한다.

처음 케냐 사람들을 사로잡았던 분노는 테러리스트들뿐만 아니라, 무슬림인, 아랍인 그리고 모든 나머지 집단들의 생각에 향해 있었다. 다음으로 미국인들이 '분명한' 타깃이 되었고, 그다음으로는 명백히 드러나게 된 케냐인들의 욕구와 느낌, 공격에도 불구하고 무반응하게 대응했던 것 자체도 타깃이 되었다. 이러한 것들은 테러리즘에 대한 일반적인 반응인데 지역사회가 자신들의 분노와 좌절에 대한 희생양을 찾는 것이다.

재난 반응의 허니문 효과

이 허니문 단계는 재난 반응들에서 묘사되어 왔었고, 첫 번째로 나이로비에 폭격 후 경험되었다. 재난 후에 지역적·국제적으로 거대한 동정 반응이 나타났고, 외부의 많은 국가로부터 도움의 손길들이 이어졌다. 경제적·물질적 제공 대부분은 화면을 통해 보여졌다. 소수는 그들의 약속을 지켰다. 그들이 의도했었기 때문이 아니라 그들이 그렇게 할 수 있기 전에 다른 우선순위들이 그들의 주의를 끌었기 때문이다.

국민은 이 제안들을 잊지 않았고 프로젝트 팀이 기부의 무게에 눌려 질식

할 만큼의 금액을 기대하며 기부의 가치를 계속 계산해 나갔다. 그러나 슬프게도 그러한 일은 일어나지 않았다.

재난과 관계가 있는 건강관리 요원들은 이 허니문 단계를 인지할 필요가 있고, 이것을 그들의 계획 안에 포함시켜야 한다.

조사

연구 결과가 없다면, 가설은 검증될 수 없으며 잘 의도된 접근법이 지식과 혼동된다. 그나마 영웅적인 회복 노력의 일부분은 단기적 · 장기적 치료 전략들을 알아내기 위해 폭격의 영향을 받은 데이터를 수집한 것이다.

조사단들은 생존자들이 장례식과 같은 중요한 전통적인 활동들을 끝내기까지 기다려야만 했었다. 갑작스럽고 예상치 못한 자연 재난에 따른 혼란에 뒤이어 엄격한 조사 계획들을 실시해야만 했다. 팀은 방법론적으로 적절한 데이터가 미래 재난들의 사건 계획을 알리고 테러리즘의 정신건강 효과들을 이해하는 데 필요하다는 현실에 조급해졌다. 대형 간편 조사 표본 연구를 통해, 대부분 처음으로 직접 공격을 목격한 전문가들은 많은 것을 배웠다.

분석한 표본은 2,627명의 자료들로 구성되었다. 이 집단에서 47%는 여성이었는데, 이 중 62%는 기혼자였고, 평균 연령은 33.6세(±9.7), 64명의 여성들은 임신한 상태였다. 46%는 중졸이고, 40%는 대졸, 대재 등이었다. 응답자의 평균 자녀수는 3명(±2.1)이었다. 표본의 96%가 기독교인이었고, 그다음으로 무슬림 2.5%였다. 대부분이 수천 명의 사람들을 보호할 책임이 있는 교육을 잘 받은 성인 집단이었다.

외상 후 스트레스 신드롬(PTSS)과 관련된 요인들(외상 후 스트레스 장애, PTSD에 대한 근사치)을 살펴보면, 여성의 경우 미혼이었으며, 교육수준이 낮았고, 폭격 당시 밖에 있었거나, 직접 목격하거나, 부상당하거나 완치가 어려운 부상을 입은 사람들이었다. 이들은 두려움, 무력감 혹은 폭격 당시에 협박을 받은 느낌이 남아 있어 친구 혹은 동료에게 폭격 관련 상황을 얘기하지 않았고, 사별, 폭격 후 재정적 어려움을 겪거나 예상하고 있었으며, 부상 때문에 일을 할 수 없는 상태이고, 물질 혹은 재정적 도움을 받는 이들이었다. 특히, PTSS 징후는 연령, 자녀 수, 종교, 병원에서의 평가 혹은 즉각적인 의료적 반응과는 유의미한 상관이 없었다. 이 데이터는 부상과 PTSS($p <$ 0.0001) 사이 강한 상관을 보여 준다.

논의

정신건강 반응 노력에 대해 많은 질문이 발생했다. 어떤 이들은 이러한 노력이 무엇을 달성했고, 케냐인들에게 어떤 이익이 되었는지 궁금해했다. 이러한 질문에는 간단하거나 정확한 답들이 없다. 그렇지만 정신과 의사들과 정신건강 전문가로서 우리는 우리의 전문성에 대한 도전이 진료소와 병원을 넘어서까지 영향을 미치는 세상에 살고 있다.[10]

이러한 이유로, 재난 후 정신건강 대책은 정신건강 팀의 임무의 필수적인 부분이다. 그 외에 초기 개입과 특정 디브리핑의 유용성을 둘러싼 논란은 계속될 것이다. 왜냐하면 정반대의 서로 다른 결과들이 지속적으로 나타나고 있기 때문이다. 그러나 안타깝게도 학술적 논의는 현실의 재난 앞에서 신속하게 그 기회를 잃어 갔다. 지역사회는 정신건강 전문가들로부터 도움을 기대하고 요구하기 때문이다.

일부 중재 전략은 검증되지 않은 창의적인 것이었고 장기적으로 고유하게 지켜져 왔던 가치를 거의 가지고 있지 않았다. 길거리 공연들은 이것의 좋은 사례들이다. 그렇지만 사람들은 팀 자체가 코미디의 밤을 평가한 것만큼 그러한 개입에 매우 긍정적으로 반응하는 것 같았다.

강력하고 능률적인 정신건강 팀이 생겨났다. 해당 지역의 이후 다른 재난들에서, 이 팀은 빠르게 소집되었고 2000년 1월 31일 KQ 101 비행기의 생존자들에게 서비스를 제공하기 위해 대륙(Ivory Coast)을 가로질러 이동해 왔다.

중대한 재난에 뒤따르는 조사에 대한 질문은 도덕적이고 과학적인 사항들을 모두 다 포함해야 하기 때문에 복잡하다. 최초에 데이터를 수집하는 데 시간이 지연되는 것은 재난의 정신건강 효과를 이해하는 데 필요한 초기 정보를 얻을 기회를 제한한다. 두 번째로 만약 연구자들이 신속하게 행동하지 않는다면, 중요한 데이터는 영원히 잃어버릴 것이다. 이러한 이유 때문에 우리는 PTSD의 DSM-IV 진단을 만들 수 있도록 57문항의 자기 보고식 설문지를 개발한 조사 기록 팀을 그곳에 투입하기로 결정했다. 이런 과정들을 통해, 우리는 특별히 테러리즘과 같은 혼돈되고 복잡한 상황에서 방법론적으로 탄탄한 정신건강 연구를 수행하는 것이 유난히 어렵다는 사실을 충분히 인식하고 있다. 일부는 이러한 의견에 동의하지 않을지도 모른다.

결론

공격 이후 몇 년이 지나서도 케냐인들은 스스로에게 계속해서 질문한다. 왜 우리인가? 왜 그들이 평화를 사랑하는 안정된 섬을 정신적 외상이 초래되는 대륙으로 선택하였는가? 우리의 고통을 우리의 미국인 친구들은 인식하고 있는가? 무엇이 테러리즘 행위를 초래했는가? 테러리즘은 세계 자원의 불공평한 분배와 관련하여 어떤 역할을 하는가? 이 테러리즘이 또 올 것인가? 이러한 수많은 다른 질문에 대한 확실한 답변은 결코 찾을 수 없을 것이다.

참고문헌

1. Bushnell P. (2003) Leadership in the wake of disaster. In R.J. Ursano, C.S. Fullerton, A.E. Norwood (Eds.), *Terrorism and Disaster, Individual and Community Mental Health Interventions*, pp. 31-40. Cambridge University Press, New York.

2. Njenga F.G., Kigamwa P., Okonji M. (2003) Africa: the traumatised continent, a continent with hope. *Int Psychiatry*, 1, 4-7.

3. Mitchell J.T. (1983) When disaster strikes. The critical incident stress debriefing process. *J Emergency Med Serv*, 8: 36-39.

4. Pfefferbaum B. (1999) Posttraumatic stress responses in bereaved children after the Oklahoma City bombing. *J Am Acad Child Adolesc Psychiatry*, **38**: 1372-1379.

5. Flynn B. (1998) Report on Operation Recovery. Submitted to the Kenya Medical Association.

6. Alexander D.A. (2001) Nairobi terrorist bombing: the personal experience of a mental health advisor. *Int J Ment Health*, 3: 249-257.

7. Palmer C.E. (1983) A note about paramedics' strategies for dealing with death and dying. *J Occupational Psychol*, 56: 83-86.

8. Accountability Board Report. Nairobi-Tanzania Bombings. January 1999.

9. Njenga F.G., Nyamai C., Kigamwa P. (2003) Terrorist bombing at the USA embassy in Nairobi: the media response. *East Afr Med J*, **80**: 159-164.

10. Okasha A. (2002) Mental health in Africa: the role of WPA. *World Psychiatry*, 1: 32-35.

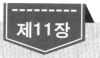

뉴욕 경험: 9 · 11 테러

Lynn E. DeLisi
New York University, New York, USA

서론

2001년 9월 11일 오전 8시 52분경, 항공기 두 대가 뉴욕에 위치한 세계무역센터와 충돌하였다. 곧바로 세 번째 항공기가 워싱턴에 위치한 펜타곤을 향해 돌진하고 있었으며, 네 번째 항공기는 펜실베이니아에 있는 들판에 추락하였다. 대략 3,000명의 시민들이 이 사건에 의해 사상되었고 사건 후 미국인들은 중동과 무슬림 테러리스트들이 이 사건에 책임이 있다고 말했다.

2001년 9월 11일은 많은 사람들에게 오랫동안 기억되었다. TV를 본 사람들은 이례적이고 상상할 수 없는 공포스러운 사건을 목격하였다. 이 사건은 국제적으로 큰 이슈가 되었는데 일본의 진주만 습격 이후 출생한 테러의 경험이 없는 미국인들에게는 큰 전환점이 되었다. 9 · 11은 미국 국민들에게 한 가지 깨달음을 주었는데 다른 대륙과 떨어져 있는 미국의 지리적 이점이 외부의 공격으로부터 미국 시민들을 보호해 주는 데 도움이 안 된다는 것이었다. 이 사건에 심각한 영향을 받고 후유증을 보인 사람들은 뉴욕 시민들이었다. 뉴욕 시민이란 단어 속에 많은 사람들이 포함되어 있겠지만, 특히 맨해튼과 고층 건물로 둘러싸인 밀집된 도시에 사는 사람들이 정신적으로 심각한 고통을 받았다. 세계무역센터 부근에 거주하던 사람들은 강제로 그들 집에서 떠나야 했고 많은 사람들이 이 사건의 직간접 영향으로 직업을 잃게 되었다. 사람들은 친구 또는 친인척을 잃은 사람들을 목격하기도 했다. 그들은 성조기를 건물에 게양하거나 차에 부착하기도 했으며, 어떤 시민들은 옷에 달기도 하였다. 이러한 집단적 애도는 미국 국민들을 묶는 연대의 계기가 되었으며, 개인이 혼자 남겨진 것이 아니라 국가에 소속되었다는 위안과 국가가 그 사건에 희생된 사람들을 도와줄 것이라는 믿음을 주었다.

이 사건이 발생한 시점으로부터 한 시간 뒤, 맨해튼 내에서는 유선 전화, 휴대전화, 인터넷을 포함한 모든 소통 체계가 마비되었다. 방송국들은 복구를 통해 그날 참사를 보지 못한 사람들을 위해 사건 첫날부터 며칠 동안 지속적으로 사건 장면을 반복 상영했다. 많은 사람들은 텔레비전에 나오는 참사 장면에 집중하였고, 무언가를 잃어버린 듯 두려움에 빠져 텔레비전에서 눈을 떼지 못하였다. 그 이후 연구자들은 이러한 잔혹한 사건을 반복해서 보여 주는 매스컴이 아이들과 어른들에게 미치는 외상 후 스트레스 장애(PTSD)에 대해 주목하였다.

재난 발생 후 일주일 동안, 폭발로 인한 고온의 철강 잔재들과 거대한 분화구에서 연기가 솟아올랐으며 불타는 잔재의 그을음 냄새가 남부 맨해튼 절반을 뒤덮었다. 미국 당국과 특히 뉴욕시는 이러한 사건들의 재발에 대하여 삼엄한 경계 태세를 취하였다. 9·11 테러로 실종된 사람들의 사진들이 주변 건물 벽에 붙여졌고, 사건이 발생한 장소에는 추모의 촛불이 놓여졌다. 친인척을 잃은 사람들은 실종됐던 친인척을 찾거나 시신이라도 찾고 싶은 희망에 가족지원센터(Family Assistance Center)에서 기다리기 시작했다. 경찰과 군인들은 사건이 일어난 주변 거리를 삼엄하게 통제하였다. 몇 주 동안 맨해튼으로 가는 모든 진입로를 검문 통제하였다. 몇몇 고층 건물들과 주택단지들에 사는 거주자들은 며칠 동안 일상에 숨어 있는 폭파 위협에 대한 두려움에 떨었다.

히스테리를 일으킨 어떤 사람이 죽음을 초래할 수 있는 탄저병 유발포자를 봉투에 넣어 미국 우편국(US Postal Service)을 통해 방송국과 다른 시설기관의 저명한 인사들에게 보냈다. 이 과정에서 우편배달부와 기관 비서, 그리고 주변에서 놀던 아이들까지 그 봉투에 의해 감염되었다. 2001년 10월에 도미니카로 가는 여객기가 이륙 중에 인근 지역으로 추락하는 일이 있었다. 많은 사람들은 이러한 사건들이 9·11 테러와 연관이 있다고 생각했고, 더욱 깊은 두려움과 심리적 트라우마에 빠지게 되었다. 이러한 사건 외에도 한 여행자(현재 신발 폭약 테러범이라 알려짐)가 자신이 직접 만든 폭탄을 숨긴 신발을 가지고 미국행 국제비행기에 탑승해 기내에서 폭탄을 터트리려 시도하려다 승객이 저지한 사건도 있었다. 이 사건 이후, 대부분의 미국 항공 검문소는 신발 검색을 비롯한 엄격한 출입국 절차를 실시하였다.

뉴욕시와 주변 지역에 사는 많은 사람들은 희생자들을 도와주기 위해 뉴욕 도심으로 모였다. 많은 사람이 헌혈에 동참했으며, 필요한 만큼의 혈액양은 채워졌지만 사람들의 헌혈은 계속 이어졌다. 결국 헌혈자들이 너무 많아 돌려보내기도 했다. 9·11 사건 장소의 공기가 위험하다는 루머가 있었지만 많은 사람들이 재해 현장에 계속 머물렀으며, 생존자와 유해를 찾기 위해서 수개월간 잔해 더미 속을 계속해서 수색하였다. 변호사, 식당 주인을 포함한 모든 다양한 직종의 사람들은 그들의 가지고 있는 능력과 자원을 총동원하여 봉사활동을 하였다. 의사 또한 예외가 아니었다. 그러나 많은 의료진과 봉사자들의 수색에도 불구하고 소수의 희생자들만이 발견되었다. 대부분 경미한 신체 부상으로 살아남았거나 이미 뜨거운 철강 더미에 깔려 사망했기 때문이다. 이러한 결과는 다른 분야 의사만큼 정신과 의사들의 지원이 필요하다는 것을 말해 주고 있다. 특히, 사망자의 아이와 가족들에게 미칠 수 있는 정서적인 영향이 특히 우려되었다. 그러나 사망자뿐만 아니라 재난으로 인해 직장과 집을 잃은 사람들은 일반적으로 정신적 후유증에 노출될 위험이 크다.

뉴욕시에는 재난 심리 봉사활동 단체(Disaster Psychiatry Outreach, Inc.: DPO)라 불리는 민간비영리단체가 있었다. 이 단체는 네 명에 젊은 레지던트 정신과 의사가 있었는데 그들은 9 · 11 테러가 발생한 후 2년 동안 9 · 11 테러의 희생자들의 친인척을 도와주는 봉사활동을 통해 서로에 대한 유대감을 형성하고 있었다. 이 단체는 매달 의사들 중 한 명의 사무실에 모여 기금 마련과 비행기 추돌사고, 허리케인, 화재와 같은 다양한 재난 시 네트워크 구축을 위한 방안을 모색했다. 그들은 9 · 11 테러가 일어나기 전 재난에 대한 주제가 중요하지 않을 때에도 재난의 유형과 정의에 대해 오랜 시간 논의하며 재난에 대한 제안 문서를 작성하기도 했다.[1]

DPO에 입사한 지 2주 된 신입사원 올리비아 화이트(Olivia White)는 2001년 9월 11일 아침에 평소와 같이 출근했다. 사건 이후 며칠 동안 그녀는 뉴욕시로 9 · 11 테러의 희생자들을 위해 신설된 가족지원센터(Family Assistance Center)에 의지가 있는 정신과 의사들을 불러 모았다.

초기 가족지원센터(FAC)는 맨해튼 중부 무기고를 사용했지만, 나중에 허드슨강 부두에 있는 큰 건물로 이전했다. DPO는 가족지원센터(FAC)에 주요 다섯 곳의 의과 대학 정신의학 분야보다 더 나은 심리지원을 제공하였다. 다섯 군데의 의과대학에서는 뉴욕시의 정신과 회장 자리에만 관심을 보였고 효율적인 정신의학 시스템 구축에는 전혀 관심이 없었다. 뉴욕시 시장을 포함한 모든 사람들이 공황 사태에서 필요한 것은 정신과 의사라고 느꼈다.[2] 뉴욕시민들 사이에서 9 · 11 테러에 의해 유발된 정신장애 유병률 추정치는 과장되었고, 기금은 연방비상재난관리청(Federal Emergency Management Agency), 적십자사(Red Cross), 뉴욕시로부터 지원받았다. 연방정부(Federal Government)는 교부금 지원을 위해 리버티 프로젝트(Project Liberty)를 형성하였다. DPO를 포함한 모든 단체들은 이러한 기금을 받기 위해 정부에 지원하였다. 며칠 뒤 네 명의 젊은 레지던트 정신과 의사들로 구성된 작은 모임에서 출발한 DPO는 뉴욕시의 무료 정신의학 서비스를 제공하는 거대한 단체로 부각되었다. 올리비아 화이트(Olivia White)의 역할은 가족지원센터

(FAC)가 폐쇄될 때까지 필요하였지만 감축 운영되고 있었던 정신질환에 관한 돌봄 서비스를 24시간 보장하는 계획을 담당하는 것이었다.

조사 연구

나는 전임 학문적 연구원으로서 즉각적인 계획을 짜며 뉴욕시 도처에서 설문조사를 하기 위해 뉴욕 대학교로부터 인류를 주제로 하는 기관의 검토 위원회의 승인을 받았다. 이 계획의 첫 번째 일[3]은 뉴욕 도심 내에서 임의적으로 뽑힌 성인들을 대상으로 체계적인 설문조사를 실시하는 것이었다. 정신의학을 교육받은 면접관들이 임의적으로 사람들에게 접근한 뒤 그들의 참여를 요청하고 요청에 응했을 시에 그들에게 9·11 테러 전에 그리고 9·11 테러 이후 3~6개월 동안 신체적·정신적 건강에 대한 질문들을 답하도록 안내했다. 설문을 통해 여러 종류의 스트레스들이 기록되었는데 설문지 내에는 9·11 테러의 근접 정도 혹은 관여 정도, 그들이 친인척들 혹은 친구들을 잃었는지의 여부, 그리고 특히 불안, 우울증 그리고 외상 후 스트레스 증후군(PTSD)의 증상을 묻는 질문 등이 있었다. 데이비드슨 트라우마 척도(Davidson Trauma Scale)[4, 5]의 각 17개의 항목에는 빈도(0 = 없음 4 = 매일)와 심각성의 정도(0 = 스트레스 받지 않음, 4 = 매우 스트레스 받음)를 측정하기 위해 0에서부터 4까지(0~4점까지의) 범위를 가지고 있다. 총점은 각 항목의 빈도와 스트레스 정도가 합산된 점수다(범위 = 0~136). 세 가지의 하위 척도는 침범, 회피/망상, 각성과민으로 정의되었다. 침범 점수는 이 범주와 관련된 다섯 가지 질문들에서의 빈도와 심각함 정도의 점수의 누적된 점수로 계산되며, 회피/망연자실 점수는 여섯 가지의 부합하는 질문들의 누적 점수로서 측정되고 각성과민 점수는 네 가지의 일치하는 질문들의 누적 점수로서 계산된다. 어느 항목에서의 8.0이라는 점수는 병리학의 높은 점수로서 간주되지만 0.0은 이 항목이 존재하지 않는다는 의미로 볼 수 있다. 선행연구들의 기반으로 봤을 때, 데이비드슨 트라우마 척도에서 점수가 24점 이상이면 외상 후 스트레스 증후군이라고 한다. 맨해튼 도처의 총 1,009명의 성인(516명의 남성과 493명의 여성)에게 인터뷰가 실시되었다. 이 설문을 통해서 총 56.3% 가 적어도 한 번의 심각한 증상(8.0 이상의 점수) 혹은 두 번 이상의 미미하거나 유의미한 증상을 가지는 것을 알 수 있었다. 또 이 증상들은 9·11 테러 이후부터의 시간 경과량과 연관이 있는 것으로 밝혀졌다. 이와 같이 절반 이상의 사람들이 9·11 테러 이후 3~6개월 정도의 정서적 후유증이 있었지만 그 비율은 시간 경과에 따라 감소되는 것으로 나타났다. 여자들은 남자들보다 상대적으로 더 많은 증상을 경험했다고 보고했다. 직장, 거주지 혹은 가족/친구들의 상실은 더 강하고 심각한 증상들과 연관성이 있었다. 가장 고통스러운 경험들은 불쾌한 기억 혹은 상기시키는 것을 반복적으로 떠오르는 것이었고 의식 분열은 드물게 나타났다. 그러나 가장 우려 되었던 점은 심각한 반응(24 이상의 점수)을 보이는 이들 중에서 오직 26.7%의 사람들만이 치료를 받았다는 것이다.

다음의 예시들은 면접관들이 직접 들은 이야기들이다.

- 한 참여자의 친척이 세계무역센터에서 대피하던 중 그의 모든 손가락이 부러졌다. 비록 그 참여자 여성은 그 현장에 없었지만, 자신의 일에는 영향을 미쳤다. 그 이유는 그녀가 점원으로서 일하는 슈퍼마켓이, 반복되는 폭력적인 위협으로 사업이 급격히 악화했는데 이유는 그 마켓의 주인이 아랍인들이기 때문이었다.
- 9·11 테러 때 두 번째 비행기가 부딪치는 것을 목격한 한 참여자는 세계무역센터에서 나오는 연기를 보았고 건물이 막 무너지려는 순간 어떻게 달려 나왔는지 말하였다. 그는 가족과 가까운 친구를 잃었다. 9·11 테러 이후 그는 거주하는 아파트를 잃었고 건물 수위로서의 직업도 잃었다.

- 공격 이후에 한 경찰관은 인터뷰를 받은 다른 피험자와 그녀의 남편을 주요 물품들을 가져 올 수 있도록 10분 동안 아파트 출입을 허가하였다. 그는 8주 동안 돌아올 수 없었다. 그녀는 한 친구(소방관)와 한 명의 전문직 고객을 잃었다.

- 인터뷰에 동의한 한 49세 중년은 세계무역센터에서 20년 동안 일을 해 왔다. 공격을 받는 동안 그는 브루클린 다리에서 일하러 가던 중이었는데 나중에 친한 친구들과 동료들을 잃어버렸다는 것을 알았다.

- 한 47세 중년은 세계무역센터 옆에 있는 은행에서 일을 했고 그 근방에서 거주했다. 그가 일하러 가던 중 세계무역센터 연기 속에 무너지는 것을 목격하고 도망갔다. 그는 자신의 아파트에 다시 돌아가는 것이 허용되지 않았다. 그는 인터뷰할 당시에도 친구 집에서 살고 있었다.

- 한 32세 여성 변호사도 세계무역센터 근처에 있는 사무실에서 일을 했다. 그녀는 첫 번째 건물이 무너지기 직전에 지하철에서 빠져나왔고 그 뒤 건물이 바로 무너지는 것을 목격하였다. 그녀는 그 당시 상황을 '지진이 일어난 느낌'이었다고 말했다. 그녀는 자욱한 먼지 속에서 중심가를 통해 달렸고 그녀의 아파트로 걸어 들어갔다. 그녀가 9월 11일에 도피하던 중에 처음 들었던 생각은 전에 일어났던 정신적 외상이었다. 이스라엘에 사는 동안 그녀는 폭격에 의한 부상을 피할 수가 없었으며 여러 친구들을 잃었다. 인터뷰할 당시 그녀는 이전에 일어났던 이 사건들을 회상하였다.

- 45세 아시아계 인도 남성은 배관공으로 일했었는데 무슬림을 향한 편견 때문에 최근에 일이 급격히 줄었다.

- 한 피험자는 24세 남성의 식당 경영자였다. 인터뷰 당시 그는 매일 알람을 9시 11분에 맞춘다고 했는데 그가 그 이유를 설명하기를 "이것은 저에게 매우 중요합니다. 그날 얼마나 제가 초조하고 화가 났는지 잊을 수 없거든요." 그는 9월 11일을 '닫힌 관 속에 깨어난 것'이라고 표현하였다. 그는 뉴저지 내에 강 건너 있는 그의 아파트 경관의 한 부분이었

던 건물이 붕괴된 것은 마치 그가 "가족구성원을 잃은 것 같은 느낌이었다."라고 말했다.

- 인터뷰에 응한 53세 남성의 기술자는 사건 발생 당시 타워 I 을 걸어 들어가고 있었다. 그는 건물이 불타는 것을 보았고 그 후 두 번째 비행기가 충돌할 때까지 그저 서서 바라보았다. 그는 이 사건으로 7명의 친구들을 잃었고 75명의 동료를 잃었다.

- 한 피험자는 32세 여성 세계무역센터에서 여섯 블록 떨어진 어린이집 책임자였다. 어린이집은 경찰 구역 옆에 위치해 있었다고 말했다. 경찰은 탁아소에 있던 아이들을 그들 부모가 데려갈 수 있도록 차이나타운 근처로 대피시켰다. 아이들 부모 중 한 명이 사망하였는데 그 부모는 바로 경찰관이었다. 피험자가 말하기를 한 직원이 9 · 11 테러 이후 3~4주 동안 아이들에게 이 화제를 어떻게 접근할 것인가에 대한 회의를 가졌는데 그들은 아이들이 특별히 질문을 하지 않는 이상은 그것에 대해 이야기하지 않기로 합의를 보았다. 그 당시 탁아소에 있던 아이들이 그림을 그리고 종이비행기를 만들며 어떤 일들이 있었는지에 대해 말하는 워크숍이 있었는데 그들 중 대략 10명이 불타는 건물들을 보았다고 말했다. 그 후, 탁아소는 6주 동안 열지 않았다. 그 현장에는 아이들의 질문을 어떻게 다루어야 할지 말해 줄 수 있는 정신과 의사들이 없었다.

- 26세 여성 행정 보좌관인 피험자는 타워 I 의 27층에서 일을 했다. 그녀는 빌딩이 무너지기 전에 계단을 통해 내려와 도망쳤다. 그러나 그녀는 10명의 동료와 친구들을 잃었다. 피험자는 인터뷰 동안 잠시 침묵한 후 말을 이었는데 그녀가 기억하지 못하는 피난의 일부분이 있지만 기억하고 싶지 않은 부분도 있다고 말하였다. 그녀는 그 경험에 대해 말하고 싶지 않아 했다.

- 27세 남성 면접 대상자는 전에 해병대에 있었고 세계적으로 유사한 재난과 폭력 행위를 목격해 왔다. 그는 9 · 11 테러에 크게 영향을 받지 않았다고 주장했다.

그들이 얼마나 잘 극복하는지에 대한 진술을 제외하고는 앞의 모든 사례들은 다양한 정도의 근심, 우울증 그리고 인터뷰할 당시에 그들의 직업과 대인관계를 방해하는 다른 증상 등을 보여 주었다. 여러 사람들은 실패한 관계들을 서술했고 집중 곤란과 가끔씩 일어나는 죽음과 자살에 대한 생각을 해본 적이 있다고 말했다.

두 번째 설문지는 뉴욕시티 벨뷰 병원(New York City Bellevue Hospital) 내의 심각한 정신질환을 가지고 있고 9·11 테러 당시에 입원한 환자들을 중심으로 작성되었다. 156명의 정신질환 환자들의 진료기록부는 9·11 테러 전과 후 그들의 정신질환 상태를 나타내었다. 이 환자들 중 다섯 명은 어떠한 진단도 내릴 수가 없었다. 피험자들 중에서 100명이 남성(66.7%)이었고 51명이 여성(33.3%)이었다. 설문조사 참여자 중 44명이 백인(28.2%), 62명이 아프리카계 미국인(39.7%), 25명이 히스패닉(16%), 17명이 아시아인(10.9%) 그리고 8명이 그 외 다른 인종(5.1%)으로 이루어졌다. 여기에는 모든 진단 범주들이 나타났다. 조울증($n = 15$, 9.6%), 조현병($n = 54$, 34.6%), 분열정동형장애($n = 52$, 33.3%), 우울증($n = 8$, 5.1%), 주된 약물 남용($n = 5$, 3.2%), 기타($n = 17$, 9.9%). 39명의 환자(29.8%)는 9월 11일 이후에 약물 복용 횟수가 증가한 반면에 오직 3명만이 약물 복용 횟수가 줄어들었다. 37명의 환자들(24.5%)은 더욱 나아졌다. 55명의 환자들(36.4%)은 다음의 진단범주들에 포함된 장애가 9월 11일 이후 더욱 악화되었다. 조울증($n = 3$, 20.0%), 조현병($n = 28$, 51.8%), 분열정동형장애($n = 17$, 32.7%), 우울증($n = 1$, 12.5), 약물 남용($n = 1$, 20.0%), 기타($n = 5$, 35.7%). 일반적으로 재난 환경을 만들어 내는 사건에 직면했을 때 자연적이건 혹은 인위적이건 정신병을 가지고 있는 환자들은 증가할 것이고 반면에 이전에 우울증을 가지고 있던 환자는 더욱 나빠질 것이다. 병으로 입원한 환자들에게 뉴욕시에 있는 세계무역센터 테러리스트의 공격은 어떠한 영향을 주었는지에 관한 최근 연구를 살펴보면, 우리는 그 사건으로 인해 환자들에게 어떠한 반응이 증가했다는 증거를 찾지 못했는데, 특히 놀랍게도 우울증으로 입원한 환자들은 악화된 것이 없었다. 그 사건이 일어난 주에 잠 혹은 불안 때문에 약을 필요로 하는 몇몇 환자들은 있었지만, 대다수는 그렇지 않았다. 게다가 전반적으로 진단범주, 증상 혹은 약제 변화가 세계무역센터를 바라보고 있는 병동에 있었던 환자들($n = 40$)과 그렇지 않았던 환자($n = 100$)와 비교했을 때 차이가 없었다. 안전한 환경과 그 사건 당시에 정신건강 전문인들이 환자들을 돌보아 주며 안심시키는 것이 환자들이 악화되는 것을 막는 치료상의 효과가 있다고 추정할 수 있었지만 우리는 재난 사건들의 현실에 기반을 두었을 때 정신질환이 해결된다는 증거는 찾을 수 없었다.

다음은 기록들로부터 가져온 몇 가지 서술된 내용이다.

- 집단 치료 회기에, 치료사들은 뉴욕시 내에 일어난 테러리스트의 공격에 연관된 환자들의 감정과 생각들을 탐구하였다. 환자들은 대화하고 그들의 감정을 표현할 수 있도록 장려되었다. 대부분의 치료 회기에 조용했던 한 환자는 당혹감과 정리되지 않은 이야기를 계속했다.
- 한 환자는 그가 생각하기엔 세계무역센터의 재난은 오사마 빈 라덴에게 책임이 있는 것이 아니라 명왕성에서 온 그의 선생님에게 책임에게 있다고 말하였다.
- 한 환자는 내향적이었으며 대부분의 시간을 그 사건의 그림을 그리거나 아침에 TV 뉴스를 보는 데 보냈다. 지원 그룹 회의에서 그 환자는 편집증과 그가 알고 있었던 FBI/CIA 보안에 대한 과대망상증에 집중하였고 스스로에게 느슨했던 지시사항과 9 · 11 테러에 대한 자신의 책임에 대해 강조하였다.
- 다른 환자는 테러리스트의 공격을 망상 체계에 포함시켰는데 그는 미국 정부가 세계에게 지배력을 행사하기 위해 계획한 음모로서 9 · 11 테러를 일으켰다고 하였다.

우리의 세 번째 설문지는 9·11 테러 이후 첫 6개월 동안 희생자들을 도와주었던 모든 분야의 의사들과 의대생들에게 묻는 질문들을 포함하고 있었는데, 특히 가족지원센터(FAC)에 소속된 의사들과 의대생들에게 배포되었다.[6] 뉴욕시의 마운트시나이 의과대학의 의대생들에게 이번 사건에 도움을 주는 데 관여함으로써 받았던 정서적 충격을 조사하기 위해 실시된 한 연구가 있었다. 157명의 학생들이 우편 설문에 응했는데 우편 설문지에는 그들이 개인적·전문적으로 9·11 테러에 관여한 것에 관련된 질문과 그 사건이 일어난 1주 뒤 그리고 3~4개월 뒤에 그들에게 생긴 정신적 증상에 관한 질문들이 있었다. 연구 결과는 임의적으로 뽑힌 뉴욕시민들을 대상으로 했던 설문과 유사했는데, 남학생보다 여학생들이 더 큰 정서적 충격을 가지고 있었으며, 통제가 되지 않고 스트레스가 더 많은 활동에 소속된 학생들의 정서적 후유증이 더 컸다. 그러나 깊은 정신적 트라우마를 가지고 있는 희생자를 도와준 힘든 경험이 정신질환의 종합적 증상으로 나타나지는 않았으며 전문적 자부심의 향상과는 연관성이 있었다.

네 번째 설문은 희생자들을 도와주는 데 봉사했던 의사들을 대상으로 하였다. 사실 그들 대부분이 이 설문에 답하는 데 흥미가 없었다. 일반적으로 그들은 자신들의 경험을 묻어두고 싶어 했고 그 사건을 다시 회상하며 당시 느꼈던 그들의 감정들에 관해서 서술하는 것을 원치 않았다. 우리는 그들 역시 지속적인 영향을 받았으리라 의심해 보았지만 그러한 점을 표현해 낼 의지와 시간이 없었다. 9·11 테러 이후의 반년 동안, 뉴욕시의 설문에 답했던 10명의 의사들 중 다섯은 남성이었으며 나머지 다섯은 여성이었고 그들의 평균 나이는 46세였다. 그 10명 중 9명은 '희생자들과 함께 일한 동안과 그 이후에 자신이 정신의학적 도움을 받을 수 있기를 희망했었다.'라고 언급했으며 나머지 한 명은 의사라면 당연히 이러한 것들을 자신이 감당할 수 있어야만 한다고 보고하였다. 다음은 몇 가지 경험들의 예시를 나타낸 것이다.

• 한 의사는 하루 동안 봉사하기 위해 그라운드 제로(뉴욕 세계무역센터 자

리) 근처에 위치한 건물로 갔고 그는 다음과 같이 말했다. "몇 명의 소방관들의 눈을 씻어 주는 것 외엔 할 수 있는 일이 없었다. 신체적 부상이 없던 사람들은 달아나 버렸고 나머지는 사망하였다. 그 당시는 그 정도로 심각한 상황이었다."

- 어떤 여성 정신과 의사는 목소리를 높여 그 사건에 대해 말할 필요가 있다고 느꼈다. 그녀는 9·11 테러 이후 가족지원센터(FAC)에 한 달 동안 봉사하였으며, 진료를 하였고, 처방전을 써 주었으며, 상담도 해 주었을 뿐만 아니라 의학적·정신의학적인 진료를 위한 긴급 연락망을 만드는 데 직원으로 일하였다. 그녀는 또한 생존자로서 죄책감을 느꼈고 이러한 감정이 그녀가 더 많은 일을 할 필요를 느끼게 했다. 인터뷰할 당시에 그녀는 여전히 약간 다른 사람들과 떨어져 있는 듯한 느낌이 들었으며 매우 화가 나고 자신에게 남겨진 잔상들에 매우 초조하다고 말하였다.

- 9·11 테러가 일어났을 때 한 의사는 자신이 그 사건들에 대해 말할 수 없을 것이라고 느꼈다. 그녀는 그때 당시 자신이 어떻게 느꼈고 어떤 상태인지와 관련하여 말할 수 있는 사람이 뉴욕 도심 내에는 없었다. 그녀는 고립되었다고 느꼈는데 특히 9월 11일 이후에 며칠 동안 전화기가 작동하지 않았을 때 더욱 그랬다. 마침내 그녀가 그녀의 경험들에 대해 의논하고 싶다고 느꼈을 때 그녀의 모든 친구들은 그 사건을 묻어 두려 했고 그녀와는 다른 상태에 있었다. 그녀는 오직 학회에서만 9·11 테러에 대해 말하는 것이 편하다고 느꼈는데 그러나 그 학회는 전문가적인 분위기에 맞춰져 있기 때문에 그녀는 그녀의 감정표현은 제한되어야 한다고 느꼈다. 그녀가 말하길 그녀는 자신의 비극을 감당할 수 없었지만 다른 이들을 도와주기 위해 자신의 많은 시간을 보냈으며 그녀가 더 도와줄 수 없으면 죄책감을 느꼈다라고 말했다.

- 한 의사에 따르면, 그는 9·11 이후, 전보다 음주가 두 배가량 늘었다고 했다. 그는 하루에 10시간씩 세계무역센터 근처에 있는 부상자 구역에

서 일했다. 그의 아파트는 세계무역센터에 매우 가까웠는데 그와 그의 이웃 주민들은 함께 술을 마시며 그 사건에 대해 논의할 수 있도록 집단을 형성했다. 그는 자신의 최악의 기억은 쌍둥이 빌딩에서 뛰어내리는 사람들을 보았던 것이라고 말했다.

- 한 정신과 의사는 그라운드 제로(9·11 테러로 파괴된 뉴욕의 세계무역센터 자리)에 가까운 전문학교에서 봉사했다. 그녀는 학생들과 소방관들에게 일반 상담을 제공하였다. 그 비극은 그녀에게 정서적 기억에 관해 연구 보조금을 받을 수 있도록 도와주었고 이와 같이 그녀는 실제적으로 이 사건 때문에 전문가적 지위를 얻었다. 그러나 그녀는 9·11 테러 이후에 한 달 동안 생존자로서의 죄책감을 느꼈고 천식에 시달렸다. 그녀의 몸무게는 감소했고 식욕을 잃었으며 잠을 자는 데 문제를 겪었다.

- 한 의사는 공격 이후 여러 시간 동안 환자 구역에서 일했던 정신과 의사들 중 한 명이었다. 그 공격 이후에 그의 음주량이 늘었으며, 인터뷰 당시에 그는 여전히 자기 생각들을 방해하는 아픈 잔상들에 사로잡혀 있음을 인정했다. 그는 여전히 그 사건을 상기시키는 활동에 참여하는 것을 피한다.

논의

뉴욕시에 9·11 테러가 발생한 지 2년 후, 메들린(MEDLINE) 문헌 사이트에는 재난에 대한 일반인과 정신질환자, 의료종사자들의 치료와 관리에서 나타난 정신의학적/정서 반응에 대한 출판물이 100여 개 존재한다. 아이들, 청소년들, 성인들, 약물과 알코올 중독자들 그리고 그 외 특이사항을 가진 사람들의 반응은 뉴욕 사람들[3, 13]뿐만 아니라 전 세계[14, 15]에 적용되었다.[7-12]

2001년 9월 11일을 계기로 미국 사람들은 삶에 대한 방식과 자세가 변했다. 불신과 불안의 시대가 시작되었고 이로 인해 많은 시민들이 공습 대피소를 만들고 그곳에 음식을 저장했던 1950년대의 '냉전'을 떠올렸다. 2001년 9월 11일 이후 미국 국민들은 큰 테러리스트 공격에 대비하기 위해 긴급 대피로를 파악하고, 가족들과 만날 장소를 정하고, 그리고 한 사람 차에는 물과 일주일 분량의 식량은 차에 보관할 것을 당부 받았다. 대량의 강력 테이프가 팔렸는데 그 이유는 공기에서 다른 화학적 물질 또는 방사능 물질이 존재할 때 공기를 차단하고 창문들의 균열을 봉합하기 위한 것이다. 테러리스트 방해에도 전기를 사용할 수 있도록 라디오나 TV의 배터리 용량을 확보하는 것도 권장되었다.

이 모든 과정은 다양한 감정적 결과를 가져왔다. 새로운 결과는 아니지만, 이전부터 우울증과 불안장애를 가진 사람과 여성들이 재난에 가장 취약하였다. 조현병과 같은 정신병 환자들은 그들을 둘러싼 현실을 완전히 알아차리지 못했고 일부 사건들을 망상으로 인식했다. 그러나 이 환자들은 지원 프로그램으로 치료를 받고 있었다. 그러나 불특정 다수의 시민들은 수차례 치료가 필요했음에도 불구하고 지원받지 못했다. 다수의 불특정 시민들에게는 일상과 관계를 다시 시작하는 데 방해하는 감정반응에 대한 지속적인 도움과 격려가 필요했다.

많은 자연 및 인적 재난들이 주기적으로 전 세계에 일어났으며 그로 인한 정신질환 후유증은 카츠와 동료들(Katz et al.)[1]에 의해 보고되었다. 2001년 9월 11일 사건과 여러 연구 결과들은 정신과 의사들이 재난이 일어난 뒤 중요한 역할을 할 수 있다고 강조했으며, 재난 희생자들의 만성적인 정서적 쇠약을 예방하는 데 정신의학이 가치가 있다고 주장했다. 궁극적으로 외상 후 스트레스 장애를 경험할 위험이 있는 이들을 조기에 발견하여 성공적인 치료를 하면 치명적인 상처를 입은 사람들도 빠르게 일상으로 돌아와 삶을 유지할 수 있다는 것이다.

뉴욕시민과 미국 정부는 아직도 이 사건의 영향을 받고 있다. 비록 2년 후 피상적으로는 9월 11일 이전 상태로 돌아간 것처럼 보이지만 이는 명확하게 사실이 아님을 알 수 있다. 배우자 혹은 자녀를 잃은 성인 생존자들뿐만 아니라 부모를 잃은 어린이들 그리고 살아남은 소방관과 경찰관들이 가지고 있는 신체적·정신적 문제를 치료해 주는 프로그램들이 계속 지원되고 있다. 심지어 시장이었던 줄리아니(Mr. Giuliani)는 사람들을 안심시킬 책임 있는 공인임에도 불구하고, 상실 경험에 대한 자신의 감정을 표현한 책을 썼으며, 몇 달 뒤 조지아주 애틀랜타에 위치한 카터 센터(Carter Center)에 열린 회의에서 자신이 받은 정신의학 상담의 중요성에 대해 강조했다.[2] 몇 달 후 재난 대처에 대한 신체 및 정신과 의사들의 네트워크 형성을 위해 필요한 단체와 재난 교육 훈련 기관들이 국가기관, 연방정부, 대통령의 지시로 마련된 국가 안전 사무소(Office of National Security)에 의해 설립되었다. 민주사회에 보장되었던 개인의 자유는 최근 정부가 테러와의 전쟁에 집중하면서 제한되고 있다. 뉴욕시에 방문할 때 건너야 할 다리와 터널들은 여전히 삼엄한 경비 중이며, 미국 입국 시 외국인들의 절차가 복잡해지고, 특히 중동 태생의 외국인들은 입국과 이민 신청이 어려워졌다. 미국인들에게 비행기 여행 자체가 트라우마를 일으키는 요소가 되었으며, 이젠 비행기를 타기 전에 그들의 신발과 벨트까지 빠짐없이 검문 받아야 한다.

불행하게도 이러한 엄청난 사건은 이차적인 부정적 양상도 나타냈다. 희생자를 도우려고 모은 거액의 기부금을 받기 위해 수많은 사람들이 몰려들었으며, 그 자금 또한 의도한 대로 제대로 쓰이지 못했다는 사실이다. 연구 자금들은 여기에 서술되었던 연구들과 같이 큰 연구를 위해 학문적 기관에 맡겨졌다. 그러나 일부 자금들은 법률 규제 혹은 그 자금의 일부분을 필요로 하는 관료 체계 때문에 여전히 묶여 있으며 사용되지 못했다.

이것이 인적 재난, 그리고 2년 후 재난 후유증의 결과로 뉴욕시가 경험했고 현재도 경험하고 있는 것들이다.

📚 참고문헌

1. Katz C.L., Pellegrino L., Pandya A., Ng A., DeLisi L. E. (2002) Research on psychiatric outcomes and interventions subsequent to disasters: a review of the literature. *Psychiatry Res,* **110**: 201-217.

2. Giuliani R.W. (2002) *Leadership.* Hyperion Press, New York.

3. DeLisi L.E., Maurizio A., Yost, M., Paparozzi C.F., Fulchino C., Katz C.L., et al. (2003) A psychiatric survey of the people if New York City 4-5 months subsequent to the September 11, 2001 terrorist attacks. *Am J Psychiatry,* **160**: 780-783.

4. Davidson J. (2003) *Davidson Trauma Scale* (DTS). Multi-Health Systems, North Tonawanda.

5. Davidson J.R., Book S.W., Colkert J.T., Tupler L.A., Roth S., David D., *et al.* (1997) Assessment of a new self-rating scale for post-traumatic stress disorder. *Psychol Med,* **27**: 153-160.

6. Katz C.L., Gluck N., Maurizio A., DeLisi L.E. (2002) The medical student experience with disasters and disaster response. *CNS Spectrum,* 7: 604-610.

7. Adinaro D.J., Allegra J., Cochrane D.G., Cable G. (2003) Increased rate of anxiety related visits to selected New Jersey emergency departments following the September 11, 2001 terrorist attacks. *Acad Emerg Medicine,* 10: 550.

8. Ford C.A., Udry J.R., Gleiter K., Chantala K. (2003) Reactions of young adults to September 11, 2001. *Arch Pediatr Adolesc Med,* **157**: 572-578.

9. Factor S.H., Wu Y., Monserrate J., Edwards V., Cuevas Y., Del Vecchio S., *et al.* (2002) Drug use frequency among street-recruited heroin and cocaine users in Harlem and the Bronx before and after September 11, 2001. *J Urban Health*, **79**: 404-408.

10. Zywiak W.H., Stout R.L., Trefy W.B., LaGrutta J.E., Lawson C.C., Khan N., et al. (2003) Alcohol relapses associated with September 11, 2001: a case report. *Substance Abuse,* **24**: 123-128.

11. Baker D.R. (2002) A public health approach to the needs of children affected

by terrorism. *J Am Med Womens Assoc*, 57: 117−118, 121.

12. Halpern−Felsher B.L., Millstein S.G. (2002) The effects of terrorism on teens' perceptions of dying: the new world is riskier than ever. *J Adolesc Health*, **30**: 308−311.

13. Galea S., Ahern J., Resnick H., Kilpatrick D. Bucuvalas M., Gold J., *et al.* (2002) Psychological sequelae of the September 11 terrorist attacks in New York City. *N Engl J Med*, **346**: 982−987.

14. Austin P.C., Mamdani M.M., Chan B.T., Lin E. (2003) Anxiety−related visits to Ontario physicians following September 11, 2001. *Can J Psychiatry*, **48**: 416−419.

15. Schuster M.A., Stein B.D., Jaycox L., Collins R.L., Marshall G.N., Elliot M.N., *et al.* (2001) A national survey of stress reactions after the September 11, 2001 terrorist attacks. *N Engl J Med*, **345**: 1507−1512.

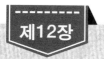

Johan M. Havenaar[1] and Evelyn J. Bromet[2]

[1]Altrecht Institute for Mental Health Care, Utrecht, The Netherlands
[2]State University of New York at Stony Brook, NY, USA

서론

거의 알려지지 않은 1957년 우랄산맥의 키시팀(Kysjtym) 사고를 예외로 하고, 체르노빌 원자력발전소 재난은 전쟁이 아닌 평화 시기에 발생한 핵 재난 중 단연코 가장 큰 규모였다. 1986년 4월 26일 밤, 체르노빌 소재 우크라이나의 원자력발전소에서 네 개의 원자로 중 하나가, 일상적인 폐쇄작업 중에 연구소 직원의 안전 절차 위반으로 폭발하게 된다. 그날 밤 새벽 1시 24분, 체르노빌 원자로 4호 밖에 있던 목격자들은 두 번의 폭발이 연달아 일어나는 것을 보았다. 불타는 잔해와 불똥들이 하늘로 솟아올랐고, 그중 일부는 기계실의 지붕에 떨어져 불이 나기 시작했다. 폭발로 인해 지붕에 거대한 구멍이 뚫렸고, 원자로 노심이 공기 중에 노출되었다. 수백 톤의 방사성 먼지가 유럽 전역으로 흩어졌다. 피해를 통제하기 위한 대규모 작전을 펼치는 동시에 초기 소비에트 당국은 대중에게 이 사고를 숨기려고 했다. 반경 30km 지역은 차단 지역으로 선포되었고, 피리피야티(Pripyat) 도시 전체 인구(인구 약 50,000명)를 포함하여 그곳에 살고 있던 사람들은 수일 안에 피난을 떠났다. 피난기간 동안 임신한 여성들은 정확한 이유도 알지 못한 채 낙태를 하도록 매우 강력하게 권고받았으며, 전하는 바에 따르면 대부분은 이에 따랐다고 한다. 피난민들이 재정착했던 도시와 마을들은 처음부터 수용적이지 않았고, 심지어 적대적이기까지 했다.

모든 일이 정상적이라는 인상을 주기 위해서, 정부는 구 우크라이나 소비에트 연방공화국의 수도였으며, 체르노빌에서 160km 떨어진 곳에 위치하는 키예프(Kyiv)에서 열리는 노동자의 날 기념 퍼레이드를 취소하지 않았다. 그러나 소문이 퍼져 나가기 시작했고, 얼마 지나지 않아 키예프에서 도망치려는 여자들과 아이들의 대이동이 일어났다.

스칸디나비아반도 국가들에서 방사능에 대한 놀랄 만한 배경 자료들이 나오고 더 이상 부인하기 불가능한 상황이 되어야, 소비에트 당국은 언론에 처음으로 공식적인 입장을 밝혔다. 그때까지도 소비에트 당국은 이에 대한 어떠한 보호조치에 착수하지 않았다. 예를 들어, 방사능 요오드의 흡수를 막고, 미래의 갑상선암 위험을 줄일 수 있는 정제된 요오드는 전혀 배급되지 않았다. 몇몇 정보지에 따르면, 정부 당국은 이러한 배급이 국민들에게 너무 큰 불안을 야기할 것을 두려워했다고 한다.

동시에 대개 단수명 방사선요오드를 포함하고 있는 방사능 구름이 우크라이나, 인접 공화국인 벨라루스(Belarus)와 러시아, 나머지 유럽 전역으로 퍼져 나갔고, 수많은 국가들에서 우려의 목소리가 일어났다. 네덜란드와 이탈리아와 같이 원자로 장소로부터 먼 지역의 국가에서도 자국민들의 안전을 위한 보호정책을 시행했다. 사고에 대한 결과 평가가 시행되었고, 구 소비에트 연방 중 가장 큰 피해를 입은 세 공화국 정부에는 모니터링 자원들이 배정되었다. 아마도 이는 인간이 만든 재난에 대응하여 이루어진 활동 중 역사상 가장 거대한 규모일 것이다.[1]

15년 이상이 지난 후 재난의 피해를 측정한 결과, '체르노빌'은 수백만 명의 삶에 피해를 주었는데, 특히 공식적으로 오염 구역으로 지정된 지역에 살고 있는 약 4백만 명의 사람들의 피해가 컸으며, 그 영향은 현재까지도 분명히 계속되고 있다(<표 12-1> 참조). 총 약 5억 Ci의 방사능물질이 방출되었고, 이는 히로시마에 떨어진 원자폭탄보다 약 200배 정도 큰 규모였다. 135,000여 명이 대피했고, 요청하는 경우에 한하여 추가적으로 270,000명이 피난 지원을 받을 수 있었다. 알려지지 않은 수많은 사람들이 지금도 피난 지원을 계속 받아들이고 있다. 이 지역은 오염 정도와 적용된 대응대책 측정에 따라 총 네 구역으로 나누어졌다. 엄격한 통제구역(115,000명), 상시 통제구역(270,000명), 특별 모니터링이 필요한 주기적 통제구역(580,000명), 정기적인 모니터링이 필요한 주기적 통제구역(4,000,000명). 덧붙여, 60만에서

🔍 <표 12-1> 체르노빌 원자력발전소 재난 이후, 표면오염 정도에 따른 추정 평균 피폭률과 피폭된 사람 수

지리적 지역	^{137}Cs(세슘) 표면오염 수준 (kBq/m^2)	추정 평균 피폭률	피폭된 인구	취해진 대응대책
엄격 통제구역 (> 40Ci^{137}Cs/km^2)[a]	> 1,480	> 5mSv/년	115,000	대략적으로 전체 피난
상시 통제구역 (15~40Ci^{137}Cs/km^2)[a]	555~1,480	< 5mSv/년	270,000	요청할 경우 이주 지원
주기적 통제구역 (5~15Ci^{137}Cs/km^2)[a]	185~555	< 2mSv/년	580,000	특별 건강 모니터링
주기적 통제 (< 5Ci^{137}Cs/km^2)[a]	37~185	< 1mSv/년	4,000,000	정기적 건강 모니터링
정화작업 인력들 ('liquidators')[b]	–	10%: > 250mGy 40%: 100~250mGy 50%: < 10mGy	600,000	정기적 건강 모니터링

[a] 1 Ci^{137}Cs/km^2=37kBq/m^2. 이 연구에서 > 40Ci와 15~40 Ci 구역은 통틀어, '극심하게 오염된'으로 불리며, '중등도로 오염된' 5~15 Ci 구역과 '경도로 오염된' < 5 Ci으로 나뉜다. 자료: 세계보건기구(1995).[28]
[b] 자료: Bard et al. (1997).[3]

100만 명의 사람들이 원자력연구소와 그 주변의 정화작업에 동원되었다. 고향에서 살다가 죽고 싶은 노인들에게 원자력발전소로부터 30km 반경의 구역에서 살도록 허가하긴 했지만, 지금도 여전히 이 구역은 금지지역이다. 현재 방사능 오염수치를 지속적으로 모니터링하는 '엄격한 통제구역'에는 거의 300,000명이 살고 있다.

돌이켜보면, 피난의 일면에 대한 생각과 주기적 통제구역이냐 혹은 영구적 통제구역으로 시행할 것이냐의 측면에 대한 생각에는 의구심이 든다. 사건 후 초기 몇 시간, 그리고 며칠 동안 가장 강한 피폭이 이루어지므로, 몇 주 또는 그보다 많은 시간이 지난 후의 피난은 평생의 피폭을 줄이는 데 크게 도움이 되지 않는다.

주기적 통제구역의 경우, 피폭 정도는 자연방사선량을 초과하지 않았고, 일반 국민의 허용 노출한계인 1 mSv/년과 원자력연구소 근처에서 사는 사람들의 허용 노출한계수치인 5mSv/년에 훨씬 미치지 못했다. 또 다른 논점은 시간이 지남에 따라 공화국들마다 다른 노출한계점이 채택되었고, 피난경보가 재정자원의 부족으로 인하여 오직 일부에서만 시행되었다는 사실이다.

이번 장에서 우리는 체르노빌 재난의 정신건강적 결과에 대한 문헌들을 검토할 것이다. 특히, 이번 사건의 가장 전형적인 특징 중 하나에 주의를 기울일 것이다. 즉, 정보에 대한 커뮤니케이션의 완벽한 실패와 초기 부인(denial)으로부터 시작하여 바로 오늘날까지도 계속되고 있는 신뢰의 부재다. 우리는 이러한 특징이 일반적으로 핵 관련 사고들에서 꽤나 전형적으로 나타나는 것이며, 미래의 비슷한 사건들, 즉 단지 다른 방사선 사고뿐 아니라 방사선 확산장치나 '더티밤(방사능 물질이 들어 있는 폭탄)'을 이용한 만일의 테러 공격에도 중요한 교훈으로 삼을 수 있을 것이라는 점에 대해서 논의할 것이다.

재난의 사회적 · 문화적 · 경제적 맥락

체르노빌 재난에 대한 주민들의 반응을 이해하기 위하여, 사고가 발생한 사회적 그리고 역사적 맥락을 이해하는 것이 매우 중요하다. 고르바초프(Gorachev) 대통령이 Glasnost(개방)과 perestroika(재건과 혁신)을 최근 공식적으로 선포했다. 그러나 정부는 신뢰를 얻을 만큼 이 개념을 실행에 옮기지 못하고 있었다. 소비에트연방정부와 공식 언론이 초기 체르노빌 재난에 대처하고자 비밀을 엄수했던 것이 주민들의 공식 정보에 대한 불신을 확고하게 했다. 이후 몇 년 동안, 정보가 매우 부족했다. 원자로를 정화하는 데 투입되었던 200명의 소방관들 중 많은 인원이 방사능 증세를 겪었다는 점은 인정하였지만, 다른 건강문제에 대해서는 부인했다. 1989년까지는 이러한 문제들을 통제 하에 둔다는 것이 공식적인 입장이었다. 그러나 이러한 정책은 피폭을 당한 국민들의 걱정을 안정시켜 주지 못했다. 1989년 즈음에 주민들은 점점 더 분노했고, 긴장감이 조성되기 시작했다. 여성들의 유산이 늘어났고, 아이들이 흉측하게 기형으로 태어나고 있다는 루머가 돌았다. 많은 도시에서 시위가 열렸다.[2] 결국 정부는 질병의 결과에 대한 보다 사실에 입각한 정보를 제공하는 것 말고는 다른 선택지가 없었다. 국토의 오염 정도를 보여 주는 지도를 공개적으로 사용할 수 있도록 했다. 벨라루스(Belarus)의 도시 고멜(Gomel)에서는 매일의 방사능 관련 정보를 볼 수 있는 전광판이 주요 광장에 설치되었다. 그러나 광범위한 정보를 제공한다는 이 새로운 정책은, 정보가 부족한 상태였을 때보다 훨씬 더 큰 불신을 야기했다.

사고와 그 대응방법의 시행으로 인해 생겨난 건강에 대한 걱정과 다른 사회적 부담과 더불어, 재난은 심각한 사회경제적 결과를 초래했다. 인근 세 공화국 중 가장 심각한 피해를 입은 벨라루스(Belarus)는 38,000km²로, 국토의 18%가량이 반감기가 30년인 방사선 137세슘에 특히 심각하게 오염되었다. 이 공화국에서는 농지 중 300,000ha가 이러한 이유로 생산이 중단되었다. 숲의 약 1,000,000ha가량이 정도의 차이가 있지만 모두 오염되었다.[1] 국민들은 이 숲의 버섯이나 베리들을 먹지 말라는 권고를 받았으며, 그로 인해 이 사고가 아니었으면 환영받았을 건강보조식품을 잃었고, 좋아하던 소일거리를 빼앗겼다. 농업생산물의 손실과 함께 이 지역의 식료품을 팔던 마켓들은 관광산업과 같은 지역의 다른 주요 수입원들처럼 완전히 사라졌다. 우크라이나와 러시아의 일부 피해 지역들도 비슷한 결과를 경험했다. 더 중요한 점은, 이러한 문제들이 구 소비에트연합의 동시다발적인 정치, 경제적 붕괴와 동시에 일어났으며, 그로 인해 더욱 악화되었다는 것이다.

지역 언론은 이러한 정치적 · 경제적 실패를 '제2의 체르노빌'이라고 불렀다.

신체적 건강 영향

체르노빌에서 온 방사능 낙진이 신체적인 질병을 일으키는 정도는 그 원인에 따라 다양했다. 이는 재난의 사망자 수에 대한 보고서에 가장 분명히 묘사되어 있다. 1986년 사고에서 단 며칠이 지난 후, 「뉴욕포스트」는 15,000명이 사망했다고 보도했다. 1992년 4월에 러시아 언론기관 ITAR-TASS는 이 사고의 결과로 10만 명 이상이 죽었다고 주장했다. 6년 후인 1998년 4월에 로이터통신(Reuters)은 정화작업에 투입된 350,000명인 우크라이나 소방관과 구조대원들 중 12,519명이 이 사고의 결과로 사망했다고 밝혔다.

그러나 세계보건기구(WHO)의 공식적인 보고서와 일반적인 과학적 문헌들은 전혀 다른 그림을 보여 준다. 이 자료들에 따르면, 500명이 급성 방사성 신드롬의 증상을 보여 입원했다. 237개의 사례에 대해서 확진하였으며, 이들 중 28명이 사망했다. 추가적으로 3명의 다른 사망자는 사고나 화재가 원인이었다.[3] 시민들의 정치적 압력단체인 체르노빌 연합과 같은 비공식적인 정보처들은 256명의 정화인력이 사고로 인해서 사망했다고 추정했다.[4] 직접적인 인명피해는 최초 한 시간 동안 그곳에 있었던 소방관들에게 주로 발생했다.

몇 년 후에 아이들에게 갑상선암이 급증하는 것으로 관찰되었다. 600개 이상의 새로운 사례들이 관찰되었고, 단지 몇 명만이 정상 상태가 되길 기대할 수 있었다.[3] 대부분의 사례에서 성공적으로 갑상선을 적출했다.[5] 예상했던 백혈병이나 다른 암들의 유행은 일어나지 않았고,[6] 사산이나 선천적 기형의 수의 증가를 예측한 것 역시 입증되지 않았다.[7, 8]

정신건강 발견

집단연구

소비에트연합의 정신건강의들은 핵 재난 직후에 시작된 거대한 민간구호 활동에 투입되었고, 심리적 피해에 대한 평가(assessment)가 실시되었다.[9] 불행하게도, 대부분의 이 초기 동유럽 연구들은 몇 년 후까지 이어진 대부분의 연구들도 비표준화된 방법론을 사용했고, 이 외에도 다른 방법론적 결함이 있었다.[10, 11] 루미얀체바와 동료들(Rumyantseva et al.)[12]은 사건 후 1년 동안 심리적 적응과 정신건강을 평가하였고, 피폭 지역 사람들 사이에서 심리적 고통의 수치가 더 높다는 것을 발견했다. 정화인력(러시아 방언으로 liquidators라고 불리는)들은 가장 큰 위험에 처해 있었으며, 84%가 심리적 장애 증상을 보였다.

국제적으로 인정받는 연구방법론과 도구들을 사용한 서구 연구자들의 최근 연구에서는 전반적으로 이런 초기의 결과들을 확인했다. 비나마키와 동료들(Viinamaki et al.)[13]은 피폭된 사람들이 사고 후 6~7년 동안 노출되지 않은 집단에 비해 일반건강측정표(GHQ)로 측정된 심리적 고통이 높은 수치로 나타났고 보고했다. 가장 높은 수치는 여성들에게서 나타났다. 하프나와 동료들(Havenaar et al.)[14, 15]은 벨라루스에서 심각하게 오염된 고멜(Gomel) 지역과 러시아의 피폭되지 않았으면서도 고멜과 사회경제학적으로 비교될 만한 지역(Tver 지역)에 대한 대규모 군집 기반 연구에서 이러한 결과를 확증했다. GHQ를 사용함으로써 저자는 또한 정화작업자들이 아닌 피난민들 사이에서 심리적인 고통의 수치가 높아지는 것을 발견했다. 중요하게도, 이 연구는 또한 정신건강 문제의 차이를 심리적 고통에 대하여 자기보고식으로 측정하는 데에 한계가 있음을 보여 주었다. DSM-III-R에서의 정신과적 진단들의 유병률의 차이는 특히 불안장애에 대하여 유독 피난민들 사이에서 (교차비 OR 3.78; 95% 신뢰구간, CI 1.09~13.14), 그리고 어린아이의 엄마들 (OR2.84, 95%CI 1.64~4.92)에게서 나타났다.

좀 더 최근에는, 다른 동유럽 연구들이 재난이 정신건강에 미치는 영향에 대하여 연구했다. 라후와 동료들(Rahu et al.)[16]은 에스토니아(Estonian) 정화인력들 사이에서 죽음의 주된 원인이 자살이라고 보고했다. 그러나 정밀하게 모니터링된 정화인력 집단 사이에서 사망의 원인을 등록하는 방법은 일반적인 집단에 사용하는 것들과 상당히 달랐고, 그리하여 일반적인 집단과의 비교가 위험했다. 다른 논문은 정화인력들에게서 조현병과 치매의 비율이 증가했다고 주장했으나,[17] 이 발견은 확증되지 않았다. 그보다 선택 편향, 비블라인드 평정, 혼란변수(특히 알코올중독) 그리고 다른 방법론적 요인들이 이러한 믿기 어려운 결론들의 이유가 되었다.

주관적 신체건강과 건강 관련 행동

심리적 고통을 제외하고, 체르노빌 재난으로 인해 피폭된 집단 사이에서 주관적으로 지각되는 신체건강 문제가 상당히 많이 발생된 것은 분명해 보인다. 하프나와 동료들(Havenaar et al.)[15]이 초기에 기술한 연구에서 피폭집단과 비피폭집단 사이에 전체 건강에 대한 주관적 평가에 큰 차이가 있음을 발견했다. 피폭된 지역에서는 집단의 74.5%가 자신의 신체 상태를 '보통' 혹은 '나쁨'으로 평가하여, 비피폭 지역에서 56.5%가 평가한 것과 대조되었다.

주관적인 건강에 대한 이러한 차이는 다수의 진단적 자원을 활용하여 네덜란드 의료팀에 의해 표준화된 신체적 검사로 평가한 실제 임상적인 건강 상태로는 설명이 되지 않았다.[18] 피폭 지역의 연구 대상자들은 더 빈번하게 의사를 찾았고(OR 1.31; 95%CI 1.14~1.50), 처방된 약물에 대한 높은 소비(OR 1.52; 95%CI 1.30~1.78)를 유의미하게 보고했다. 위험에 대한 인식이나 상황에 대한 통제감과 같은 인지적인 변인이 주관적인 건강 평가와 서비스 이용 모두에 대한 중요한 설명요인으로 나타났다.[19]

몇몇 다른 저자들은 체르노빌 사고 이후에 건강 관련 행동이 변화하고 있다고 보고했다. 앨런(Allen)과 루미얀체바(Rumyantseva)[20]는 안전 경보에 대한 집착이나 지역의 마을 주민들에 의해 섭취되는 방사능 핵종의 복용량은 운명론적 사고와 같은 심리적인 변인들에 의해 조절된다고 보여 주었다. 운명론적인 태도와 행동은 노인들이나 여성들 사이에서 더욱 자주 관찰되었다. 저자들은 이러한 결과가 여성들이 대안이 없는 상황에서 지역 식료품을 받아들이도록 타협해야 할 필요성에 보다 직접적으로 직면하고 있다는 점을 반영하고 있다고 믿었다.

많은 연구들이 생식행동의 변화를 보고했다. 라흐마툴린과 동료들(Rachmatulin et al.)[21]은 체르노빌에서 온 낙진에 의해 일부 오염된 지역의 공장 노동자들에게는 인공유산이 240% 증가했다고 보고했다. 베르톨리니와 동료들(Bertollini et al.)[22]은 체르노빌 재난 이후 이탈리아에서 9~12개월 동안 출산의 감소가 있었으며, 이후 수개월 동안에 증가하여 이를 따라잡았다고 밝혔다. 일부 이탈리아 지역에서 재난 이후 첫 3개월 동안 인공낙태가 증가했다. 재난 이후 그해 동안 낮은 임신율과 인공낙태 수의 증가는 스칸디나비아 국가들에서도 관찰되었다.[23-25] 생식 행동의 이러한 변화와 사건 간에 직접적인 연계성은 추측으로 남아 있음에도 불구하고, 크누센(Knudsen)[23]은 이러한 데이터를 바탕으로 이런 재난으로부터의 방사선에 대한 공포는, 아마도 방출된 방사능 그 자체보다는 태아 사산으로 인한 것이 더 크다는 결론을 내렸다.

어머니들과 아이들

어린아이들에게 미친 영향, 특히 임신 중에 피폭된 아이들에게의 영향에 대해서는 상충되는 논문들이 있어 왔다. 우크라이나 연구진들은 자궁 내에서 피폭된 아이들이 통제 집단보다 경계선 지능과 지적 장애의 비율이 더 높다고 보고했다.[26, 27] 이와는 반대로, WHO[28]의 후원으로 시행된 초기 연구는 유의미한 뇌손상의 단서를 발견할 수 없었다. 또한 콜로민스키와 동료들(Kolominsky et al.)[29]은 피폭된 아이들과 피폭되지 않은 아이들 사이에 평균 IQ에서 비슷한 차이를 발견한 반면, 유의미한 노출-반응관계를 찾지 못했다. 관찰된 지능의 차이는 고유한 갑상선 결핍과 같은 다른 환경적 영향과 관계가 있을 수 있다고 가정할 수 있다. 일반적으로 이 연구들은 표본표집과 평가 절차를 포함하여 방법론적 문제들을 많이 가지고 있다.

우크라이나와 미국 연구진들은 공동연구로 피폭 지역에서 키예프로 피난온 아이들의 장기적인 심리학적 영향에 대한 체계적인 연구를 시행하였다.[30] 무선표집된 300명의 피난 아이들과 어머니, 그들의 선생님에 대하여 인지 및 지능검사와 표준화된 심리학적 평가도구로 구성된 광범위한 면담이 진행되었다. 아이들에게는 또한 신체검사와 기본 혈액검사를 실시했다. 피폭된 아이들은 같은 학교에 다니고 같은 성(姓)을 가졌으나 피폭 경험이 없는 학우와 비교되었다. 그 연구 결과, 신체적인 건강과 학업수행력, 자기보고된 증상 혹은 비언어적 지능, 기억, 주의력에 대한 신경심리학적 검사의 수행에서는 유의미한 차이가 나타나지 않았다.[31] 또한 피난자 표본의 약 3분의 1에 해당하는 자궁 내에서 피폭된 연구 대상자들에게도 차이가 발견되지 않았다. 재미있게도 어머니들은 자녀들에게 현저하게 더 많은 신체 건강 문제가 있으며, 기억력에 더 많은 문제가 있다고 보고했다. 게다가 피난자 어머니들은 같은 교실에 있는 다른 아이들의 어머니들에 비해 더 많은 신체적 불평,

더 많은 불안과 우울을 호소했다.[32, 33] 저자들은 가족적인, 의료적인 그리고 심리사회적인 지원이 보호요인으로 작용하여, 만성적인 어머니의 불안과 체르노빌이 가족구성원의 건강을 상당히 위태롭게 하고 있다는 어머니의 믿음이 아이들에게 주는 영향을 줄여 주는 완충제 역할을 해 주고 있다고 가정했다.[30]

이주자들

소비에트연합이 국경을 개방한 이후에 거의 700,000명이 소비에트연합에서 이스라엘로 이주하였다. 이들 중 4분의 1은 체르노빌 원자력연구소 주변의 지역에서 온 것으로 추정된다. 몇몇 이스라엘 연구들은 구 소비에트연합 이민자들의 정신건강 상태에 대해서 연구해 왔다. 치비켈과 동료들(Cwikel et al.)[34-36]은 남부 이스라엘의 한 대학 전문병원에서 평가를 구하던 이민자 집단을 추적 연구했다. 구 소비에트연합의 다른 지역에서 온 이민자들과 비교하여, 체르노빌에 의해 오염된 지역에서 온 이민자들은 정신건강 문제와 혼인 문제의 비율이 높았다. 또한 체르노빌로부터 방사선에 노출된 이민자들은 유의미하게 높은 수축기 혈압을 보였다. 레메니크(Remennick)[37]는 또한 자기보고를 통해, 이러한 이민자들 사이에서 이민 이후의 적응이 어렵다는 점을 발견했다.

미 이민 귀화국에 따르면, 1998년도까지 500,000명 이상의 사람들이 구 소비에트연합에서 미국으로 이주했다. 한 연구에서는 체르노빌 근처의 러시아 이민자들이 구소련의 다른 지역에서 온 이민자들보다 높은 수준의 불안과 외상 후 스트레스 증상을 보인다고 보고했다.[38]

서비스 발달

광범위한 규모의 집단 이주, 대략 수십만 명의 심각하게 피폭된 사람들, 그리고 피폭이 장기적으로 이들의 건강에 영향을 미칠 가능성에 대한 계속되는 우려로 인해 집단 규모의 개입을 할 필요가 있었다. 초기에 소비에트 보건 당국은 가장 심각하게 오염된 사람들을 위하여 식료품의 안정성을 통제하고 주기적인 의료검진을 구조화하기 위하여 시스템을 구축하는 데 초점을 맞추었다. 이를 위해서 일련의 특화된 종합병원이 소비에트연합 도처에 조직되었다. 소비에트 정신의학과 의사들이 초기 구조활동에 참여했고, 첫 국제 적십자 진상조사단이 우선 분야로서 정신건강을 언급했음에도 불구하고,[39] 몇 년이 지나서야 정신건강 지원의 일부 형태가 구조화되었다. 정신건강의 상황을 알리는 선구자적 노력은 네덜란드의 인도주의적 지원 프로젝트의 체계 안에서 시작되었다. 건강정보센터는 벨라루스에서 가장 심각하게 오염된 지역 중 도청 소재지인 고멜에 조직되었다. 이 센터는 일반 대중들과 특히 의사나 선생님들과 같은 여론의 주도자들에게 건강정보를 제공했다. 또한 국민들에게 심리사회적 상담을 제공하고 주기적인 건강 관련 홍보캠페인을 준비했다.[40]

이러한 정신건강의 문제를 알리기 위한 두 번째 주요한 노력은 국제연합 교육과학문화기구(UNESCO)에서 시작되었다. 지역적이고 국가적인 정부조직과 비정부조직들과 긴밀하게 협조함으로써 아홉 개의 '사회 및 심리학적 재활을 위한 지역발전센터'가 우크라이나, 벨라루스, 러시아에 설립되었다. 이 센터들은 피난민들과 정화인력들이 집중적으로 대거 살고 있는 장소에 위치했다.[41] 이 센터는 제각기 다른 연령 집단들을 위한 다양한 활동을 통해 지역사회가 발전하는 데 주의를 기울였다. 제공되는 서비스들 가운데는 개인 혹은 가족상담, 자조 집단, 데이케어, 놀이치료와 음악치료, 다양한 워크숍과 강의, 안내서비스, 방사능과 생태학 교육 등이 있다. 1993~1994년에

오픈한 이래 수천 명의 사람들이 센터에서 제공되는 서비스를 이용했다.[42]

논의

　체르노빌의 심리학적 결과에 대한 문헌 리뷰는 수많은 중요한 핵심 사항들을 설명하고 있다.

　첫 번째로, 예상할 수 있듯이 사고가 정신건강과 웰빙에 심각한 충격을 주었다는 점을 보여 준다. 그러나 중요하게도 이 영향이 대부분 준임상적인 수준에서 입증된다고 나타났다. 엄밀한 의미로는 정신과적 장애가 증가한 비율은 단지 높은 위험 집단, 즉 어린 자녀를 둔 어머니들과 피난자들에게만 현저히 높게 관찰되었다. 방사선 노출 이후에 국민들에게서 일어난 엄청난 공포는 누군가에 의해 '방사능 공포' 혹은 '집단정신증'이라 일컬어졌으며, 드로츠-쇼버그와 페르손(Drottz-Sjöberg & Persson)은 이러한 개념들을 강하게 비판했다.[43] 여기서 검토했던 경험주의적인 연구들은 체르노빌 핵재난으로 인한 대중의 불안이 공포증이나 정신증과 같은 임상적인 정신과 장애와 유사점이 있다는 관점을 뒷받침하지 못했다. 그러나 체르노빌의 경험은 방사선 피폭 사건들이 우연한 것인지 테러 행위의 결과인지에 상관없이 피해를 입은 집단에게 공포를 유발하는 엄청난 경향성이 있음을 보여 주었다. 이는 재난의 심리학적 충격이 정신건강의 결과에만 한정되지 않는다는 것을 보여 주었다. 이는 또한 주관적인 건강과, 건강과 관련한 행동, 특히 생식건강과 의료 서비스 이용의 다른 영역에도 파문을 일으킨다. 더불어 국가에 의해 발표된 안전 규정을 채택할 것인지에 관한 사람들의 의지에 영향을 미칠 수 있다.

　체르노빌 재난은 특히 정치적인 그리고 사회 경제적인 배경 때문에 많은 측면에서 독특하지만, 1979년 스리마일섬(Three Mile Island: TMI) 원자력발전소에서 거의 일어날 뻔한 사고에 대한 대중의 반응과 같이 다른 방사능 피폭 사건들과도 많은 점에서 유사하다.[44] 실제로, 브로멧과 리처-켈(Bromet & Litcher-Kell)은 TMI와 체르노빌 사고 이후, 어린아이의 어머니들에게 얻은 스트레스와 증상에 대한 데이터를 비교했는데, 이 사건들의 결과가 놀라울 만큼 유사하다고 보고했다. 다른 예로는 아이들이 브라질의 철거된 병원에서 방사선 세슘 조각을 발견한 고이아니아(Goiania) 사건이 있다.[45] 이 사건은 규모 자체는 제한적이었지만 몇 년 동안 전체주의 경제에 지장을 주었다. 마지막으로, 제2차 세계 대전 중에 일본에 떨어진 폭탄으로 인한 장기간의 심리적 영향 또한 문서로 기록되어 있다.[46] 이 예들은 문화적인 요인들이 이러한 사건의 결과에 제한적인 영향을 준다는 점을 보여 준다. 모든 사례에서 앞으로의 건강에 대한 방대한 우려가 있었는데, 이는 실제 현실에서 일어날 수 있는 건강을 위협하는 것에 비해 훨씬 강했고, 실제 위험에 처해 있는 사람들보다 훨씬 더 많은 사람들이 이러한 우려의 영향을 받고 있었다. 방사능이 잠재적으로 인체에 매우 해롭지만 그것을 감각을 통해서 직접적으로 감지하지 못한다는 사실이 아마도 이러한 우려의 기저에 있을 것이다. 일부는 심지어 후세에까지도 건강상에 영향을 미칠 수 있을 만큼 긴 잠복기를 가진다. 이러한 특성들은 모두 방사능 피폭 사건을 둘러싼 극도로 두려운 감정에 기인한다. 체르노빌 재난 및 여러 경험들을 통해 우리는 방사능 피폭 사건 이후 의료 서비스(검진)와 건강 정보에 대한 요구가 광범위하게 증가할 것을 예상할 수 있고, 대부분의 나라에서 건강 서비스를 위한 상황이 자체적으로는 거의 준비되지 않았다는 것을 알 수 있다.

또한 상당히 간접적인, 특히 사회경제적인 효과에 대비하는 것이 중요하다. 판매자들이 피해 입은 지역의 생산품을 피할 것이기 때문이다.

체르노빌 사고에서 관찰된 결과는 스트레스 상황에서 건강 질환이 발생할 때, 인지적 요인이 어떤 역할을 하는지에 관한 현대의 이론들과 일치한다.[47] 이 모델에서 피폭에 의해 발생된 우려와 미래의 건강에 대한 부차적인 걱정들은 피폭과 관련된 질병의 조짐이 되는 신체적 감각에 대해 본인이 알아차림을 하게끔 자극한다. 불안과 우울에 대한 자율신경계의 발현이 이러한 감각의 한 가지 자원이 되며, 이와 관련 없는 건강상태는 별개의 것이 된다. 체르노빌의 낙진으로 발생한 심각한 건강상의 위협 속에서 사람들은 신체적인 질환 때문에 놀라고, 그것을 더욱 전리 방사선의 효과 탓으로 돌리는 경향이 있는 것 같다. 이로 인해 사람들은 꾸준히 통증을 보고하고 의료 서비스를 찾는다.

체르노빌 재난이 분명히 입증하고 있는 것은 정보의 핵심적인 역할이 무엇이며, 방사능이나 독성물질 사고의 후유증에 대해서 우리가 어떻게 의사소통을 해야 하는지다.[48, 49] 체르노빌의 경험은 정보관리 체계에 있어서 최악의 시나리오를 보여 준다. 얼핏 보기에는 당시에 그러했듯이 이것이 소비에트연방만의 전형적인 것처럼 보일 수 있지만, 핵과 관련된 움직임과 특히 서구국가들의 핵 사고 역시 비밀에 가려져 있는 경향이 있다. 체르노빌 경험을 통해 재난 대비자들과 보건당국은 신뢰할 수 있는 리더의 지시 하에 시기적절하고 정확한 정보를 전파하는 것이 재난 상황에서 무엇보다도 가장 중요하다는 인식을 높여 주었다.[50, 51]

참고문헌

1. Shigematsu I. (1991) *The International Chernobyl Project. An overview. Assessment of Radiological Consequences and Evaluation of Protective Measures. Report by an International Advisory Committee.* International Atomic Energy Agency, Vienna.

2. Young M.J., Launer M.K. (1991) Redefining Glasnost in the Soviet media: the recontexualization of Chernobyl. *J Communication*, 41: 102-124.

3. Bard D., Verger P., Hubert P. (1997) Chernobyl, 10 years after: health consequences. *Am J Epidemiol*, 19: 1-18.

4. Feshbach M., Friendly A. Jr (1992) *Ecocide in the USSR. Health and Nature under Siege.* Basic Books, New York.

5. Rybakov S.J., Komissarenko I.V., Tronko N.D., Kvachenyuk A.N.,

Bogdanova T.I., Kovalenko A.E., *et al.* (2000) Thyroid cancer in children of Ukraine after the Chernobyl accident. *World J Surg*, 24: 1446-1449.

6. Alexander F.E, Greaves M.F. (1998) Ionising radiation and leukaemia potential risks: review based on the workshop held during the 10th Symposium on Molecular Biology of Hematopoiesis and Treatment of Leukemia and Lymphomas at Hamburg, Germany on 5 July 1997. *Leukemia*, 12: 1319-1323.

7. Dolk H., Nichols R. (1999) Evaluation of the impact of Chernobyl on the prevalence of congenital anomalies in 16 regions of Europe. EUROCAT Working Group. *Int J Epidemiol*, 28: 941-948.

8. Castronovo F.P. Jr (1999) Teratogen update: radiation and Chernobyl. *Teratology*, 60: 100-106.

9. Alexandrowski J.A., Rumyantseva G.M., Jurow W.W., Martjuschow A.N. (1992) Dynamik der psychischen Desadaptionszustände unter chronischem Stress bei Bewohnern der Gebiete, die beim Gau im KKW Tschernobyl in Mitleidenschaft gezogen wurden. *Psychiatrische Praxis*, 2: 31-58.

10. Yevelson I.I., Abdelgani A., Cwikel J., Yevelson I.S. (1997) Bridging the gap in mental health approaches between East and West: the psychosocial consequences of radiation exposure. *Environ Health Perspect*, 105: 1551-1556.

11. Bromet E., Dew M.A. (1995) Review of psychiatric epidemiologic research on disasters. *Epidemiol Rev*, 17: 113-119.

12. Rumyantzeva G.M., Matveeva E.S., Sokolova T.N., Grushkov A.V. (1993) Psychological maladjustment and its relationships with the physical health of the population residing in territories contaminated due to the Chernobyl disaster (in Russian). *Socialnaya Psihiatriya*, 4: 20-25.

13. Viinamäki H., Kumpusalo E., Myllykangas M., Salomaa S., Kumpusalo L., Kolmakov S., *et al.* (1995) The Chernobyl accident and mental wellbeing-a population study. *Acta Psychiatr Scand*, 91: 396-401.

14. Havenaar J.M., van den Brink W., Kasyanenko A.P., van den Bout J., Meijler-Iljina L.I., Poelijoe N.W., *et al.* (1996) Mental health problems in the Gomel Region (Belarus). An analysis of risk factors in an area affected by the

Chernobyl disaster. *Psychol Med*, **26**: 845–855.

15. Havenaar J.M., Rumyantseva G.M., van den Brink W., Poelijoe N.W., van den Bout J., van Engeland H., *et al.* (1997) Long-term mental health effects of the Chernobyl disaster: an epidemiological survey in two former Soviet Regions. *Am J Psychiatry*, **154**: 1605–1607.

16. Rahu M., Tekkel M., Veidebaum T., Pukkala T., Hakulinen A., Auvinen A., *et al.* (1997) The Estonian study of Chernobyl clean-up workers: II. Incidence of cancer and mortality. *Radiation Res*, **147**: 653–657.

17. Loganovsky K.N., Loganovskaja T.K. (2000) Schizophrenia spectrum disorders in persons exposed to ionizing radiation as a result of the Chernobyl accident. *Schizophr Bull*, **26**: 751–773.

18. Havenaar J.M., Rumyantzeva G.M., Kasyanenko A.P., Kaasjager K., Westermann A.M., van den Brink W., *et al.* (1997) Health effects of the Chernobyl disaster: illness or illness behaviour? A comparative general health survey in two former Soviet Regions. *Environ Health Perspect*, **105**(Suppl. 6): 1533–1537.

19. Havenaar J.M., de Wilde E.J., van den Bout J., Drottz-Sjöberg B.M., van de Brink W. (2003) Perception of risk and subjective health among victims of the Chernobyl disaster. *Soc Sci Med*, **56**: 569–572.

20. Allen P.T., Rumyantseva G. (1995) The contribution of social and psychological factors to relative radiation ingestion dose in two Russian towns affected by the Chernobyl NPP accident. *Society for Risk Analysis (Europe)*, pp. 1–9.

21. Rachmatulin N.R., Karamova L.M., Dumkina G.Z., Girfanova L.V. (1992) The results of clinico-hygienic research in the region of the Mozyr (in Russian). Gigiena Truda I Professional'*Nye Zabolevaniia*, **5**: 3–5.

22. Bertollini R., Di Lallo D., Mastroiacovo P., Perucci C.A. (1990) Reduction of births in Italy after the Chernobyl accident. *Scand J Work Environ Health*, **16**: 96–101.

23. Knudsen L.B. (1991) Legally-induced abortions in Denmark after Chernobyl. *Biomed Pharmacother*, **45**: 229–231.

24. Irgens L.M., Lie R.T., Ulstein M., Skeie Jensen T., Sjærven R., Sivertsen

F., *et al.* (1991) Pregnancy outcome in Norway and Chernobyl. *Biomed Pharmacother*, 45: 233-241.

25. Ericson A., Källén B. (1994) Pregnancy outcome in Sweden after the Chernobyl accident. *Environ Res*, 67: 149-159.

26. Nyagu A.I., Loganovsky K.N., Loganovskaja T.K. (1998) Psychophysiologic aftereffects of prenatal irradiation. *Int J Psychophysiol*, 30: 303-311.

27. Igumnov S., Drodovitch V. (2000) The intellectual development, mental and behavioral disorders in children from Belarus, exposed in utero following the Chernobyl accident. *Eur Psychiatry*, 15: 244-253.

28. World Health Organization (1995) *Health Consequences of the Chernobyl Accident. Results of the IPHECA Pilot Projects and Related National Programmes.* World Health Organization, Geneva.

29. Kolominsky Y., Igummnov S., Drozdovitch V. (1999) The psychological development of children from Belarus, exposed in the prenatal period to radiation from the Chernobyl atomic power plant. *J Child Psychol Psychiatry*, 40: 299-05.

30. Bromet E.J., Goldgaber D., Carlson G., Panina N., Golovakha E., Gluzman S.F., *et al.* (2000) Children's well-being 11 years after the Chernobyl catastrophe. *Arch Gen Psychiatry*, 57: 563-571.

31. Litcher L., Bromet E.J., Carlson G., Squires N., Goldgaber D., Panina N., *et al.* (2000) School and neuropsychological performance of evacuated children in Kiev eleven years after the Chernobyl disaster. *J Child Psychiatry Psychol*, 41: 219-299.

32. Adams R.E., Bromet E.J., Panina N., Golovakha E. (2002) Stress and well-being in mothers of young children 11 years after the Chornobyl nuclear power plant accident. *Psychol Med*, 32: 143-156.

33. Bromet E.J., Gluzman S., Schwartz J.E., Goldgaber D. (2002) Somatic symptoms in women 11 years after the Chornobyl accident. *Environ Health Perspect*, 110(Suppl. 4): 625-629.

34. Cwikel J., Abdelgani A., Goldsmith J.R., Quastel M., Yevelson I.I. (1997) Two-year follow-up study of stress related disorders among immigrants to Israel from the Chernobyl area. *Environ Health Perspect*, 105: 1545-1550.

35. Cwikel J., Rozovski U. (1998) Coping with the stress of immigration among new immigrants to Israel from Commonwealth of Independent States (CIS) who were exposed to Chernobyl: the effect of age. *Int J Aging Hum Develop*, 46: 305-318.

36. Cwikel J., Abdelgami A., Rozovski U., Kordysh E., Goldsmith J.R., Quastel M.R. (2000) Long-term stress reactions in new immigrants to Israel exposed to the Chernobyl accident. *Anxiety, Stress and Coping*, 3: 413-439.

37. Remennick L.I. (2002) Immigrants from Chernobyl-affected areas in Israel: the link between health and social adjustment. *Soc Sci Med*, 54, 309-317.

38. Perez Foster R. (2002) The long-term mental health effects of nuclear trauma in recent Russian immigrants to the United States. *Am J Orthopsychiatry*, 72: 492-504.

39. Revel P. (2001) Meeting psychological needs after Chernobyl: the Red Cross experience. *Military Med*, 166(Suppl. 2): 19-20.

40. Nijenhuis M.A.J., van Oostrom I.E.A., Sharshakova T.M., Pauka H.T., Havenaar J.M., Bootsma P.A. (1995) *Belarussian-Dutch Humanitarian Aid Project: "Gomel Project". National Institute for Public Health and Environmental Protection, Bilthoven.*

41. UNESCO (1996) *Community Development Centres for Social and Psychological Rehabilitation in Belarus, Russia and Ukraine: Achievements and Prospects.* United Nations Educational, Scientific and Cultural Organization Chernobyl Programme, Paris.

42. Becker S.M. (2002) Responding to the psychosocial effects of toxic disaster: policy initiatives, constraints and challenges. In J.M. Havenaar, J.G. Cwikel, E.J. Bromet (Eds.), *Toxic Turmoil: Psychological and Societal Consequences of Ecological Disasters*, pp. 199-216. Kluwer Academic and Plenum Press, New York.

43. Drottz-Sjöberg B.M., Persson L. (1993) Public reaction to radiation: fear, anxiety, or phobia? *Health Physics*, 64: 223-231.

44. Bromet E.J., Litcher-Kelly L. (2002) Psychological response of mothers of young children to the Three Mile Island and Chernobyl nuclear plant accidents one decade later. In J.M. Havenaar, J.G. Cwikel, E.J. Bromet (Eds.),

Toxic Turmoil: Psychological and Societal Consequences of Ecological Disasters, pp. 69-84. Kluwer Academic and Plenum Press, New York.

45. Petterson J.S. (1988). Perception vs reality of radiological impact: the Goiâia model. *Nuclear News*, 84-90.

46. Yamada M., Kodama K., Wong F.L. (1991). The long-term psychological sequelae of atomic bomb survivors in Hiroshima and Nagasaki. In R. Ricks, M.E. Berger, R.M. O'Hara (Eds.), *The Medical Basis for Radiation Preparedness, III: The psychological perspective*, pp. 155-163. Elsevier, New York.

47. Salkovskis P.M. (1996) The cognitive approach to anxiety: threat beliefs, safety-seeking behavior, and the special case of health anxiety and obsessions. In P.M. Salkovskis (Ed.), *Frontiers of Cognitive Therapy*, pp. 48-74. Guilford, New York.

48. Prince-Embury S., Rooney J.F. (1997) Perception of control and faith in experts among residents in the vicinity of Three Mile Island. *J Appl Soc Psychol*, 17: 953-968.

49. Havenaar J.M., Cwikel J.G., Bromet E.J. (2002) Epilogue: Lessons learned and unresolved issues. In J.M. Havenaar, J.G. Cwikel, E.J. Bromet (Eds.), *Toxic Turmoil: Psychological and Societal Consequences of Ecological Disasters*, pp. 259-272. Kluwer Academic and Plenum Press, New York.

50. Sjöberg L. (1998) Worry and risk perception. *Risk Analysis*, 18: 85-93.

51. Sjöberg L. (1992) *Risk Perception and Credibility of Risk Communication*. Center for Risk Research, Stockholm.

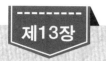

인도 보팔 재난의 경험

R. Srinivasa Murthy

National Institute of Mental Neurosciences, Bangalore, India

서론

보팔 가스 유출 참사는 인류 역사상 가장 큰 산업재해다. 1984년 12월 2일과 3일 사이의 밤, 인도 중부 보팔(Bhopal) 지역 소재 유니온 카비드 인디아사(the Union Carbide India Limited: UCIL) 소유의 공장, 610번 탱크로부터 약 40톤의 아이소사이완화 메틸(methyl isocyanate: MIC)이 주변 지역으로 유출되었다. 몇 시간의 짧은 순간 동안 벌어진 이 '극도로 위험한 화학 물질'의 유출은 보팔시를 독성가스의 연기로 가득 채웠다. 가스는 공장 주변 반경 7km 지역까지 퍼져나가, 약 20만 명의 사람들에게 영향을 끼치며 온 도시를 뒤덮었다. 재난이 일어난 그날 밤, 2천 명 이상의 사람들이 사망했다.

그 재난은 여러 요소들이 조합되어 빚어진 결과였다. 재난의 원인은 몇 달 이상, 정상수치보다 더 오래 저장된 아이소사이완화 메틸(MIC) 또는 MIC 액체의 자연중합 물질(spontaneous polymerization)이 들어 있는 탱크로 물이 흘러들어갔기 때문이라고 여겨졌다. 여기에 더해서, 온도와 압력을 재는 측정기가 정상적으로 작동하지 않았으며, MIC 탱크를 차갑게 유지하는 냉각장치도 얼마 동안 작동하지 않았다. 그리고 유지(maintenance)를 위한 가스 세정기는 멈춰 있었고, 유출되는 MIC를 태워 없앨 수 있었던 소각장치(flare tower) 또한 가동되지 않았다. 이와 같이, 재난은 부주의와 형편없는 가동 절차(poor operational procedures)가 조합된 결과였다.

즉시 사망한 것으로 추정되는 사람의 숫자는 약 2천 명 정도였지만, 만 명 이상의 사람들이 다음 몇 해 안에 희생되었다. 게다가, 누출된 가스에 노출되고도 생존한 2십만 명의 주민들은 광범위한 건강 문제와 장애를 가지게 되었다.

지난 20년 동안, 보팔 재난은 중요한 공중 보건 문제와 법적 분쟁을 일으키며 현재까지 지속되고 있다.

법적 책임 분야에서 중요한 이정표는 1985년의 보팔 가스 구호 운동(Bhopal Gas Relief Act)과 인도 정부와 회사(UCIL) 간에 맺어진 4억 7천만 달러의 일시불 보상에 관한 합의였다(pass off). 하지만 피해자들의 권리와 생존자들의 구호에 대한 법적 분쟁들은 계속되고 있으며, 더 많은 공공 부분을 차치하고 있다. 주민들에 대한 피해 문제와 회사의 법적 책임, 그리고 영향을 받은 주민들의 지속적인 요구는 인도에서 활발하게 지속되고 있다.

1984년 12월 14일, 인도 의학연구협의회(the Indian Council of Medical Research: ICMR) 소속 정신건강 자문위원회(the Advisory Committee on Mental Health)가 우연히 모였다. 그 모임의 전문가들은 영향을 받은 주민들의 요구를 다음과 같이 인지하였다.[1]

치명적인 모든 독성 물질들이 '정상적인(normal)' 사람들을 포함한 수많은 사람들에게 노출된 보팔에서의 최근 국면은 수많은 정신건강 수요를 불러일으켰다. 행정수요(service needs)와 연구들은 단기적 관점과 장기적 관점 양쪽으로 생각될 수 있다. 긴급한 중대한 수요(acute needs, 단기적 관점)는 피해자에 대한 이해와 더불어 이들의 혼란스러운 상태, 심인 반응(reactive

psychosis), 불안 및 우울 반응, 슬픔 반응(grief reactions)에 대한 보살핌의 제
공이다. 장기적 수요는 다음과 같은 영역에서 발생한다. 즉, ① 급성 및 만성
장애에 대한 심리적 반응들, ② 현재 영향을 받지 않았지만 이미 노출된 대상
과 그들이 미래에 대해 느끼는 불확실성에 통해 겪는 심리적인 문제들, ③ 아
이들과 어른들의 파괴된 사회적 단위(social units)의 영향, 그리고 ④ 재활과
관련된 심리적인 문제들이다.

재난에 대한 정신건강 결과 연구

　정신건강 개입(mental health intervention)에 대한 수요의 조기 인지에도 불
구하고, 정신건강 전문가가 투입되기까지는 6~8주의 시간이 지연되었다.
가장 큰 이유는 마디아프라데시주(the state of Madhya Pradesh)와 보팔시(the
city of Bhopal)에 정신건강 전문가들이 부족했기 때문이다. 그 시점에 지역
내 다섯 개 의학 대학의 교수진들 중에는 단 한 명의 정신과 의사도 존재하
지 않았다.

　정신건강 효과에 대한 첫 번째 평가는 1985년 2월 첫째 주(재난 2개월 후)
정신과 의사들이 영향을 받은 사람들의 집을 방문하고, 일반 의료 시설들
에 다니는 그들을 검사하면서 만들어졌다.[2-4] 다음으로, 일반적인 의학적 관
리를 필요로 하는 사람들이 연구되었다. 그 뒤, 정신건강 효과에 대한 연간
인구조사를 포함하여 일반 대중을 대상으로 하는 5년간의 연구가 완료되었
다.[5, 6] 덧붙여, 건강효과를 이해하기 위한 다수의 일반 대중 연구는 정신건강
측면 또한 포함시켰다.[7]

　1985년 6월부터, ICMR에서 후원을 받은 러크나우 팀(the Lucknow team)은
상세한 사회적 차원(community-level)의 유행병 연구를 수행했다. 이 연구는
보팔의 다른 지역 내 10만 명 중 질병과 사망에 관한 기록 그리고 연구 대상
자들의 통증에 관한 기록을 포함하였다. 모든 주민에 대한 새로운 인구조사

가 연구의 우선순위로 진행되었다. 표집틀(sampling frame)은 재난에 광범위하게 노출된 주민들을 포함하고, 가스 폭발 지역에서는 멀리 떨어져 있지만 도시에서는 멀지 않은 곳에 위치한 통제 집단과 함께 도출되었다. 가설을 검증하기 위해 사용된 방법론은 표준화된 체크리스트들로부터 증상이 발현된 세대주를 대상으로 한 인터뷰까지였다. 증상을 가진 것으로 발견된 사람들은 PSE-9(the Present State Examination, 9th edition)을 관리하고, ICD-9 진단에 도달한, 자격을 갖춘 정신과 의사에 의해 보다 정밀하게 연구되었다. 매년 새로운 가족 단위가 표본화되었고 그와 더불어 지난 몇 년간 진단받은 환자들에 대한 후속조치가 연구되었다.

1년차 연구는 1,021개의 가정의 4,098명의 성인을 포함했다. 그중 총 387명이 정신장애로 고통을 받고 있는 것으로 진단되었으며, 1,000명당 94명의 유병률(prevalence rate)이 기록되었다. 인구의 대부분은 여성으로 구성되어 있으며(71%), 83%는 16~45세 나이 집단에 속해 있다. 94%의 환자들이 재난과 일시적 상관관계(temporal correlation)를 가지는 신경증(neurosis)[신경우울증(51%), 불안감(41%), 히스테리(2%)] 진단을 받았다. 환자에 대한 상세한 사례집 그리고 사실에 근거한 해석이 제공되었다. 정신과적 병적 상태 비율(rates of psychiatric morbidity)과 독가스 노출의 심각성 사이의 관계는 조사기간 전체인 5년 동안 지속되었다. 이 시기의 마지막에, 완벽하게 치료된 대상은 적었으며, 많은 환자들에게는 기능의 심대한 장애와 함께 증상의 경험이 계속되었다.

정신건강 개입

영향을 받은 주민들을 대상으로 한 정신의학적 서비스의 제공은 매우 의미 있는 도전이었다. 도시 내에 70만 명의 총 주민과 약 20만 명의 영향을 받은 주민을 위해, 이용 가능한 정신의학적 도움은 없었다. 여러 가지 방법들이 이 도전을 극복하기 위해 도입되었다. 첫 번째, 몇몇의 능숙한 정신과 의사들이 의학 전문가들과 관리자들을 예민하게 반응하도록 돕기 위해, 환자들의 임상 사례집(clinical vignettes)을 준비했다. 보상 문제 때문에, 대다수의 관리자들과 의학 전문가들은 주민들의 불만, 특히 정신의학적 증상들이 꾸며졌다고 믿었다. 이런 오해는 증상의 실제 특성이 어떠하고, 영향을 받은 주민들의 정신건강에 재난이 어떤 영향력을 미치는지 그 보편성을 설명함으로써 밝혀졌다.

둘째, 1985년 2월부터, 러크나우(Lucknow) 출신 정신과 의사들의 팀과 임상심리학자들, 그리고 정신 의학 사회 노동자들이 영향을 받은 주민들에게 정신 의학적 돌봄을 공급하기 위해 2~4주 동안 보팔 지역에 배치되었다. 세 번째 방법은 영향을 받은 주민들과 함께 일하며, 정신건강 관리(mental health care)에 대한 필수적인 기술들을 가진 일반 의료 공무원들을 훈련시키는 것이었다. 이 일의 중요성과 아마도 개발도상국인 인도에서 최초로 이 방법이 실시된다는 사실을 고려하면, 이 트레이닝은 상세하게 묘사될 필요가 있다.

재난이 일어난 바로 직후, 추가적인 의료 공무원들이 도시로 이동하였다. 그리고 주민들에게 일반적인 건강관리를 제공하기 위해 가스의 영향을 받은 다른 지역에 배치되었다. 1985년 4월, 약 50명의 의료 공무원들이 가스의 영향을 받은 지역 내의 여러 의료 시설들에서 일하고 있었다. 지역 내 의학 대학에 정신의학을 담당하는 교수가 없었기 때문에, 대부분의 의사들은 초기 의학 훈련의 일부로 정신건강 관리 분야에서의 교육을 받은 적이 없었다. 이런 훈련의 부족은 재난에 영향을 받은 주민들의 정서적 요구에 대한 형편없는 인식으로 나타났다. 이 의사들에 대한 기본 교육은 매우 의학적이고 생물학적이었다. 교육 전 인터뷰에서, 그들 중 대부분은 금전적인 보상의 분배가 대다수 환자들의 물리적 불만들을 해결할 것이라는 관점을 보였다. 몇몇은 대부분의 환자에게서 보고된 일을 할 수 없다는 무력감과 나약함에 대한 불평들의 이유가 주정부에서 제공되는 무료 배급(식용 곡물과 다른 생활

필수품) 때문일 것이라는 견해를 표했다. 의료 공무원들은 환자들의 '무기력 (lethargy)'이 의사들로부터의 치료나 약물요법에 의해서가 아니라 '무료 배급 을 중단하거나, 금전적 보상을 분배함'으로써 사라질 것이라 믿었다.

교육의 기본적인 목적은 개개인의 정서적 요구에 대한 의료 공무원들 의 세심함을 강화시키는 것과 함께 필요할 때 정신건강 문제들을 인지하 고 진단하고 치료하고 주목하는 기술을 제공하기 위한 것이었다.[2] 최초 교 육기간은 6일이었다. 교육은 가능한 한 현실적이며, 20명이 넘지 않는 집단 을 대상으로 교육되어야 한다고 결정되었다. 교육방법론은 '성인학습(adult learning)'의 원리를 참작하였다. 즉, 열린 학습(open learning)의 환경 속에서 참가자들은 상호작용을 더욱 강조하면서 함께 자유롭게 본인들의 요구를 공 유하고 경험하였다. 대부분 강연 접근법은 시청각 자료를 활용하여, 최대한 여러 명의 학습자가 참여하는 케이스 스터디와 집단 토론으로 변화되었다. 총 38명의 의료 공무원들이 이 교육에 참여하였다.

교육은 정신과 의사인 두 명의 자문위원에 의해 두 집단으로 나뉘어 실 행되었다. 이 교육을 위한 매뉴얼은 방갈로(Bangalore, India) 소재, 국립 정 신건강 신경과학 연구원(national institute of mental health and neurosciences: NIMHANS)에서 진행된 1차 진료 의사교육(training primary care physicians)에 대한 경험을 기반으로 준비되었다. 갑작스럽고 심각한 스트레스, 그리고 그 스트레스에 대해 아이들이 보이는 육체적 문제를 향한 정서적 반응에 관한 추가적인 부분은 매뉴얼 안에 기술되어 있다.

교육 경험과 의료 공무원들의 요구를 포함한 수정된 매뉴얼은 그 이후에 준비되었고 가스에 영향을 받은 주민들과 함께 일하는 모든 의사들에게 분 배되었다.[1]

교육 후 평가 참가자들이 작성한 몇 편의 논평은 교육의 유용성을 지지했 다. 다수의 의사들은 예전에는 환자들에게 오직 대증요법(증상이 나타나 변화 하는 데 따라 적절히 대응하는 치료법, symptomatic treatment)만을 적용하곤 했 는데, 교육 후에는 심리적 접근 측면에서 상태를 진단하는 것이 가능했다고 언급했다. 또 몇몇의 의사들은 교육 최초에는 어떤 정신적 문제도 알지 못했으며, 환자들을 그저 꾀병을 부리고, 모호한 증상을 설명하여 동정적 반응을 환기시키며, 더 많은 약을 타내려는 존재로 생각했다고 말했다. 교육에 참가한 모든 의사들은 인터뷰 시 사생활 보호에 대한 요구와 어려운 사례에 대한 정신과 의사들의 지지, 그리고 향정신성 약품의 규칙적인 공급이 있다는 사실에 동의하였다.

미해결 쟁점

보팔 재난과 관련된 다수의 미해결 쟁점이 있다. 첫째, 알 권리에 대한 국제적인 논쟁이 있다. 보팔 재난은 전 세계 운동권들(activist groups)이 위험한 기술(hazardous technologies)에 관한 정보에 대한 광범위한 접근을 허용하는 알 권리 법안에 대한 요구를 강조하도록 했다. 둘째, 다수의 연구가들과 인권 운동가들에 의해 주민들의 건강에 재난이 미치는 영향에 대한 지속적인 연구 요구가 제기되었다. 그러나 제한된 노력을 제외하고, 큰 규모의 체계적인 연구들은 마련되지 않고 있다. 영향을 받은 사회에 대한 장기간의 관찰은 적어도 앞으로 50년 동안은 진행되어야 한다. 눈, 호흡기, 생식기, 면역적, 유전적, 그리고 심리적 건강에 대한 공식적인 연구는 장기간 영향에 대한 심각성과 규모를 설명하기 위해서라도 계속되어야만 한다. 셋째, 재난의 영향을 받은 주민들에게 적합한 의학적 서비스를 제공할 필요가 강조되어 왔다. 재난으로부터 20년 후, 수천 명의 남녀와 아이들이 여전히 호흡기 질환과 실명, 암, 그리고 어떤 치료도 받지 못하는 관련된 수많은 다른 질병으로 고통받고 있다. 지금까지 노력은 지역사회 봉사활동(community services)과 관련이 없는 전문화된 센터를 설립하는 것이다. 건강관리에 대한 피라미드적 접근(health-care-pyramid approach)은 가스 유출로부터 초래된 건강 문제를 관리하기 위해 전문인력을 채용하는 것이 좋다는 사실을 반복적으로 강조해

왔다. 지역사회 차원의 건강 부서는 최대 5천 명의 사람들에게 제공될 수 있
도록 발전되어야 한다. 전문화된 부서가 있는 지역 병원은 이차 관리를 제
공하기 위해 사용될 수도 있다. 전문화된 의학센터가 설립되어야 하며, 가스
유출로 야기된 더 심각한 문제에 대한 연구에 전념해야 한다.

　가스 유출에 영향을 받은 주민들의 고유 문제에 대한 표준 치료 절차를 개
발하기 위한 긴급한 요구는 분명히 존재한다.

　보팔의 재난에 대해 눈에 띄는 측면은 재난 이후 재건에 있어서 주민참여
의 목표가 방치된 채 남겨졌다는 점이다. 지역사회가 문자 그대로 재생되고
재조직화되는 능력을 상실했기 때문에, 주(state)가 부모의 역할을 했다. 재
난의 영향을 받은 사람들은 서로가 서로를 돕기보다는 보다 많은 자원을 받
은 사람들과 비교하였으며, 그들 사이에는 질투심이 생겨났다. 주요 집단에
서의 지원은 주(state)로부터 국민들이 무료식량, 돈이나 집 등을 받음에 따
라 줄어드는 경향이 있었다. 그러나 재건과정에서는 사람들의 관계가 물질
적인 보상보다 더욱 중요했고, 지역사회의 역량강화 없이는 지역 주민의 참
여가 어려웠다.

　더군다나 인도는, 장기적 관점에서 재활에 대한 체계(framework)를 가지
고 있지 않다. 어떤 재난이든 상황이 심각할 동안에는 (외부로부터의) 호의와
물질적 지원이 매우 급중한다. 하지만 이 중 대부분이 자선단체의 측면에서
이루어진다. 사람들은 지원이 필요한 개인으로 인식되기보다는 문제가 있다
고 여겨진다. 장기적 관점에서 관리에 대한 상황은 최악이다. 보팔에서조차
도, 지원에 대한 가능성은 문제가 아니었다. 재활을 위한 신뢰성 있는 시스
템, 대상자의 건강관리, 이후 직업의 알선 등의 부재가 20년이 지난 지금도
제기되고 있다.[8] 정신건강 전문가는 정부와 비정부 조직으로부터 얻어진 관
리 프로그램의 부분으로 특정한 체계와 요구를 개발할 필요가 있다.

　마지막으로, 재난 정신건강 관리(disaster mental health care)는 단지 외부
전문가 또는 자원의 힘만으로 발생할 수 없다는 사실은 너무나도 잘 알려져
있다. 대부분의 관리는 지역사회 내부에서 발생해야 한다. 지역사회에 적용

될 수 있는 관리 방법과 개입들을 개발하는 것은 일반적으로 모든 전문가들, 그리고 특히 정신건강 전문가들의 책임이다. 교육, 정보 공유, 시청각 보조물 개발 측면에서의 출발은 있었다. 그러나 포괄적이고 효과적인 관리 시스템은 지금까지 개발되지 못하고 있다. 이러한 요구는 매우 시급하다.

참고문헌

1. Srinivasa Murthy R., Issac M.K., Chandrasekar C.R., Bhide A.V. (1987) *Bhopal Disaster-Manual of Mental Health Care for Medical Officers.* NIMHANS, Bangalore.

2. Srinivasa Murthy R., Issac M.K. (1987) Mental health needs of Bhopal disaster victims and training of medical officers in mental health aspects. *Indian J Med Res*, **86**(Suppl.): 51-58.

3. Bharucha E.P., Bharucha N.E. (1987) Neurological manifestations among those exposed to toxic gas at Bhopal. *Indian J Med Res*, **86**(Suppl.): 59-62.

4. Sethi B.B., Sharma M., Trivedi J.K., Singh H. (1987) Psychiatric morbidity in patients attending clinics in gas affected areas in Bhopal. *Indian J Med Res*, **86**(Suppl.): 45-50.

5. Srinivasa Murthy R. (2002) Bhopal gas leak disaster-impact on mental health. In J.M. Havenaar, J.G. Cwikel, E.J. Bromet (Eds.), *Toxic Turmoil: Psychological and Social Consequences of Ecological Disasters*, pp. 129-148. Kluwer Academic and Plenum Press, New York.

6. Indian Council of Medical Research (2003) *Mental Health Studies of Bhopal Disaster.* ICMR, New Delhi.

7. Cullinan P., Acquilla S.D., Dhara V.R. (1996) Long term morbidity of survivors of the the 1984 Bhopal gas leak. *Natl Med J India*, 9: 5-10.

8. Srinivasa Murthy R. (2000) Disaster and mental health: responses of mental health professionals. *Indian J Soc Work*, **61**: 675-692.

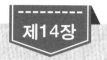

라틴아메리카와 카리브해의 경험

José Miguel Caldas de Almeida and Jorge Rodríguez

Pan American Health Organization, Washington, DC, USA

서론

라틴아메리카와 카리브해의 자연재해는 점차 그 발생 빈도가 증가하고 있는 것뿐만 아니라 사회적·경제적, 보건의 영향과 관련하여 중대한 문제를 만들고 있기 때문에 점점 더 파괴적인 잠재력 역시 가지고 있다. 1985년 멕시코와 콜롬비아의 심각한 재해 이후, 각국 정상들이 1986년 코스타리카에서 회동하였다. 이들은 보건 서비스(Health care)가 보다 효과적이고 국민들의 요구에 부합할 수 있도록 하는 공동의 정책을 위하여 재단을 설립했다. 그 이후로 위대한 진보가 분명하게 이루어졌다. 지금까지의 대응이 대부분 즉흥적이었다면, 이제는 조직적이고 국가적인 정책이 그 자리를 대신하고 있다.

첫 번째 단계에서 위급 상황에 대한 대응은 무엇보다도 즉각적인 의료 서비스(medical care), 전염병과 관련된 문제, 환경적인 위생 그리고 의료 사회기반 시설의 피해에 초점을 둔다. 그러나 최근 몇 년간, 위급 상황에 대한 대응은 인류의 이와 같은 비극들에서 언제나 나타나는 심리사회적 요소에도 주의를 기울이기 시작했다. 더욱이, 응급 상황 관리에 대한 접근은 위기관리(risk management)에 초점을 둔 피해 대응을 넘어 일어날 수 있는 피해의 가능성을 제거하거나 줄이고자 하는 새로운 관점으로 진화하고 있다.

라틴아메리카에서는 자연재해에 따른 피해와 더불어, 정치적 폭력과 내전으로 인해 발생하는 죽음과 피해로 엄청난 슬픔과 고통을 겪고 있다. 정치적 폭력과 내전으로 인한 피해는 또한 밀물과도 같은 난민들과 추방자들을 양산했다. 세계의 다른 곳에서 나타나는 것처럼, 이 지역에서 자연재해를 경험한 경우와 전쟁 혹은 분쟁으로 인한 응급 상황을 경험한 경우는 모두 특별히 더 취약한 집단에서 심리사회적 요구가 더 높다는 점을 볼 수 있다. 또한 이러한 상황에서는 심리적 장애의 증가가 예상된다는 점을 보여 주었다.

1985년 콜롬비아 아메로(Armero)[1]와 멕시코[2]에서 발생한 재해가 특별히 중요한데, 이들의 경우 정신과적 상태를 평가하고 초기 보건 전문가들이 정신건강 문제를 관리할 수 있는 전략을 시행하는 것이 가능했다. 또한 팀워크와 지역사회 기반의 개입의 중요성이 강조되었다.

콜롬비아 안데스산맥에 위치한 아메로 마을은 1985년 11월 13일 재와 끓는 진흙, 바위, 나무 기둥의 사태를 초래한 화산 폭발에 의해 파괴되었다. 산사태는 마을에 사는 30,000명의 거주민의 80%를 사망케 했고, 거의 100,000명의 인근 지역 주민들을 노숙자로 만들었다.

생존자들이 그들의 가족과 재산뿐 아니라 그들이 살아왔던 마을 전체를 잃었고, 사회적인 지원 네트워크와 많은 문화적 기준점들(cultural reference points) 또한 파괴했다는 점에서 이 재해는 흔치 않은 비극이었다.

산사태에 의해 대다수가 쓸려 내려가고, 수많은 모래와 돌무더기에 묻혀 시체들을 되찾는 것이 불가능하였기에, 지역문화에서 통용되는 전통적인 의식을 시행할 수 없었다. 이 말은 즉, 이후 몇 달 동안 가족들이 '죽은 사람들 중 한 명이 마치 정신이 나가 길을 잃은 사람처럼 인근 혹은 먼 지역에서 길거리를 헤매고 다니는 것이 발견되었다'는 루머에 속게 되었다는 뜻이다. 각각의 그런 틀린 정보들이 새로운 희망을 불러오고, 희망 이후에는 언제나 환멸이 뒤따라왔다. 비극 이후 2년 동안 식별할 수 있는 사체를 발견할 때마다, 가족들은 관례적인 종교 및 문화 의식을 시행하기 위해 그들 친지의 잔해를 찾아 헤맸다.

아르메로(Armero)에서 재해는 톨리마(Tolima)주에 위치한 정신의학과 병동의 87%가 포함된 지역 정신과 병원을 파괴했으며, 37명의 정신건강 전문가와 직원의 목숨을 앗아갔다. 그래서 특히 초기 응급대응 단계에서 일반적인 의료 분야 전문가들은 정상적이고 일상적인 요구뿐 아니라 재해로 인해 생겨난 것들까지 대부분의 정신의학과적 영역의 요구들을 다루어야 했다. 모든 장해요인들이 재해 이후에 발견되기는 했지만, 이와 같은 종류의 상황을 통해 우리는 효과적인 정신건강 관리가 1차적인 의료인력들에 의해서 제공될 수 있었다는 점을 확인할 수 있었다.

멕시코에서 일어난 지진 경험은 이전에 재난 상황이 발생하였을 때 개인적이고 집단적인 심리적 프로세스를 이해하기 위해 사용했던 일부 개념적인 모델들의 한계를 보여 주었다. 여기에서 강조하는 세 가지 주요 쟁점은 다음과 같다. ① 외상 후 스트레스와 관련 있는 증상들을 감별하는 것의 중요성, ② 이런 종류의 심리사회적 프로세스를 이해하고 다루기 위해 사용되고 있는 엄격한 정신역동적 모델의 한계에 대한 인식, ③ 증상들을 재난에 대한 반응으로 인식하고, 집단적인 경험을 자조모임에서 재작업할 수 있는 세팅을 만들도록 촉진하는 것의 중요성을 강조하는 새로운 패러다임에 대한 확언이다.

1990년대는 재난 관리에 대한 이러한 새로운 경험들이 발생함과 동시에, 라틴아메리카의 정신건강에 대한 이해와 접근을 위해 그 지역의 주요 국가들이 정신건강 서비스를 조직하는 중대한 결과를 일구어 낸 진화의 시기였다. 1997년[4]과 2001년[5]의 카라카스(Caracas) 선언문[3]과 판아메리카 보건기구의 직계 위원회의 후속 결의안은 정신건강 서비스를 분권화하는 지역사회 기반의 발전을 요구하였다. 이러한 모델 아래에서, 정신의학 병원은 정신건강 서비스를 대비하는 중심지에서 벗어났다. 오히려 1차 의료 서비스에 의해서 정신건강 서비스를 주로 제공하도록 하였으며, 이를 지역 서비스와 프로그램으로 특화시켰다.

정신의학 서비스의 재구성과 1차 의료 서비스(PHC)를 심리사회적 요소로 포함한 것은 자연재해나 다른 응급 상황에 대한 대응 조건을 개선함으로써 세계 여러 나라들의 업무 패턴을 변화시켰다.

지난 15년 동안 라틴아메리카에서 관찰된 정신건강과 응급 분야의 주요한 경향을 다음과 같이 요약해 볼 수 있다.[2]

- 정신건강: ① 국가적인 정신건강 프로그램의 발전, ② PHC를 심리사회적 요소에 추가, ③ 정신건강 서비스의 분산, ④ 정신건강 서비스의 핵심적인 축이었던 정신의학 병원을 1차 의료 서비스로 대체, ⑤ 질병에만 집중되어 있던 의학적 모델에서 좀 더 포괄적인 지역 기반 모델로의 진화
- 응급: ① 피해 가능성의 제거와 경감을 목표로 하는 예방적 접근인 위기관리에 초점, ② 응급관리를 위한 보건 분야에서 조직적인 계획과 구조의 발전, ③ 효과적이면서도 국민의 요구와 양립할 수 있는 의료 서비스, ④ 응급에 대한 대응의 일환으로서 정신건강 분야 인식

라틴아메리카의 재해와 응급 상황으로 인한 심리사회적 결과

PAHO가 후원한 최근의 두 연구는 지역에서의 재난과 응급 상황의 뚜렷한 심리사회적 영향에 대한 지식을 풍부하게 해 준다. 첫 번째는 허리케인 미치(Mitch)가 지나간 직후, 온두라스에서 유행한 심리적 장애에 대한 연구다.

두 번째는 과테말라에서 30여 년 가까이 지속되어 온 국내 무장 분쟁들로

인해 피해를 입은 국민들의 심리사회적 역동을 기술한 질적 분석 연구다.

허리케인 미치[6] 이후 온두라스의 테구시갈파(Tegucigalpa)의 성인들에게 나타나는 심리적 장애에 대한 연구 결과에 따르면, 대상의 19.5%가 주요 우울장애 증상의 발현을 경험했다. 노출이 많았던 지역은 주요 우울장애가 24.2%로, 노출이 적었던 이웃 주민에게 주요 우울장애가 14.2%만 나타난 점과 대조적이다.

외상 후 스트레스(PTS)는 일반 인구의 10.6%에서 보고되었는데, 노출이 적은 집단에서는 7.9%, 노출이 많았던 집단에서는 13.4%로 나타났다. 그러나 허리케인과 관련한 PTS 증상의 비율은 지속기간과 장애 여부의 기준을 제외했을 때, 훨씬 높게 나타났다(23.0%). PTS와 주요 우울장애 증상의 발현의 공병률은 전체 6.9%였고, 노출이 많았던 집단은 8.9%, 낮았던 집단은 4.9%로 나타났다.

알코올 관련 문제는 쉼터에서 살고 있는 사회경제적 지위가 낮고, 노출이 많았던 집단에서 유의미하게 높게 나타났다.

발병에 유의미한 위험 요소는 높은 노출, 여성, 낮은 사회경제적 지위, 이혼/별거/사별 상태, 낮은 교육 수준, 이전에 신경학적인 문제를 가지고 있음을 포함한다.

의료 서비스의 활용에 관한 연구에서 표본의 26.5%가 허리케인 미츠 이후에 상담을 받았다. 같은 표본에서 8.9%는 '신경증적 문제(nerves)' 때문에 허리케인 이후에 누군가에게 상담을 받았거나 '신경증적 문제' 때문에 도움을 요청했다.

대략적으로 응답자의 3분의 1이 허리케인 이후에 폭력에 노출되었으며, 6.2%가 폭행을 경험해 왔다고 응답했다. 또한 응답자의 7%는 폭력 행동의 가해자였음을 시인했으며, 경제적으로 최하층 사람들이 폭력에 가장 크게 노출되어 온 것으로 나타났다.

또한 과테말라[7]에서 전쟁으로 해를 입은 사람들의 심리사회적 결과에 대해 키체와 알타베라파스(Quiche & Alta Verpaz)가 실시한 질적 연구에서, 다음과 같은 매우 중요한 결과들이 보고되었다.

- 주류가 인정하는 정신건강 문제는 36년의 무장분쟁 동안 또는 그 이후
  에 발전되거나 증가했다.
- 오늘날, 대부분의 사람들은 특히 시골과 토착 지역에서 좌절과 절망감
  을 경험하고 있다.
- 아이들에게서 가장 흔히 나타나는 정신건강 문제는 불안, 우울, 안절부
  절못함, 공격성, 겁이 많고 고립됨, 문제행동, 권위와의 갈등, 수면장애,
  야뇨증이다. 교외 지역의 젊은 사람들은 중독의 비율이 높게 나타났는
  데, 주로 알코올과 담배에 대한 중독이었으며, 본드나 가솔린을 흡입하
  는 것 등도 작은 규모로 발견되었다. 젊은 사람에게서 나타나는 자살
  행동은 네바즈(Nebaj)에서 관찰된 상대적으로 새로운 현상이었다.
- 무장분쟁 동안 가족생활은 붕괴되었고, 사람들 간의 불신이 늘었으며,
  의사소통은 적었고 공포가 만연했다. 사람들은 죽음, 폭력, 고문, 학살,
  실종 등과 같은 트라우마적 상황을 목격했거나 경험했다. 또한 사람들
  은 작은 소유지를 잃었고, 더욱 빈곤하게 되었다. 전통적인 마야의 관
  례와 천주교적 믿음을 훼손시켜 가면서 종교적인 종파(주로 복음주의적
  프로테스탄트)가 확산되었다. 자연환경은 무시되었고, 심지어 전쟁의 결
  과로 파괴되었다.
- 무장분쟁 이후 '기성세대가 그들의 문화를 전승할 수 없었기' 때문에 과
  테말라의 토착인구는 그들이 가지고 있던 많은 전통과 문화적 가치를
  잃어 갔다. 이 같은 이유 때문에 도시적인 '수도로부터의 관습'과 대중
  매체의 영향은 해로운 것으로 여겨졌다. 연대감 대신 개인주의가 만연
  하는 오늘날, 사람들이 다양한 종교를 가지고 있는 것이 인구를 분열시
  키는 역할을 하고 있다는 의견이 있는 반면, 어떤 사람들은 근래의 사
  회적 문제에 직면하면서 '신의 언어'에 의지할 필요를 주장한다. 연구는
  이에 대해서는 많은 사람들이 여전히 경계하고 있으며, 말하기를 두려

위한다고 하였다.

- 대처 메커니즘에 대해서 응답자들은 무장분쟁 이전과 이후에 그들에게 가장 중요한 지지 자원은 가족들이나 친구들로부터의 영적 혹은 종교적 도움이라고 강조했다. 연구는 사람들이 최근에는 관습이나 전통에 덜 의존함을 드러냈다.

온두라스와 과테말라의 연구는 재해와 응급 상황에서 직면할 수 있는 심리사회적 문제의 세 가지 주요 집단을 보여 준다.

- 피해와 상실로 인한 공포와 슬픔, 그리고/혹은 트라우마 상황이 재발할 것이라는 공포
- 정신병리학적 증상들 혹은 명백한 정신의학적 질병들
- 사회적 불안, 폭력과 약물남용. 이는 범죄와 난폭한 행동(vandalism), 폭동, 무리한 요구, 성폭력, 가정폭력 등과 같은 행동을 포함한다.

이는 재해와 응급 상황으로 피해를 입은 사람들에 대한 개입을 계획하는 데 영향을 미친다.[2,8] 첫째로, 개입할 때 대상자가 정신병리적 상태라고 바로 고려하기에는 무리가 있다. 즉, 중요한 사회적 맥락에서 넓은 범위의 문제들을 고려할 필요가 있다. 게다가, 정신건강 전문인력 중 전문 영역을 확대해야 할 필요성을 무시할 수 없다. 마지막으로, 심리사회적 문제가 넓은 범위에서 특정 업무에 적당하지 않은 인력들에 의해서 다루어질 수 있으며 그럴 수밖에 없음을 고려해야만 한다.

위기이론은 위기 상황에서 나타나는 심리적 반응들 중 정상적인 반응을 헤아릴 수 있도록 개념적인 체계를 제공해 주며, 그에 따라 사회문화적 맥락 안에서 체계적이고 다축적인 접근을 용이하게 한다.

재난의 급성 단계 동안 우울 및 불안장애, 급성 스트레스 반응들, 알코올 남용이 가장 흔히 언급된 점은 분명하다.

가난, 폭력에의 노출과 같은 이차적인 스트레스 요인은 회복을 방해한다. 이차적 스트레스에 놓인 개인은 아마도 훨씬 취약했을 것이고, 실제로 PTS, 우울증, 장애, 심리적 고통감의 비율이 높았다. 따라서 위기에 놓인 개개인들과 그에 영향을 줄 수 있는 요인들을 확인하여 적절한 서비스와 개입이 실행되도록 해야 한다.

재해와 응급 상황에서의 정신건강 보호: 라틴아메리카와 카리브해의 경험이 남긴 것

라틴아메리카와 카리브해의(재해와 응급 상황에서의 대응) 경험은 자원이 적은 나라들도 올바른 전략을 사용한다면 재난 피해자와 재난의 대비를 위한 정신건강 서비스의 발달이 유의미하게 향상될 수 있음을 보여 준다. 첫 번째 단계에서 대부분의 지원이 이루어지거나, 그렇지 않더라도 적어도 재난 현장에 파견된 국제 정신건강팀에 의해 정신건강 서비스가 조직화될 수 있다. 이러한 전략이 특히 보다 더 큰 구호 계획에 잘 통합되었을 때, 국가의 즉각적인 요구에 응할 수 있다는 점에서 유용함이 증명된 반면에 이 전략은 국가가 미래의 재해를 충분히 준비하는 것을 돕지는 못한다. 후자의 관점에서, 추가적인 전략이 과거 몇 년간 사용되었다.[9]

첫 번째는 재해의 맥락에서 정신건강을 다루는 국가적인 계획을 형성하는 것, 혹은 국가적인 정신건강 계획에 특정 재난 대응 요소를 통합시키는 것이다. 이 계획은 다음과 같이 정의된다. ① 재난 상황에서 해를 입은 사람들의 요구를 빠르게 평가하고, 우선순위를 설정하여 행동을 편성하는 책임이 있는 기관 확립 ② 특화되지 않은 인력(1차 의료 전문인력, 교사, 지역사회 직원, 우리들 중 누군가)이 재난 피해자에게 심리사회적 돌봄을 제공하는 역할을 수행하거나, 그들이 재난 대응에 참여하도록 하는 메커니즘 ③ 정신의학과 병원, 일반병원, 지역사회 기반 서비스, 응급 팀, 비정부기관(NGOs) 등 해를 입은 사람들에게 정신의학적 치료를 직접적으로 제공해 줄 책임이 있는 서비스기관 제공과 이런 서비스를 일반적인 대응 계획에 통합시키는가 하는 점 ④ 재난 상황에서 전문인력들과 지역사회 인력들에게 강도 높은 정신건강 훈련을 제공하는 메커니즘 ⑤ 사회적인 회복 과정에서 지역사회를 교육하고 참여를 이끌어 내는 메커니즘 국가들의 이 같은 새로운 요구를 다루기 위한 국제적인 협력도 시작되었다. 재난 피해자들을 위한 정신건강 매뉴얼과 훈련강사와 전문인력들을 위한 가이드북이 PAHO 후원 하에 최근 출판되었다.[10, 11] 덧붙여, 2001년에 PAHO는 자연재해와 전쟁 상황에서 정신건강적 개입에 대하여 2번의 워크숍을 개최하였으며, 이러한 문제에 대하여 가이드라인을 설정하였고 이는 2002년에 출판되었다.[2] 미래에 응급 개입에 참여할 전문가 교육, 국가 수준에서 확립된 지식 및 역량의 보급과 같은 계획들로 새로운 전략과 기존의 것들을 통합시켰다. 2003년에는 마침내 중앙아메리카에서 재난 상황의 정신건강 플랜을 준비하는 일이 PAHO와 중앙아메리카 국가들 간의 협조를 통해 이루어졌다. 이러한 모든 노력들에도 불구하고, 특정 문제들은 여전히 라틴아메리카에서 흔하게 나타난다.

- 다수의 경우, 응급 건강 계획 내 정신건강 요소와 국가적인 정신건강 프로그램의 부재
- 대부분 먼 정신의학 병원을 이용해야 하기 때문에, 사람들이 특화된 서비스에 접근하는 데에서 부딪히는 어려움들
- 재난의 심리사회적 영향을 다루어야 하는 PHC 인력들의 불충분한 준비
- 정부기구들, NGOs, 지역기구들 사이의 협조 부족

분명한 것은, 개발도상국의 재난 및 다른 응급 상황에서 정신의학병원은 주민들의 어마어마한 수의 정신건강에 관한 요구들을 충족시킬 수 없다는 점이다.

사실 정신의학병원들은 도움을 필요로 하는 사람들이 위치한 지역으로부터 문화적으로나 지역적으로 떨어져 존재함으로써 그리고 그들과 관련된 낙인을 씌움으로써 이러한 요구들을 충족시키는 것을 훨씬 더 어렵게 만들 수 있다.

이번 경험을 통해 넓은 지역을 아우르는 적재적소의 서비스를 제공하고, 응급 서비스와 관련한 다양한 사회구성원들의 협동을 이끌어 내는 지역사회의 정신건강 서비스 모델이 발전하거나 강화되고 있다. 이런 상황 속에서 응급 프로그램에 참여하는 인력들은 적어도 심리사회적 문제에 대해 최소한의 수준으로 훈련을 받아야 한다.

이를 위한 주요한 노력은 최근 몇 년 동안 정신건강 서비스를 새로운 방향으로 전환하는 중에 있다는 점이며, 이는 정신건강 서비스의 연속성을 달성하기 위해, 그리고 위급 상황에서의 대응에서 지속 가능한 행동을 취하기 위해 필요하고 중요한 단계다.

일부 국가들에서는 응급 상황으로 해를 입은 사람들에게 제공되는 의료 서비스의 일환으로 착수된 정신건강 사업으로 인해 정부 당국이 공공정책에 정신건강 요소를 포함시키고, 서비스 네트워크를 강화하며, 기간별 협동을 증진시키고자 하는 욕구를 보다 잘 인식할 수 있게 되었다.

또 다른 변화는 특히 지진과 같은 대규모의 재해 이후에 새로운 재해나 여진에 대한 공포가 야기하는 정서적인 불안정감을 지역사회에 교육하고 가이드를 제공하는 것에 대한 요구가 있다는 것이다.

개입 전략을 설계할 때는 나이나 성별, 거주 지역 등으로 정의되는 집단의 특정한 특성뿐 아니라 구성원의 가치, 전통, 관습을 고려하는 것이 중요하다. 또한 극빈곤층으로 살고 있는 구성원들의 특수한 심리사회적 취약성도 중요하게 고려되어야 한다. 그들 고유의 문제를 규정하고 그를 해결할 수 있는 방법을 고안하여 지역사회에 적극적으로 참여하도록 촉진해야 한다.

요구에 수동적인 반응을 보이는 것으로 보건 분야의 역할을 한정짓기보다는 심리사회적 문제를 초기에 정립하고, 그에 적극적으로 대응하도록 하여

거처나 학교, 다른 지역사회 장소에서 직접적인 도움을 제공하는 것이 본질적인 전략으로 보인다.

하지만 쉼터나 난민캠프에 피해자를 배치하는 것은 마지막 수단으로 고려되어야 한다. 지금까지의 경험들로 미루어 보았을 때, 오랫동안 쉼터에서 생활하는 구성원들이 심리사회적 문제를 더 많이 경험한다.

어떠한 철저한 대비책도 피해자들과 함께 일하는 사람이 외상 후 스트레스 장애(PTSD) 증상(동정 신드롬)을 경험할 가능성이 있다는 점을 완전히 제거할 수는 없다. 지속적으로 혹은 심지어 단발성으로라도 대응 업무를 수행하는 사람은 그들이 경험한 상황 때문에 상처받기 쉽다.[2, 12, 13] 그러한 이유로, 대응 팀의 구성원들은 그들 스스로 위기 대응 집단을 운영하는 것을 정신건강의 우선순위로 두어야 한다.[2]

재해로 해를 입은 아이들을 위한 정신건강검진(surveillance)과 관리는 그들의 미래의 심리사회적 발달을 위하여 매우 중요한 것으로 나타났다. 아이들을 돌보는 일에 도전이 되는 것 중 하나는 전통적인 심리학적 접근으로부터 개인보다는 집단과 함께 작업하는 것에 우선순위를 부여하는 지역 기반의 활동으로의 변화가 촉진되어 왔다는 점이다.

개입 전략은 기본적으로 피해를 입은 아이들의 일상생활과 연관이 되어야 한다. 어린 연령 집단의 목표는 아이들이 현실에 대한 새로운 접근을 체득하도록 하기 위하여 정서적·신체적 고통에 대해 감정을 표현하고 트라우마 사실을 재정립하는 작업을 촉진시키는 것이다. 학교는 아이들과 가족들이 정신건강 활동을 하기에 탁월한 장소로 입증되었다.

심리사회적 도움을 제공하려고 노력할 때, 그들 자신이 폭력의 경험자인 청소년들을 포함시키기를 두려워하지 말아야 한다. 지역사회의 일부 젊은 사람들은 그들 자신이 피해의 당사자더라도 자원봉사자로 선정될 수 있다. '아이에서 아이로(child to child)' 방법은 이런 작업을 통해서 폭력을 경험하고 있는 청소년 스스로가 도움을 받을 수 있도록 하기 때문이다.

심리사회적 접근에서, 자연재해의 경우에서 행해진 대응과 소위 '복잡한 응급 상황(complex emergency)'이라 불리는 무장분쟁과 주민 추방에 반응한 대응들 사이에는 주요한 차이가 없어 보인다.

이러한 상황에서의 개입에 대해 제공되는 몇 가지 결과물과 가이드라인은 다음과 같다.[2, 8]

- 첫 번째 우선순위는 피해를 입은 사람들에게 즉각적인 도움을 제공하고 안전한 장소를 마련해 주어야 한다는 것이다.
- 가능한 한 빨리 재피해를 막고 '정상 상태(normalcy)'로 돌아가는 것을 강조하는 것은 매우 중요하다.
- 피해자를 남은 지역사회에서 분리할 필요가 없다. 모두의 요구를 충족하는 지역사회 기반 서비스가 만들어져야 한다. 더 위험한 상황에 있는 사람들이 우선적인 돌봄에서 배제되는 것은 아니다.
- 그 지역 고유의 요소가 포함된 상호 교류적 개입팀이 특히 중요하다. 이 팀은 반드시 잘 훈련되어 있어야 하며, 지역문화에 익숙해야 한다. 이들은 필요한 자원을 제공받아서 다양한 지역으로 이동하면서 스스로 충분한 역할을 할 수 있도록 해야 한다.
- 사체 발굴과 같은 중요한 시기에 집단의 존재는 임상적 개입을 보완하는 공동체적 접근이다. 지역사회의 전통과 관습의 맥락에서 죽음을 다루는 것이 중요하다.
- 개입 전략의 일부로, 아동과 청소년을 대상으로 학교를 활용한 심리사회적 돌봄이 우선시 되어야 한다.
- 지역사회 집단과 함께 교육적 활동들의 개발은 개입 전략에서의 의무적인 요소다.
- 지속된 무장분쟁에서 보았듯, 다소 규모의 차이는 있지만 주민들 전체가 스트레스와 고통을 경험한다. 많은 경우 아이들은 특히 상처받기 쉽고, 게릴라 전사나 군인들과 같은 직접적인 요원들도 고통을 겪는다.
- 무장분쟁의 심리사회적 충격은 몇 세대에 걸쳐 영향을 미치는 것으로

나타난다.

- 보건 분야에서 중장기 비전으로 제도적인 조치를 목표로 한 방법들이 특히 중요하다.

2001년 1월 엘살바도르의 지진

첫 주 동안 발생한 주요한 어려움은 숙련된 인력 부족, 정신건강 프로그램 부족, 중앙 차원에서의 특화된 팀 부족, 피해 지역에 도달하기 위한 적합한 운송수단의 부족, 기관 간 협력 부족이었다.[14]

지진 이전에 나라에서 정신건강 서비스를 제공하는 유일한 장소는 산 살바도르(San Salvador)의 국립병원이었으며, 국가 전문인력의 98%가 집중되어 있었다.

이 사건은 병원의 전문인력들에게 배움의 경험을 제공하였는데, 전문인력들은 피해자들이 시설에 찾아오기를 기다리는 것보다 사람들이 살고 있는 곳으로 가서 일하는 것이 더 좋은 결과를 얻는다는 것을 깨달았다. 자조 집단을 만드는 것도 장려되었지만, 이 전문가들은 그 같은 작업을 진행하기에는 그들의 준비가 부족함을 인지했다.

짧은 시간 동안 몇 개의 지진과 여진이 반복되었던 이번 지진의 매우 특별한 특성 때문에, 주민들의 반응은 지진 피해를 입은 전형적인 사람들보다는 오히려 고통이 지속되고 있는 사람들의 반응에 더 가까웠다. 그 후 일어나는 미진에 대한 주민들의 반응은 첫 번째 지진과는 달랐다. 과학적인 설명에 대한 확신은 이미 없어졌고, 종교적인 믿음과 하느님의 계획에 대한 개념, 미신만이 작동하였다.

재해의 피해는 주민들의 사회적 계층별로 다르게 발생했다. 1월 첫 번째 지진의 대다수 사망자들은 산타테클라(Santa Tecla) 인근의 라스 코리나스(Las Colinas)에 사는 중산층 주민들이었고, 2월 두 번째 지진 피해의 대부분은 나라 중심부에서 한정된 자원으로 거주하는 교외의 사람들이었다. 엄청나게 많은 수의 토착 농부들이 가축을 잃고 관개 시설과 집, 진입로가 파괴되는 등 그들의 땅에 상당한 피해를 입었다. 이 지역은 다른 피해 지역과는 매우 다른 풍습과 관습을 가지고 있었고, 이는 그들만의 심리사회적 특성을 반영한 특별한 정신건강적 접근이 필요하다는 것을 의미했다. 그러나 이러한 차이는 고려되지 못했다.

니카라과의 허리케인 미치의 영향-라스 카스타스(Las Castas)의 사태

국가가 자연재해를 다루기 위한 어떠한 정신건강 관련 계획도 가지고 있지 않았다는 사실이 밝혀졌다. 결과적으로 많은 기관이 산사태 지역에 있는 사람들에게 중복된 서비스를 제공했다. 재앙 이후 6개월이 되어서야 기관들은 도움을 위한 책임을 조직화하고 분배하기 위한 노력을 했다.[15]

정신건강 분야에서의 도움은 기본적으로 30개 이상의 정부조직과 NGO에서 전문화된 인력(정신과 의사, 심리학자와 다른 전문가들)의 조력으로 이루어졌다. 그 후로 정신건강 서비스가 2년 동안 지속되었다.

정신건강 서비스는 ① 생존자를 확인하고 위기개입을 제공, ② 그들을 의료센터로 연계하기 위하여 초기 심리학적 지원에서 문제가 있거나 반응이 없었던 사람들을 감별, 그리고 ③ 쉼터, 학교, 지역센터에서의 직접적인 도움 제공의 세 가지 측면에 초점을 두었다.

도움을 제공하는 기관은 집을 잃고 임시 거주지에서 지내고 있는 사람에게 초점을 두었다. 그러나 전체 주민들이 이런저런 방식으로 트라우마를 경험하는 것으로 나타났고, 따라서 개입은 전체 지역에 직접적으로 이루어졌어야 했다.

생존자들의 대다수가 정부와 기관에 의해 피해자로서 치료받았는데, 그로 인해 2차 피해자와 이 기관들에 대한 의존성이 발생했다. 서비스 제공자들 또한 압도되었고, 그들 스스로 이러한 상황에 대응하는 데 무력감을 느꼈다. 긍정적으로 기능한 모델은 묘목을 심고 건설 프로젝트를 통해 스스로 회복하는 과정에 지역사회를 포함시킨 곳이었다.

기쁨의 회귀(유니세프, 콜롬비아)

이 사례에서는 아이들, 부모님, 학교, 의료 인력과 지역사회를 포함한 접근으로 포괄적인 운영이 가능했다.[16]

아이들은 연령에 따른 집단으로 나뉘어 그 지역의 대안적인 환경을 이용하여 공공연하게 놀도록 장려받았다. 아이들은 그림과 글쓰기, 연극, 인형, 이야기를 통해 그들의 감정을 스스로 표현하도록 하는 도움을 받았다. '치료 가방 혹은 꿈의 가방(Therapy Briefcase or Dream Backpack)'은 자기표현과 놀이를 증진시키기 위한 자원들을 포함하고 있었다.

과정을 촉진시키기 위해, 만 14세에서 만 20세 사이에 있는 남녀 청소년들은 자발적으로 연결되었고, 조직된 청소년 집단의 구성원들에게 우선권이 부여되었다. 이 청소년 집단은 그들의 삶을 위한 교육과 가치의 실현을 위해 기술을 습득할 수 있도록 돕는 과정을 훈련받았다.

어른들로 구성된 지역사회 지원 집단 역시 아이들의 걱정 어린 목소리를 관찰하고 주목할 수 있도록 훈련 받았다. 부모와 함께하는 워크숍, 교육적인 대화와 토론의 조직은 자녀 양육과 관계 체계의 패턴에 대해 질문할 수 있는 자리를 마련했고, 이것은 가족 내 학대를 막고 이를 경감시키기 위한 의식을 고취시키는 것을 가능하게 하였다.

심리학자들은 그 과정을 따라가도록 배정받았다. '기쁨의 회귀' 방법은 1996년부터 2000년에 이르기까지 115,901명의 아이들을 돌보았다.

과테말라: 36년의 무장분쟁 이후의 정신건강과 회복

과테말라에서 정신건강 문제는 다면적이고 복잡하다. 이는 30년 이상 나라가 경험한 무장분쟁과 폭력, 가난, 추방(uprooting), 차별로 인해 악화되었다. 동포 간 분쟁으로 죽거나 실종된 사상자 수는 200,000명 이상에 육박했고, 669명이 학살되었다고 기록되어 있다. 국내 실향민과 다른 국가 난민의 추정치는 500,000명에서 1.5백만 명에 이른다.[17]

토착 주민들은 원래 살던 곳에서 쫓겨나와 군의 통제 하에 여러 민족이 공존하는 지역에서 살아야 했다. 분쟁은 지역사회와 가족생활의 전통적인 구조를 심각하게 붕괴시켰다고 알려졌다. 대부분의 지역에서 무장분쟁에 의해 가장 피해를 입은 아이들은 모두 '공포의 문화' 속에서 살았다.

과테말라에서 정신건강 서비스는 1997년까지는 국가 내부적으로 존재하지 않았다. 평화협정이 맺어진 후 그 해, 공중보건부가 PAHO의 기술적인 협조를 받아 특히 무장 분쟁으로 해를 입은 주민들의 돌봄과 심리사회적 회복을 목표로 정신건강 프로그램의 시행을 준비하고 시작하였다.

최근에는 정신건강 조직 17개 부서와 16개 의료센터가 수도에 건립되었다. 게다가 프로그램은 이 기간 동안 PHC 직원, 교사, 지역사회 지도자들을 위한 훈련을 진행하였다. 또한 학령기 아이들을 위한 심리사회적 돌봄의 방안이 개발되었다.

재난과 응급 상황에서 많은 수의 시체를 처리하는 것과 관련한 특별한 문제

비록 몇몇 재해(지진, 허리케인, 홍수, 화산 폭발, 인재)로 인한 사망자와 실종자의 수가 감소하고 있으며 더 효율적인 예보와 관리 시스템 덕분에 지역사회의 대비도 더 나아졌지만, 여전히 사망자의 수가 매우 많을 때가 있다.

재해 후, 대량의 사체의 존재는 거주민들에게 불안과 공포를 불러일으킨다. 이는 때로 사체가 생성하는 전염병의 위험에 대한 불확실한 정보로 더욱 악화되기도 한다. 이와 동시에 스트레스와 슬픔이 널리 퍼진다. 혼돈이 만연하고 정서적 분위기 또한 행동을 통제하는 것을 어렵게 만들 수 있다. 이런 유형의 상황에서는 개인적인 수준과 지역적인 수준 모두에서 적절한 심리사회적 개입이 필요하다.

그러나 이러한 대량의 죽음 현상은 자연재해나 인재 사고뿐 아니라 전쟁에서 자주 발생하는 문제다. 많은 라틴아메리카 국가들은 최근 수십 년 동안에 대량의 인권침해의 성격을 띤 무력내전과 시민에 대한 무차별적 학살을 경험했다. 덧붙여, 대부분의 이러한 학살은 초기 심리적 조정에 연루된 과정들로부터 유발되었다.

사체를 처분하고 처리하는 것은 다른 생존자들뿐 아니라 죽은 사람의 가족들에게도 심각한 영향을 주는 문제며, 다른 정치적·사회문화적·건강적인 영향을 무시할 수 없다.

대량매장의 형태는 항상 개인적인 수준과 지역사회적 수준에서 매우 부정적인 심리사회적 영향을 남겼다. 가족 및 친구들과 정식으로 작별을 고하고 싶은 매우 정상적이고 보편적인 바람이 부인된 것이다. 대량매장의 또 다른 문제점은 사체를 식별할 수 없어서, 고통과 불안감은 강해지고 생존자들의 애도의 과정은 복잡해진다는 것이다.

2001년 12월 29일 밤에 페루의 리마(Lima)에서 발생한 화재는 이러한 문제의 좋은 예다.[18] 광고 분야에서는 'Mesa Redonda'로 알려진 리마의 역사적인 중심 도시에서 거의 270명이 사망했다. 많은 시체가 새까맣게 타서 식별하기 매우 어려웠다.

첫 번째 대응은 소방부서의 책임이었다. 불길을 잡기 위해 14시간 이상의 노력이 들었고 상당한 인력이 필요했기 때문에 재난 대응은 심각한 문제에 봉착했다. 대다수의 소방관들은 수많은 사체들을 보고 처리해야 하는 것 때문에 감정적인 상해를 입었다.

12월 31일, 중앙시체 안치소는 사체를 어떻게 식별할지에 대해서 여전히 분명한 답을 내놓지 못하였다. 각각을 부검하기 위해서는 과정이 매우 길어질 것으로 예상되었다. 이는 그들의 죽음을 수용하기 위해 대기해야 하는 가족들에게 혼돈과 좌절을 야기했다. 루머가 돌기 시작했고, 소문이 퍼져 나가기 시작한 사람들 사이에서 언어폭력과 요구, 그리고 항의가 발생했다. 또 다른 난관은 한번 사체가 식별되면 가족들이 회수하기 전까지 여전히 오래 기다려야 했다는 점이다.

시체 안치소에서의 심리사회적 개입은 두 집단으로 나누어졌다. 안치소 밖에서 심리학자는 여섯 명에서 여덟 명이 하나의 집단으로 이루어진 사람들을 만나 사실에 기반을 둔 최신 버전의 정보를 주었다. 가톨릭 신부님도 동석하였다.

시체 안치소 내부에서 사람들은 20여 명씩 집단을 지었다. 그들은 안내를 받고 어디로 가야 하는지를 들었고, 동행자로 배정된 심리학자나 자원봉사자와 함께 움직였다. 두 번째 날에는 대중의 압력(희망)을 고려하여, 알아볼 수 없는 사체가 있는 곳에 접근할 수 있도록 허가되었고, 일부의 경우 식별에 성공할 수 있었다. 긴급 대처를 위해 안치소 내에 의료공간도 마련되었다. 무료 장례 서비스를 제공할 책임이 있는 임시 정부기관도 텐트로 설립되었다.

마지막까지 확인되지 않은 사체들은 묘지에 있는 임시시설로 보내졌다. 이러한 결정은 시체들이 모두 한 개의 '공동묘지'에 화장되거나 안치될 것이라고 생각하는 많은 가족들의 불안과 공포를 진정시켜 주었다.

결론

재난에 대한 심리사회적 영향은 사건의 특성, 어떻게 개개인이 관여되었는지 그리고 발생된 손실의 종류와 같은 몇 가지 적절히 고려될 필요가 있는 요인들에서 기인한다. 게다가 중장기적인 영향을 측정하기 위해서는 지속적인 모니터링이 필요하다.

재난과 응급 상황에 대응하는 것은 의료 분야의 문제만은 아니다. 다른 관계자들, 예를 들어 정부기관, NGO, 지역당국이나 지역사회 그 자체 또한 관계가 있다. 질서정연한 분위기나 정서적인 안정을 도모하는 몇 가지 좀 더 일반적이고 즉각적인 방안은 다음과 같다.

- 정부 당국에 의한 적절하고 질서 있는 대응
- 사실적이고 시기적절한 정보
- 기관 간 협조와 지역사회 참여를 북돋음
- 기본적인 의료 서비스 보장, 생존자들의 정신건강 우선시
- 성별과 연령의 차이를 고려한 가장 취약 집단에 대한 우선적인 돌봄
- 슬픔과 정신과적 장애가 과장되는 것을 막고 그들에게 적절한 돌봄을 촉진하는 사람들의 수가 증가하기를 기대함
- 사망과 실종에 대해 보고하는 질서정연하고 개별화된 메커니즘의 수립과 더불어 구조대원들에 의해 사체가 조심스럽고 윤리적으로 다루어질 것이라는 보장
- 공동묘지에 단체 매장을 피하기. 사체를 가족들에게 이양하는 것과 더불어 신원 확인과 적절한 기록 보관을 촉진함

외상적 기억과 슬픔은 필연적으로 문화에 따라 다른 표현방식을 갖는다. 사랑했던 사람들과 작별의식을 행하는 것은 수용의 과정에서 그리고 일어난 일들을 재작업할 때 중요하다.

그러나 여전히 기관의 대응이 개인의 정신과적 돌봄에 근거하거나, 피해를 입은 사람들 중 소수만이 서비스를 받고 있다는 점은 사실이다.

대량학살의 경우, 주안점은 사회적 구조를 재구성하기 위한 중장기 방안에 대한 요구에 관한 것이어야 한다.

- 보상(물질적, 재정적)
- 생존자들에 대한 인도주의적 돌봄과 인권에 대한 존중
- 수집된 기억들을 재건하고 희생자를 예우함

- 사실을 분명히 하고 가족과 지역사회의 애도과정을 촉진하도록 돕는 시체 발굴
- 다른 관여요인들의 적극적인 역할(주정부, 시민사회)
- 평화적 공존을 장려하기
- 보편적으로 잘 살도록 하고(well-being), 평화와 민주주의를 굳건히 하기 위한 사회적 및 정치적 변화

많은 라틴아메리카 국가들은 분명한 사회경제적 역경의 맥락에서 역사적으로 무장분쟁과 자연재해와 같이 다중 외상적 사건에 의해서 영향을 받아왔다. 이 속에서 인간적 상실과 물질적 손해는 막대했다. 현 단계에서는 이러한 주민들의 심리사회적 회복이 포괄적인 의료 서비스의 체제 내에서 국가정책으로 제정되는 것이 시급하다.

📚 참고문헌

1. Lima B.R., Gaviria M. (Eds.) (1989) *Consecuencias Psicosociales de los Desastres: La Experiencia Latinoamericana.* Programa de Cooperación Internacional en Salud Mental Simón Bolivar, The Hispanic American Family Center, Chicago.

2. Organización Pan Americana de la Salud Protección de la salud mental en situaciones de desastres y emergencias (2002) *Serie de Manuales y Guías sobre desastres No.1.* Organización Panamericana de la Salud, Washington, DC.

3. Gonzalez Uzcátegui R., Levav I. (Eds.) (1991) *Organización Panamericana de la Salud Reestructuración de la Atención Psiquiátrica: Bases Conceptuales y Guías para su Implementación.* Organización Panamericana de la Salud, Washington, DC.

4. Organización Panamericana de la Salud/Pan American Health Organization

(1997) Resolution CD 40.R19. Pan American Health Organization, Washington, DC.

5. Organización Panamericana de la Salud/Pan American Health Organization (2001) Resolution CD 43/15. Pan American Health Organization, Washington, DC.

6. Kohn R., Levav I. El Huracán Mitch y la salud mental de la población adulta: un estudio en Tegucigalpa, Honduras. Submitted for publication.

7. Rodríguez J., Bergonzoli G., Levav I. (2002) Violencia política y salud mental en Guatemala. *Acta Psiquiátrica y Psicológica de América Latina*, **48**: 43–49.

8. Rodríguez J. (2001) *Principios Básicos y Organizativos de la Atención en Salud Mental en Situaciones de Desastres. Taller Latinoamericano sobre atención en Salud Mental en Casos de Desastres*. Organización Panamericana de la Salud, Guatemala.

9. Caldas de Almeida J.M. (2002) Mental health services for victims of disasters in developing countries: a challenge and an opportunity. *World Psychiatry,* 1: 155–157.

10. Cohen R. (1999) *Salud Mental para Víctimas de Desastres. Guía para Instructores*. Organización Panamericana de la Salud, Washington, DC.

11. Cohen R. (2000) *Salud Mental para Víctimas de Desastres. Manual para Trabajadores*. Organización Panamericana de la Salud, Washington, DC.

12. Fullerton C.S., Ursano R.J. (2002) Mental health interventions and high risk groups in disasters. *World Psychiatry,* 1: 157–158.

13. Jarero I. (1998) *Primeros Auxilios Emocionales*. Asociación Mexicana para la Ayuda Mental en Crisis, México.

14. Cohen R. (2002) Mental health services for victims of disasters. *World Psychiatry,* 1: 149–152.

15. Prewitt J., Saballos M. (2001) *Salud Psicosocial en un Desastre Complejo: El Efecto del Huracán Mitch en Nicaragua*. American Red Cross, Regional Office for Central America, Guatemala.

16. Quiros N., Romero C. (2001) *Experiencias de UNICEF en la Recuperación Psicoafectiva de los Niños en Situaciones de Emergencia. Talleres*

sobre Atención en Salud Mental en Casos de Desastres y Emergencias.
Organización Panamericana de la Salud, Guatemala.

17. Rodríguez J., Ruiz P. (2001) *Recuperando la Esperanza.* Organización
Panamericana de la Salud, Guatemala.

18. Valero S. (in press) *El Afronte de la Muerte.*

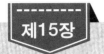

이스라엘의 경험

Arieh Y. Shalev
Hadassah University Hospital, Jerusalem, Israel

서론

이스라엘에서 지속되어 온 분쟁에서 민간인 사상자들에 대해 생각하면, 사람들은 대개 2000년에서 2004년까지 초점을 맞춘다. 그러나 2000년 10월에 시작된 테러의 물결은 이스라엘 사람들이 처음 경험하는 것은 아니었다. 정반대로, 이런 문제는 수십 년 동안 이스라엘의 거주민들과 함께 해 왔으며, 1970년대 초부터 간헐적이지만 매우 강력하게 발생되어 왔다. 이 시기는 베를린 올림픽 학살 당시 이스라엘 선수단에 대한 인질극과 암살(1972년 9월 5일), 마롯의 고등학교 9학년 학생 26명에 대한 인질극과 살해(1974년 5월 15일), 우간다 엔테베에서 텔아비브-파리행 에어프랑스 139기 납치(1976년 7월 4일), 하이파-텔아비브 고속도로에서 34명의 승객을 태운 버스 납치 및 살해(1978년), 예루살렘과 그 밖의 곳들에서 발생한 폭탄테러와 같은 핵심적인 사건들로 점철되어 있다. 이는 1990년대 초반과 후반에 실제로 서서히 늘어나기 시작했고, 이츠하크 라빈(Itzhak Rabin) 총리 암살에 따른 1996년 선거나 2000년 캠프

데이비드 협상의 결렬로 인한 선거와 같은 특정 정치적인 사건들과 종종 연관되었다. 이런 두 시점에서, 테러리즘은 투표와 궁극적으로는 선거의 결과에 중대한 영향을 끼쳤다. 하지만 그러한 두드러진 테러의 '물결' 사이에서도 시민들에 대한 공격은 자주 일어났다.

반면, 2000년도부터 경험한 폭력의 물결은 아주 달랐다. 첫 번째로 테러리스트 활동 발생 정도의 자릿수로 증가했다(<표 15-1>). 테러로 인한 민간인 사망은 오슬로 합의 전 평균 17명(1988~1993년)에서 1993~2000년까지 평균 42명에 이르던 것이 2002년 5월 한 달 동안 77명이 사망하면서 2002년에는 민간인 사망자 297명으로 최대치를 기록하여, 2000년 10월에서 2004년 2월까지 연간 190명으로 증가했다.

〈표 15-1〉 2000년 9월~2004년 5월까지 이스라엘의 민간인 사망 원인

공격 종류	N
자살폭탄	402
폭탄	24
차-폭탄	15
총격	93
매복 후 차량에 총격	62
마을과 작은 도시에 총격	15
차를 이용한 총격	28
린치	17
돌 던지기(rocks)	2
찌르기(stabbing)	6
차로 부딪히기(running over)	1
기타	1
합	666

이러한 흐름 속에서, 자살폭탄은 모든 무기들 가운데 가장 치명적으로 작용했다. 2000년에서 2004년의 모든 민간인 사망자들 가운데 약 60%(666명

중 402명)가 자살폭탄으로 인해 사망하였으며, 총격사고로 인한 사망(모든 민간인 사망자 중 30%, 198명)이 그 뒤를 이었다. 자살폭탄은 그 특성상 대량의 심리학적 사상자를 낳았다. 민간인 사상자들(666명의 사망자와 4,447명의 부상자)은 치안부대의 사상자들(276명의 사망과 1,843명의 부상)에 비해 2.4배만큼이나 많았다.

둘째로, 테러리즘은 산발적이면서 명확한 타깃을 보였던 것이 점차 줄어들고, 본격적으로 무차별적인 행동(campaign)의 모습을 점진적으로 갖추기 시작했다. 폭력 행동이 웨스트 뱅크(West Bank)에 살고 있는 사람들을 우선적으로 목표로 삼았던 이전과는 다르게, 2000년부터는 줄곧 대부분의 사상자들이 이스라엘 내의 마을과 도시 안에서 발생했다. 더욱이, 접근이 용이하다는 점을 제외하고 타깃을 선정하는 데에 지침이 되는 논리도 없어 보였고, 심지어 텔아비브 해변의 디스코장, 외국인 노동자들 지역, 대학 캠퍼스, 예루살렘의 초정통파 공동체 지역을 운행하는 버스가 타깃으로 포함되었다.

셋째로, 가장 중요한 점은 1990년대 동안 테러리스트들의 활동에도 불구하고 계속되어 오던 평화 회담이 전체 이스라엘인-팔레스타인인을 폭력과 테러에 맡겨두고 사실상 중단되었다는 것이다. 이러한 변화의 이유에 대해서 이스라엘인들과 이스라엘의 미디어가 여러 의견을 피력해 왔다. 그 (의견의) 범위는 모든 폭력의 근원으로 이스라엘과 이스라엘의 점령을 지적하는 것에서부터 팔레스타인의 주권/영토권(sovereignty)을 전적으로 부인하는 것에까지 이른다. 이유가 무엇이든, 그 엄청난 양으로 인해, 그리고 이전에 있었던 수많은 무언의 전제들을 파괴함으로써 테러와 그 결과(consequences)로부터의 방어는 생존의 문제가 되었다.

이러한 배경에서 이스라엘 내의 정신건강 관리 커뮤니티는 다음과 같이 두 가지 중요한 임무를 짊어지게 되었다. 그것은 테러 행위의 직접적인 생존자들에게 초점을 맞추는 것과 전체 커뮤니티 내에서의 고통을 다루는 것이다. 추가적으로, 이스라엘의 사태는 일련의 단계를 시행하였고, 구조와 정례적인 일들(routines) 그리고 즉각적인 작전(ad hoc dispositions)을 수립하였으며, 전체로서 생존자들과 지역사회를 위한 지지적인 네트워크를 구성하도록 하였다. 후자의 심리학적 영향은 과대평가될 수 없고, 이는 이후에 언급할 것이다. 그래서 이번 장에서는 우선 돌봄 네트워크에 대해 생각해 보고, 지역사회와 개개인의 반응들에 대해서 다루며, 마지막으로 회복력의 패턴과 정신장애의 발생에 대해서 논의할 것이다.

관리 네트워크

이스라엘의 의료 관리(Medical care)는 무료로 제공된다. 게다가 대부분의 장애에 대한 책임을 지고 있는 정부의 기관인 이스라엘의 국민보험공단(NII)은 테러로 인해 나타나는 트라우마와 관련된 의료적·재정적·재활적 비용을 지원한다. NII는 의료관리, 장애에 대한 보상, 부양가족 수당, 직업재활 및 다른 형태의 도움(예를 들어, 집 대출 및 보조) 등 매우 광범위한 범위를 보장한다. 이러한 혜택은 정신과적 사상자들에게도 미치고 있다. 실제로 NII는 주요 테러 행위 후에 사상자를 찾아 접촉하는 것에 매우 적극적이었으며, 생존자 집단에게 심리학적 보고 회기를 제공해 왔다. NII는 또한 미망인들이나 부양가족들을 추적하여 슬픔의 첫날부터 그리고 몇 사람에 대해서는 몇 년에 걸쳐서 돌본다. 불필요하게 관료적인 요식(red tape)과 느린 보상 절차에 대한 개별적인 불평에도 불구하고, NII는 테러의 신체적 그리고 심리적 사상자들을 위한 안정적인 네트워크를 제공해 왔기 때문에 정신적인 피해를 포함한 그에 상응하는 상처가 사회적인 기류로 이어지지 않았다.

이스라엘은 또한 지역사회에 대한 테러리스트들의 공격의 영향을 줄이기 위해 다수의 기술적인 단계들을 동시에 도입했다. 이 중 첫 번째는 테러리스트의 활동으로 인해 발생하는 물질적인 환경을 즉각적으로 수리, 수정하고 재건축하기 위한 자원의 배분이다. 또한 폭탄테러 현장은 곧바로 복구되었는데, 모든 잔인한 기억을 떠올리는 것들은 수거되고, 건물은 수리되며, 심지어 나무를 교체하는 작업도 사건 후 한 시간 이내에 시작된다. 그리하여 이스라엘 마을과 도시들은 상징적인 아이콘을 제외하고는 테러의 흔적을 오랜 시간 품지 않는다. 이 같은 노력에는 공무원들, 자원봉사 단체들[예: 폭발 현장에서 사체의 일부를 공들여 모으는 정통적인 자원봉사자들의 모임인 제다카 (Zedake)], 기업들(예: 대중교통 기업이나 가게 주인들 등), 그리고 대체로는 공포의 며칠이 지나고 난 뒤 거리와 쇼핑몰, 버스로 돌아오는 국민들이 참여한다. 정신건강의 관점에서, 지난 사건들의 시각적인 증거들을 없애는 것은 트라우마를 떠오르게 하는 단서들에 노출되는 것을 줄임으로써, 트라우마를 겪고 있는 생존자들의 치유를 유의미하게 촉진시킨다.

그리하여 노출치료 동안 환자들이 그들에게 해를 주었던 그 거리로 돌아갔을 때, 그들은 사건을 떠올리게 할 단서가 없다는 걸 발견할 것이고, 진짜로 평범한 일상이 돌아왔음을 느낄 것이다.

몇 가지 다른 단계들은 테러 공격의 초기 후유증의 스트레스를 줄여 준다. 예를 들어, 수용병들은 훈련을 받은 사회복지사들이 근무하는 대규모의 커뮤니케이션 센터를 일상적으로 열고, 사상자의 명단을 공유하고 수용 병원으로부터 지속적으로 업데이트한다. 그리하여 관련자들은 병원 사이를 떠돌아다닐 필요 없이 믿을 수 있고 포괄적인 정보에 전화 한 통으로 접근할 수 있다. 게다가 가족센터는 수용병원에서 열리는데, 헌신적인 직원들은 치료 의사와의 상호작용을 촉진하는 것부터 불행하게도 시체를 식별하고자 하는 가족을 동반하는 것까지, 가족들의 두려움과 필요를 돌본다. 이러한 추세에 발맞추어 법의학연구소는 사람의 유해를 빠르게 식별하는 전문기술을 개발했다. 그리고 사망자는 빠르게 매장하도록 하는 유대인의 규칙에 따라, 연구소는 테러 행위 후 24시간 이내에 명확히 신원을 확인하고자 노력한다. 이는 생존 기대로 인한 극심한 고통을 크게 완화시킨다.

마지막으로, 정부나 지역 공무원들뿐 아니라 공영방송사들은 국민들에게 정확하고 믿을 수 있는 정보를 제공하고자 경쟁한다. 실제로, 테러의 각각

행위는 이러한 기관들의 신뢰성과 정확성에 대한 암묵적인 시험장이 된다. 테러 행위 수 분 안에, 그리고 몇 시간 혹은 며칠이 지나면서, 그들은 트라우마 현장, 사상률, 진입로, 수용병원 등에 대해서 정확하게 설명해야 한다. 국민들은 손쉽게 그 정보들을 얻고, 어떤 노선을 이용해야 하는지 피해야 하는지, 친척들을 걱정해야 하는지 안심해도 되는지, 도움이 되고 조언이 되는 정보들인지를 구체적이고 필요한 지식으로 변환한다. 대중매체 중계의 이러한 매우 사실적인 의미들은 보다 큰 국가들에서 나타나는 의사결정자 및 언론의 순수한 정보 전달의 임무와는 다르다. 지금까지는 이런 형태의 보도 실적이 심지어 실수와 오보를 빠르게 찾아내는 회의적인 이스라엘인들의 눈에도 만족스러웠다. 이는 대부분의 국민들에게 근접해 있는 위협이 없다는 신호를 보냄으로써, 결국 안전한 상태가 됐다는 정보를 주기 때문에, 심리학적으로도 매우 중요하다.

직접적인 생존자 치료하기

급성 심리학적 반응들

테러 행위에 대한 즉각적인 후유증으로, 현장에서 급성 고통의 징후를 보이는 민간인들은 다른 사상자들과 함께 종합병원 응급실(ERs)로 대피할 가능성이 크다.

이러한 관례는 버스나 쇼핑몰과 같은 닫힌 공간에 폭탄이 터진 후에 폭파 상해가 일어날 가능성과 초기 진찰에서 간과되기 쉬운 작은 금속 입자에 의한 감지되기 힘든 부상의 위험이 있기에 반드시 필요하다. 대부분의 응급실이 이스라엘 내 도심센터들 가까이에 근접해 있다는 점은 사건 장소가 아닌 응급실에서 초기 부상자 분류가 이루어져야 하지 않느냐는 또 다른 논점을 야기한다.

이러한 점이 수많은 심리학적 피해자를 응급실에 머물도록 했다. 실제로 그들의 수는 종종 신체적 상해자의 수를 뛰어넘었다. 이스라엘에서 다른 어떤 병원보다 많은 수의 테러 피해자들을 돌보아 온 하다사(Hadassah) 대학 병원의 응급실 통계를 보면, 테러 공격의 첫 24시간 동안 테러 관련 응급입원의 60%는 심리적인 것으로 나타났다. 이와 비슷한 양상이 1991년 걸프 전[1] 동안에도 기록되었는데, 미사일 공격 후의 모든 응급 입원의 72%가 아트로핀(해독제)을 불필요하게 스스로 주입한 경우를 포함한 심리적 사상자였다.

이스라엘의 병원들은 대량사상 참사에 대응하기 위해 동시에 수백 명의 사상자들이 후송되는 것과 관련하여 체계적인 훈련을 감내한다. 그러나 '전통적인' 폭발물에 의한 공격으로 후송되는 사상자들이 수십에서 백여 명 정도로 더 적은 수임을 고려할 때, 극소수의 병원만이 그러한 만일의 사태에 대한 계획들을 실행한 경험이 있다.

반면에, 많은 병원들은 심리학적 사상자들에 개입하는 것에 대한 정립된 통상적인 절차나 방법을 가지고 있다. 첫째로 신체적인 상해와는 차별되는 진단을 내리고, 둘째로 지속되는 사건에 대한 스트레스를 줄이며, 긴급하고 구체적인 요구에 반응하고, 가족과 생존자의 연락을 도우며, 통제력을 얻고 지남력(orientation)과 지배력(mastery)을 회복할 수 있도록 돕고, 그들이 원할 경우, 최근 경험에 대해서 이야기하고자 하는 욕구를 들어준다. 셋째로는 해리의 재발과 같은 극도의 반응을 보이는 생존자를 발견하여 그들의 고통을 다루는 것이다. 후자는 대부분 심리학적 방법에 의해 이루어진다(예: 제안, 현실지남력, 모델링, 고통에도 불구하고 언어적·신체적 커뮤니케이션 구조화).

체계적인 디브리핑이 몇몇 세팅에서는 시도되어 왔으나, 모두에게 받아들여진 것은 아니다. 이러한 초기 단계의 도움은 일반적으로 '스트레스 관리'로 여겨지며, 대개 조기 회복을 낙관하고 2차적인 스트레스 요인을 줄이며, 사람과의 자연스러운 접촉과 당연한 도움을 주는 사람들(가족들)을 돕는 것으로 구성된다. 이러한 개입과 차후의 PTSD로의 발병률과의 관계에 대해 어떠한 데이터도 없으며, 초기 스트레스 관리와 PTSD의 예방은 다른 문제라는 것이 일반적인 믿음이다. 생존자들에게는 대개 조언과 연락 가능한 전화번호가 제공되며, 응급실에서 그들을 보았던 같은 치료자나 치료자 집단과 연결된다. 응급실에서 퇴실하는 기준은 진료를 받고 난 뒤, 제어되지 않는 해리 상태가 줄어들며, 친밀한 가족에 의해 지속적인 돌봄이 가능하고, 연락 정보와 이후의 심리적 도움을 받을 수 있는 방법이 제공되는 것이다.[2]

초기 PTSD와 임상적 치료

고통받는 많은 생존자들이 응급실로 후송되는 동안, 적지만 아직 알려지지 않은 사람들 역시 임상적 개입이 필요하고, 그보다 훨씬 적은 사람들도 정식 치료가 필요하거나 받을 의향이 있을 수 있다. 이스라엘 병원들은 트라우마를 경험하는 생존자들에게 거의 체계적으로 접촉하고 있지 않다. 때문에 지원센터가 정기적으로 홍보를 하고 있음에도 불구하고, 환자가 스스로 도움을 청할 수 있도록 하는 것은 테러 공격의 여파에서 전문적인 도움을 받기 위한 핵심이다. NII는 확인된 직접적인 생존자를 위해 무료 상담 네트워크를 제공한다. 최근에 예루살렘의 하다사 대학병원에서 시행하는 파견 서비스 프로그램은 862명의 트라우마 생존자 중 311명(36%)이 응급실 입원 5일 안에 임상적으로 심각한 고통을 겪었다고 지적한다. 그들 중 183명(59%)은 임상적 상담을 위해 심리학자와의 면담을 받아들였고, 나머지 71명(50%)은 임상가들에 의해 초기 치료가 필요하다고 밝혀졌으며, 62명(68%)은 초기 치료를 시작했다. 이는 치료가 필요한 사람이 트라우마에 노출된 이들의 약 10%에 달한다는 것을 보여 준다.

이러한 데이터와 국가적인 임상적 경험에 근거하여, 심리적 사상자들 중 상당 비율이 아무에게도 발견되지 않은 채, 정식치료에 오지 않을 수 있다는 것을 어렵지 않게 가정할 수 있다. 두 지역사회에 대한 조사는 다음에 보이는 것처럼, 심리적 사상자들이 훨씬 많은 도움을 다른 지역사회의 자원들(일

반의료진, 종교지도자)로부터 찾고, 대부분의 도움은 가족 내에서 이루어진다
는 것을 보여 준다. 예루살렘의 7년간의 응급 입원에 근거한 추정치는, 테러
공격에 의한 PTSD 비율이 다른 트라우마 사건에서 관찰되는 것보다 두 배
높다고 나타났다. 그러나 테러의 시대(2000~2003년) 동안 초기 PTSD 증상
에 대한 회복률은 현재의 적대 행위의 흐름 이전에 관찰되던 양상과 비슷하
다.[3] 따라서 세계의 다른 지역의 사례들에서 나타나듯이 급성 반응과 지속되
는 장애 사이의 경계가 완전히 알려지지 않은 것은 아니며, 그러한 전환 동
안 희생자에 대한 관리에서의 차이가 있는 것일 것이다.

스트레스 하의 지역사회

　직접 피해자들 이외에도 테러는 지역사회에 광범위하게 영향을 준다. 블
라이치와 동료들(Bleich et al.)[4]의 연구에서는 이스라엘 주민의 거의 절반이
테러에서 발생된 외상적 사건에 직접적으로 노출되었거나 친구나 친척을
통하여 노출되었다고 주장한다(<표 15-2>). 거의 60%는 위험 속에 살고 있
다고 느끼며 58%는 우울을 경험했다고 밝혔다. 그렇기는 해도, 역설적으로
82%는 그들 개인의 미래에 대해 낙관적이었다.

　임상적으로 PTSD로 유의미한 비율은 놀랍게도 낮았고(2.7%), 대부분이
여성으로 이루어졌다(87.5%). 이 연구는 PTSD 증상과 객관적인 위협 사이에
연관성이 없다고 밝혔다.

　PSTD 증상이 고통을 겪는 집단을 식별하는 데 어느 정도로 정확한 요인이
되는지는 논쟁이 되고 있다.[5] 계속되는 테러의 현실 속에서, 그러한 많은 증
상들은 정상적이며, 종국에는 보호적인 반응(예: 위험한 장소나 상황은 피함,
떠오르게 하는 것에 감정적으로 반응하고, 경계하고, 조율하는)으로 나타난다. 그
렇기는 하지만, PTSD 증상은 통용되는 연구에서 가장 많이 사용되어 왔고,
그래서 집단들 간에 편리한 비교를 할 수 있게 한다.

〈표 15-2〉 테러로부터 발생하는 트라우마 사건: 512명 이스라엘인의 대표적인 사례에 대한 전화조사

노출	
개인적 노출	16.3%
친구와 친지	28.0%
노출된 가까운 사람 없음	55.6%
평가	
위험이 있는 삶	60%
우울	58%
개인적인 미래에 대한 낙관성	82%
PTSD 증상	
재경험(적어도 1번)	37.1%
회피(적어도 1번)	55.5%
과잉 놀람(적어도 1번)	49.4%
증상기준만으로 PTSD 진단	9.4%
정신적 고통/상해/증상에 의한 PTSD 진단	2.7%

지금의 적대 행위가 지속되는 동안, 예루살렘의 두 교외 지역에 대한 한 조사연구[6]는 지역사회의 PTSD 증상과 장애로서의 PTSD 간의 관계를 다루었다. 블라이치와 동료들(Bleich et al.)[4]에서와 같이, 이 연구는 적대 행위의 장소와의 접근성이 PTSD 증상을 보일 가능성에 영향을 주지 않았다고 나타났다. 또한 이 연구는 단지 PSTD 증상을 평가하는 것에서 한 걸음 나아가, 손상과 고통에 대한 측정을 하는 것으로 장애의 유병률을 유의미하게 줄여 주었다(5.5%). 그러나 블라이치와 동료들(Bleich et al.)[4]과는 반대로, 이 연구는 여성에 대해서 PTSD의 반응률이나 유병률을 찾지 못했다. 그러나 중요하게 영향을 미치는 지역사회에서 의미 있는 소수 집단(23%)이 PTSD와 다른 심리적 증상 모두에서 높은 수준의 수치를 보였고, 반면 대부분의 다른 집단의 반응은 평상시의 성인 평균 내에 있었다. 이를 통해 우리는 지속적인 압

박 하에서, 그에 노출된 일부는 매우 고통을 받는 반면 대부분은 조금 영향을 받는다는 결론을 내릴 수 있다.

이스라엘 사람들은 테러에 어떻게 대처하는가? 앞에서 언급된 두 가지 연구는 대부분의 대처로 관련 정보(예: 테러에 노출된 친지들에 대한 것, 위협의 근원에 대한 것)를 활발히 찾는 것, 상황을 더 잘 구조화하고, 그렇게 함으로써 개인의 고통을 줄이는 것으로 이루어져 있다. 추가적으로 예루살렘의 두 교외 지역에 대한 연구에서 테러에 많이 노출된 주민[예: 노상 총격, 석살(stoning), 바리케이트(roadblock), 스나이퍼 등]은 기분을 전환하는 대처전략(재구조화, 유머, 수용)을 사용하여 고통을 극복하는 경향이 있다. 이는 지속적인 트라우마 상황을 성공적으로 견디기 위해서 사람들이 때때로 그것을 무시해야 하는 것처럼 보인다. 또 다른 유의미한 발견은 노출이 많은 사람들 사이에서 불안은 어떤 다른 위협에 대한 반응으로 확대되기보다는 위협의 실제 근원에 국한되고 집중된 채로 여전히 남아 있다는 것이다. 중요한 것은 가족들이 테러에 노출되는 것에 대한 불안이 자기 자신의 노출에 대한 걱정보다 높았다는 것이다. 이는 우리의 관심을 개인의 고통에 대해 다루는 것에서 가족과 사회 집단 내의 고통으로 돌려놓았다.

미지의, 그러나 매우 흔한 대처방법

테러에 대처하는 것에 대한 경험주의적 연구는 만연해 있는 위협과 정신 장애의 제한된 발현 사이의 명백한 불일치에 대해 충분한 설명을 하지 못하고 있다. 분명히, 인간은 위험 회피 문화가 우리에게 영향을 주고 있는 것보다 더욱더 회복력을 가지고 있다. 대부분의 인간들이 영웅이거나 혹은 그와 마찬가지로 임무나 싸움에 극도로 잘 훈련되어 있기 때문이 아니다. 회복력은 아마도 평범한 사람들의 자질일 것이다. '일반적 유형'의 회복력은 종종 전투 스트레스나 억류되어 있는 동안 영웅적 회복력으로 묘사되는 것과는 반대로 이스라엘의 테러에 대한 반응에서 배울 수 있는 가장 좋은 교훈일 것이다.

그러나 이것은 미지의 영역이다. 이스라엘에서는 강도 높은 3년간의 테러 이후, 몇 가지 패턴의 회복력이 나타났고, 이는 체계적인 연구로 설명하기는 어렵고, 혹은 그와는 동떨어져 있다. 다음은 그 각각에 대한 짧은 언급이다.

기대 전환하기

테러에 적응하는 흔한 방법은 계속해서 기대를 바꾸는 것이다. 이러한 방법으로 많은 사람들이 성공적으로 다음 날, 다음 주를 사는 것이 가능했다. 테러 없는 삶은 환상처럼 느껴질 때, 만일 테러 행동이 한 주, 한 달 동안 나타나지 않는다면 사람들은 이에 고무될 것이다. 테러가 일어났을 때, 사상자의 수가 적은 것은 다행스러운 기적이 될 것이다.

사람들이 위험 없이 나갈 수 없다면, 해를 입지 않고 집에 돌아온 것은 작은 승리가 된다. 이렇게 해서 이스라엘 사람들은 아마도 대부분이 압박을 느끼는 사람들이 많을수록 적절한 기대를 창조하고 다시 만들어 내는 것이다. 적절하다는 것은 그럴듯하고 실현될 수 있다는 의미이며, 이 경우에 직접적으로 만족이나 기쁨의 근원이 된다.

우선순위 바꾸기

비슷하게, 사람들은 분쟁이 없는 지역에 사는 것을 감사하고 점차적으로 삶의 우선순위를 다시 정립한다. 많은 이들에게서 가족은 관심의 초점 대상이 되었다. 안전함을 느끼는 것이 전적으로 자유로워지는 것보다 훨씬 중요했다. 어려움을 이겨내는 것은 위험 회피 등으로 대체되었다. 중요하게도 간신히 잘 대처하는 사람들은 성취할 수 있고 도달 범위에 있는 것 혹은 관련된 만족감을 얻을 수 있는 것을 새로운 우선순위로 선택했다.

삶의 통상적 절차나 습관(routine) 만들기

결과적으로 대부분의 사람들이 테러의 영향 아래 삶의 정례적 일상을 만들었다. 이는 예를 들어, 바리케이트나 다른 제약을 기반으로 하루를 계획해야 하는 고위험 지역의 거주민들 사이에서 특히 명백하게 나타났다. 수일 안에 사람들은 아이를 학교에서 데려오고, 일찍 퇴근하고, 출근하거나, 혹은 쇼핑하는 것 같이 이전에는 자연스러웠던 활동을 조심스럽게 다시 계획하는 등의 습관을 새롭게 '정립(arrangement)'해야 했다.

위험을 지도화하고 패턴을 확인하기

대처의 또 다른 일반적인 방법은 공간과 시간을 위협적인 것과 위협적이지 않은 요소로 재구성하는 것이다. 이는 종종 상황과 장소에 위협의 정도를 부과하고, 그에 따라 사람들의 행동을 조직화하는 방식으로 나타난다. 그 결과로 그들 각각은 그들의 가상의 '공포지도'를 가지고 있다. 누군가는 동예루살렘으로 여행 가는 것을 금지하고, 또 다른 이들은(예: 텔아비브 거주자) 예루살렘에 가는 것을 아예 배제하며, 다른 이들은 지역식품점은 허용하지만 쇼핑몰은 제외한다.

이런 가상의 지도가 사람들이 착각 속에 있는 것처럼 보이게 하지만, 이는 그들이 준비하고 있는 위험을 기능적으로 통제하고 있는 것이다. 그것이 안정되고 믿을 만하다고 입증될수록 공포로 인한 가상의 지도는 고통과 불안을 줄여 주는 기능을 한다. 하지만 현실이 그들의 가상의 지도를 거부하는 순간 고통과 걱정이 된다.

예를 들어, 어느 순간에 이슬람에게 의미가 있는 금요일은 상대적으로 안전하다고 믿는다. 테러 폭발이 금요일에 일어나면, 이 특별한 지도는 배반을 당하고 고통이 뒤따른다. 이와 같은 고통의 전환은 학문과 관련하여 보호구역으로 생각되고 유대인과 아랍인이 주인으로 안전해야 한다는 장소인 Hebrew 대학교의 프랭크 시나트라 카페테리아에서 폭탄이 터졌을 때 나타났다. 비슷하게 자살폭탄이 한 호텔에서 성대한 유월절(Pesach) 축하연의 중앙에서 터졌을 때, 재조정이 일어났고 강한 감정을 불러일으켰다. 예루살렘에서의 'moment café' 사례도 비슷하다. 좌익 민주주의와 국제미디어 집단의 교류 장소는 아마도 안전할 것이라 생각했던 많은 예루살렘 사람들이 그곳이 테러의 타깃이 되었다는 것에 엄청난 충격을 받았다.

그러나 가상의 안전지도는 며칠에 걸쳐 다시 구성되고, 이 시간 동안 많은 사람들은 그들의 행동과 소재에 대한 방향감각과 상대적인 통제감을 다시 얻는다. 그런 의미에서 테러가 만연한 대혼란과 공포를 만들어 내는 것에 성공하지 못했고, 이는 주로 평범한 사람들의 단순하고 의도치 않은 매일의 적응능력 때문이라고 사람들은 생각한다.

삶을 지속함

일상의 필요성은 사람의 인내와 지속성에 대한 또 다른 분명한 이유가 될 수 있다. 누군가는 일을 해야 한다. 누군가는 아이를 학교에 보내야 한다. 시험은 학생을 기다리고, 사업가는 투자를 하며, 가족 안에서는 아이가 태어나고 결혼을 계획한다. 어떠한 것도 중단되거나 심각하게 지연되지 않는다. 아무도 심각하게 삶을 중단할 여유가 없다.

정신장애, 가족의 붕괴, 삶의 파괴와 외상 후 상태

그러나 일부 몇몇(PTSD를 겪고 있는 테러의 직접적인 생존자들, 신체상해로 불구가 된 생존자들, 심한 상처를 입거나 사별로 인해 슬픔에 잠긴 가족들)은 다른 모두를 위해 대가를 치러 왔다.

이들에게 각각의 테러 행위는 심각한 불안과 공포를 강화하고 재발하게 한다. 그들의 삶에서 공포는 영역을 허문다. 테러는 그들의 낮과 밤에 침투하고 그들 가정의 안정감을 왜곡시키고, 저녁의 고요함을 방해하고 잠자리를 망친다. 그들은 삶의 적응적인 일상을 구축하지 못하고, 삶은 지속되지 못한다. 그들의 최우선 순위는 내적 그리고 외적 긴장을 피하는 것이 된다. 그들은 그때부터 삶의 기쁨에서 멀어진다. 이렇게 그들의 삶은 산산이 부서졌다.

　이스라엘에서 몇 년간의 테러가 발생하는 동안 얻은 가장 중대한 교훈은 아마도 지역사회는 상대적으로 크게 동요되지 않는데도, 점점 더 개개인이 죗값을 다 치르게 된다는 것이다. 해결책이라고 한다면, 이 피해를 입은 생존자들과 반대편에 있는 그들의 상대는 시류의 어리석음의 모든 결과를 견뎌야 하는 것이다. 사회가 해결책에 도달할 때조차, 그들은 그들의 권리와 운명에 대하여 바짝 경계하고, 단호한 태도를 고집하려 함으로써 결국 점점 더 소외될 것이다. 이는 테러에 대한 건강한 반응의 궁극적인 징표가 될 것이다.

참고문헌

1. Bleich A., Dycian A., Koslowsky M., Solomon Z., Wiener M. (1992) Psychiatric implications of missile attacks on a civilian population. Israeli lessons from the Persian Gulf War. *JAMA*, **268**: 613-615.

2. Shalev A.Y., Addesky R., Boker R., Bargai N., Cooper R., Freedman S., *et al.* (2003) Clinical intervention for survivors of prolonged adversities. In R.J. Ursano, C.S. Fullerton, A.E. Norwood (Eds.), *Terrorism and Disaster, Individual and Community Mental Health Interventions*, pp. 162-186. Cambridge University Press, Cambridge, UK.

3. Shalev A.Y., Freedman S. PTSD following terrorist attacks: a prospective evaluation. Submitted for publication.

4. Bleich A., Gelkopf M., Solomon Z. (2003) Exposure to terrorism, stress related mental health symptoms and coping behavior among a nationally representative sample in Israel. *JAMA*, **290**: 612-620.

5. North C.S., Pfefferbaum B. (2002) Research on the mental effects of terrorism. *JAMA*, **288**: 633-636.

6. Shalev A.Y., Tuval Mashiach R., Hadar H. (2004) Posttraumatic stress disorder as a result of mass trauma. *J Clin Psychiatry*, **65**(Suppl. 1): 4-10.

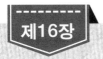

팔레스타인 사람들의 경험

Eyad El Sarraj and Samir Qouta
Gaza Community Mental Health Programme, Gaza Strip, Palestine

서론

팔레스타인의 정신건강은 여러 요인들이 복잡한 관련성을 맺고 있기 때문에 하나의 요인을 따로 고려하기 어렵다. 그러므로 그 요인들이 사람의 마음, 개인의 삶, 지역사회에 미치는 영향력을 고려할 때, 분리될 수 없는 하나의 전체로 생각해야 한다. 지난 수십 년간의 특정한 외상적 격변들[1948년 강제 이주, 1967년 전쟁, 점령, 1차 인티파다[1](first intifada), 2차 인티파다(Al-Aqsa

---

1) 역자 주: 아랍어로 '봉기'를 뜻하는 인티파다는 팔레스타인의 이스라엘에 대한한 대규모 무장 투쟁을 일컫는다. 1차 인티파다는 이스라엘의 팔레스타인 장기점령에 대한 반발에서 비롯되었고, 1987년 가자지구 청년 네 명이 이스라엘 군용트럭에 깔려 사망한 사건으로 불이 붙었다. 5년 반 동안 이어진 1차 인티파다로 국제사회에 이스라엘의 팔레스타인 점령 실태가 알려졌으며, Oslo 협정이 체결되며 마무리되었다. 2000년 시작된 2차 인티파다는 이스라엘의 정착촌 건설이 계속되고 이스라엘과 팔레스타인의 평화회담이 교착 상태에 빠져 있을 때, 이스라엘 극우 정치인 아리엘 샤론(Ariel Sharon)이 무장병력을 대동한 채 알아크사 모스크를 방문하고 이에 항의하는 시위대를 진압하면서 폭발했다. 두 차례의 인티파다 도중 팔레스타인 민간인 5,000명 이상이 숨졌고, 이스라엘인도 1,000여 명이 숨졌다. (출처: 경향신문)

Intifada) 등로 인해 가자(Gaza)에서는 일상적으로 나타나는 굴욕, 좌절, 스트레스 요인들의 결합이 있어 왔고, 이러한 지속적인 긴장과 좌절은 주민들의 정신건강에 영향을 주었다.

강제 이주라는 재난이 팔레스타인 사회에 큰 영향을 미쳤는데, 외상적 사건들이 개인의 발달에 해가 된다는 것은 선행연구들을 통해 알려져 있다. 이러한 이유로, 희생자들과 팔레스타인 사회에 가해진 특정 유형의 인권학대를 조사할 때, 그것이 발생한 전체적인 맥락과 희생자들에게 고통을 주는 요인을 어느 정도까지 고려할지에 대해 고심하는 것은 항상 중요하다. 당연히, 정신건강을 증진시키고 추가적인 인권유린을 방지하기 위한 모든 개입은, 미래에 대한 태도뿐만 아니라 과거와 현재의 경험들이 함께 얽혀 있는 의미를 인정하고 포함하여야 한다. 팔레스타인의 평화 과정의 영향은 오슬로(Oslo) 조약의 최초 의미와 그것이 상징하는 바를 모르고서는 이해할 수 없다. 결국, 이것은 1차 인티파다(1987~1994)와 2차 인티파다(2000)가 이 사회에 의미하는 바에 대한 명확한 그림 없이는 이해될 수 없다는 것이다. 다시 말해서, 1차 인티파다와 2차 인티파다는 점령 상태의 주민들의 삶에 대한 명확한 개념 없이는 이해될 수 없다.

선행연구에서 외상의 극복은 언제나 보호와 지지의 관점에서 설명되어 왔다. 가자의 상황에서는, 전반적인 지역사회에서 심지어 전통적인 보호의 원천(부모의 권위)조차도 약화되고 있는데, 이러한 환경 속에서 회복 과정이 어떻게 진행되는지는 알려져 있지 않다. 가자에는 상대적으로 젊은 인구가 많다(나이 < 20 = 60%). 모든 세대가 외상을 경험할 때, 장기적으로 개인의 발전에 영향이 있는지는 아직 알려져 있지 않다. 게다가 1차 인티파다에서는 아이들과 청소년들이 '행위자(actor)' 역할을 했는데, 이것은 전시 상황에 있는 서구 나라들과 가자 지역사회의 유난히 다른 점이다.

다양한 형태의 외상과 폭력들을 반복적으로 마주하면서, 팔레스타인 사람들은 생존을 위해 역사적으로 그들에게 도움을 주어 온 기본적인 안전장치에 의존해야 했다. 가족의 화합, 부족 구조, 높은 정도의 정치적 관여는 주민들의 적응기제와 회복능력에 도움이 되어 왔다. 비록 주민들의 정치적 분화를 증가시키기는 했지만, 최근 이슬람의 정치적 저항 운동의 증가는 그들의 회복 능력을 촉진시켰다.

　전쟁 동안 외상, 폭력, 갈등, 웰빙의 관계에 대해서 아이들이 연구 대상처럼 되어 버린 것은 비극적인 사실이다. 이 지역에서의 전쟁과 싸움은 지난 50년간 끊임없이 계속되었다. 그러나 어떤 전쟁도 유대인과 아랍인의 갈등을 해결해 주지는 못했다. 전쟁 지역이 협소하기 때문에 파괴와 전쟁의 위험, 불안으로부터 아이들을 보호하기란 매우 어려웠다. 많은 아이들이 국가적인 투쟁에 가담하였고, 거리에서 싸움을 하지 않은 아이들이라도 싸움에 참여한 다른 아이들처럼 정서적 차원에서의 전쟁을 치를 수밖에 없었다. 두 번의 인티파다 동안 만연해 있던 불안, 위험, 폭력, 적대감의 분위기는 팔레스타인 아동들의 정신건강에 불가피하게 상흔을 남겼다.

　웨스트 뱅크[West Bank; 요르단강 서안 지구; 1967년의 6일 전쟁(the Six-Day War)에서 이스라엘이 점령한 구(舊) 요르단령]와 가자 지구를 아우르는 전국적인 조사와 서비스 프로젝트를 진행하기에는 어려움이 있었기 때문에 가자 지역사회 정신건강 프로그램에 속한 우리는 가자 주민들에 초점을 맞췄다. 그러나 두 지역의 사람들이 유사한 환경에서 살고 있으며 동일한 문화와 사회경제적 생활을 하기 때문에 웨스트 뱅크에 사는 팔레스타인 사람들에게도 우리의 연구 결과를 적용시킬 수 있다.

가자에서 계속 진행 중인 트라우마: 연구 결과

　가자(Gaza)의 외상은 직접적·간접적으로 지속되고 있다. 직접적인 외상은 1차 인티파다와 현재의 인티파다 중에서 발생한 조직적 폭력과 관련이 있다. 간접적인 외상은 직접적인 외상의 장기적인 결과와 관련이 있다. 팔레스타인 인권정보센터(Palestinian Human Right Information Centre)는 1차 인티파다(1987년 12월 9일~1993년 12월 31일) 동안 130,472명이 다치고 1,282명의 사망자가 발생했으며, 그중 322명은 아이들일 것으로 추정했다. 희생자들 중에는 총에 맞고 다치고 평생 불구로 살아야 할 정도의 화상을 입은 사람들도 있다. 대략 57,000명의 팔레스타인 사람들이 체포되었고 그들 중 다수가 육체적·정신적 고문의 대상이 되었다. 기록에 따르면, 1차 인티파다 동안 481명이 추방당했고 2,532명이 집을 빼앗겼다. 의학적, 심리사회학적 지원, 생산성 손실, 만성적인 장애, 기능 상실, 생명과 재산의 파괴라는 측면에서 피해를 입은 가정들이 필요로 하는 심리사회적, 경제적 비용은 엄청났다.[1] 팔레스타인 점령 지역(Occupied Palestinian Territory: OPT)에 사는 대부분의 아이들은 신체적, 정신적으로 직접적인 폭력을 경험하거나 그들의 가족이나 친구들을 향한 폭력을 보아 왔다. 또한 정치적인 폭력의 분위기가 팔레스타인 가정의 해체를 가져왔다는 점을 주목할 필요가 있다. 특히 안타까운 사실은, 부모들이 아이들을 보호하지 못하고 그들의 아이들에게 무기력한 희생자로서 인식된다는 사실이다. 어린 소년이 총에 맞고 죽임을 당하는 동안, 그의 아버지가 총탄의 폭풍을 막으려고 서서 소리를 지르는 모습을 본 사람들, 특히 아이들의 경우, 기억에 오래 남는다.

집을 잃는다는 것은 난민이 되는 것과 관련한 외상적인 경험의 기억을 촉발시키기 때문에, 팔레스타인 사람들에게 극심한 재난 그 이상의 의미를 갖는다. 사실상, 현재의 포격과 집의 파괴는 1948년에 일어났던 역사적인 팔레스타인의 상실[2]에 관련한 기억을 떠올리게 하는데, 이 기억은 팔레스타인 사람들의 두려움과 불안의 근본이 되는 것으로, 아직까지도 이들의 정신에 깊게 영향을 미치고 있다. 가족들이 자신의 집이 적군에게 파괴되는 것을 볼 때, 심리적인 영향은 엄청나다. 집은 단순한 주거지가 아니라 가족의 삶의 심장부(heart)다. 집에는 즐겁고 아팠던 추억들이 있고, 애착이 가는 친근한 물건들이 있다. 집은 안정과 위안의 느낌을 준다.[3] 게다가 포격 또는 폭발은 사전 예고 없이 갑자기 일어난다. 사람에게 가장 큰 외상적인 요소로 여겨지는 것이 바로 이 예측 불가능성이다. 결과적으로, 포격과 폭발은 가족들

〈표 16-1〉 집을 잃었거나 다른 집이 붕괴되는 것을 보았거나 통제 집단에 있는 아이들에게 나타나는 심리적인 증상

증상	상실 집단 ($n=38$)	목격 집단 ($n=36$)	통제 집단 ($n=50$)	x^2 값
군인에 대한 두려움	97.4	77.8	70.0	10.63**
집중력의 부족	84.2	19.4	0.0	74.41***
계속되는 울음	65.8	19.4	12.0	32.39***
쉽게 짜증냄	63.2	37.0	32.0	8.95**
트라우마를 재경험	60.5	27.8	8.0	28.56**
야간에 공포를 느낌	60.5	41.7	4.0	33.63***
흥미를 잃음	60.5	11.1	12.0	32.27***
수면 문제	57.9	16.7	6.0	32.89***
격정적이고 과민	55.3	52.0	20.0	9.98**
의존하는 행위	52.6	33.3	2.0	29.51***
불복종	50.0	30.6	18.0	10.27**
밖에 나가는 것에 대한 두려움	47.4	22.9	4.0	23.10**
슬픈 기분	42.1	5.6	0.0	34.13***
공격적인 행동	42.1	16.7	16.0	9.59**
숨 막히는 느낌	39.5	8.3	2.0	25.28***
야뇨증	31.6	17.1	12.0	5.44*
사회적 위축	23.7	2.8	2.0	14.89***
엄지손가락을 빠는 버릇	21.1	5.6	2.0	10.38**
손톱을 물어뜯음	21.6	11.1	2.0	8.67**
형제를 때림	21.0	5.6	2.0	13.34***
친구를 괴롭힘	15.8	8.3	4.0	3.73
섭식장애	15.8	2.8	0.0	5.72*
(놀랐을 때) 무의식적 반사동작	15.8	5.6	6.0	3.25
거짓말함	15.8	8.3	4.0	3.73
언어 능력에 문제	10.5	2.8	2.0	3.88
몽유병	7.9	0.0	0.0	6.88*
대변 실금	5.3	0.0	0.0	4.55
도둑질	5.3	8.3	2.0	1.84

*$p < 0.05$, **$p < 0.01$, ***$p < 0.001$.

이 텐트에서 생활하거나 친척집에서 살아야 한다는 것을 의미해 왔는데 이는 단지 1948년의 상황을 떠오르게 하는 것만이 아니라, 많은 실제적인 문제들과 사회적인 문제들을 일으키며 사람들을 더 위험에 빠뜨린다. 우리는 자신의 집이 파괴된 아이들과 다른 사람의 집이 파괴되는 것을 목격한 아이들의 심리적인 증상에 관한 연구에서, 자신의 집이 파괴된 아이들이 다른 사람의 집이 무너지는 것을 지켜본 아이들과 통제 집단에 비해 더 명확한 증상을 보인다는 것을 발견했다(<표 16-1>).

또 다른 쟁점으로 통행금지령이 있다. 집단적 처벌이라고 할 수 있는 통행금지령은 모든 집을 감옥으로 만든다. 통행금지령 하에서 모든 일상은 마비된다. 그 결과로 사회적·경제적 상호작용의 정상적인 패턴이 완전히 붕괴된다. 통행금지령은 불만을 만들고, 불만에 대한 공통적인 주요 반응 중의 하나는 적극적인 공격성이다. 만약 스트레스가 높은 환경이 지속된다면, 그리고 개인이 그것에 잘 대처할 수 없다면, 무관심은 더욱 깊어져 우울이 될 것이다.[4] 5년 동안의 1차 인티파다 동안에, 가자 지구의 사람들은 저녁 7시부터 새벽 4시까지 통행금지 시간에 그들의 집에 갇혀 있었다. 게다가 통행금지는 많은 상황에서 다양한 기간에 걸쳐 시행되었다. 걸프전쟁 동안에는 통행금지가 42일 동안 계속되었다. 집단적 처벌과 정신건강에 대한 연구에서, 우리는 통행금지령이 아동들의 행동에 미치는 영향을 평가하기 위해서 노력했다. 그 결과 66.1%의 아이들은 서로 싸우기 시작했고, 54%의 아이들은 새로운 것에 겁을 먹었으며 38%의 아이들이 공격적인 행동을 시작하였다. 또한 18.9%의 아이들은 야뇨증에 시달렸으며, 2.3%의 아이들이 말하는 데 어려움이 있었다.[4]

정치적인 폭력, 전쟁과 관련한 경험은 가족이 정상적으로 기능하는 것을 심각하게 위협한다.[5, 6] 전쟁과 정치적인 충돌은 자녀들을 보호하는 것, 안전과 인간 미덕에 대한 신뢰를 높이는 것과 같이 부모가 기본적인 역할을 수행할 수 없게 한다. 가자(Gaza) 지구의 팔레스타인 가족들은 대가족이며 그들은 가족에게 강한 유대감을 가지고 있는데, 현대 사회에서 '대가족

(El Hamula)'은 중요한 보호적인 역할을 지속하고 있다. 전통적으로, 아이들은 그들의 부모의 권위에 복종하고, 가족의 연장자는 특별한 존중을 받는다. 끊임없는 적의 위협과 1948년에 자신들의 나라를 잃게 되었던 집단적 외상으로 인해 팔레스타인 사회는 더욱 단결하게 되었다. 그러나 인티파다는 전통적인 부모-자녀의 관계와 가족 위계를 명백히 뒤흔드는 상황을 만들었다. 첫째, 정치 정당의 영향력이 커지면서 대가족의 사회적 역할이 줄어들었다. 둘째, 아이들과 청소년들이 국가적 투쟁에 매우 적극적인 역할을 하게 되었다. 그들은 이스라엘 군인들에게 대항하고 맞서는 데모의 개시, 계획, 구성에서 필수적인 역할을 하였다.[7]

팔레스타인 사람들은 이렇게 약해진 부모와의 유대감이 가져올 추후의 결과에 대해서 심각한 우려를 표현하였다. 일반적으로, 사람들은 점령군에 돌을 던지고 싸우는 아이들이 그들 부모의 권위에 도전할 것이라고 생각한다. 정치 폭력과 전쟁 속에서 사는 아이들은 '너무 빨리 어른이 되어 버리고', '그들의 아동기를 잃어버렸으며', '성숙하기 전에 정치적인 책임감을 갖게 되었다'고 묘사되었다.[8] 이러한 발달은 심리적으로 부정적인 결과를 가져올 것이라고 예측할 수 있다.[9]

외상적인 사건, 아동의 성별과 정치적인 활동, 양육 방식의 관련성에 관한 연구에서는 외상적인 사건에 많이 노출된 아이들일수록 그들의 부모가 자신을 엄하게 훈육하고, 거부하며, 적대적이라고 느꼈으며, 자신의 어머니에 대해 보다 부정적인 평가를 하는 경향을 보였다(<표 16-2>와 <표16-3>). 외상적인 사건으로 인해서 부모를 거부하고 부모에 대한 적대감의 증가를 보이는 것은 남아들에게만 나타났고, 엄한 훈육에 대한 인식 증가는 여아들에게만 나타났다. 높은 정도의 외상적인 사건에 노출된 가족들에게, (정치적 폭력 활동에) 수동적인 남자아이들은 다른 일반 남자아이들보다 아버지를 더욱 거부하고 폭력적으로 인지했다. 이것은 가족이 외상적 상황에 처했을 때, 엄마와 아빠가 여자아이들에게는 엄격하고 더욱 관심을 쏟아 양육하고, 남자아이들에게는 거부하는 양육을 하는 것을 의미한다. 또한 외상에 노출된 가족에서, 아빠는 남자아이가 정치적으로 수동적이지 않게 하고 명확히 활동하도록 격려한다. 좋은 양육을 받은 아이들은 그렇지 못한 아이들에 비해 적응을 잘하고 더 나은 정신건강 상태를 보인다.[10]

〈표 16-2〉 엄마: 외상적 사건, 아동의 성별과 정치적인 활동, 양육방식의 관련성($n=56$)

독립변인	엄격한 훈육		친밀감과 사랑		느슨한 통제		부정적 평가		거부와 적대감	
	Beta	r	Beta	r	Beta	r	Beta	r	Beta	r
외상적 사건	0.14	0.22	0.03	0.00	0.07	0.4	0.23	0.32	0.10	0.23
성별	0.28	0.32	0.01	0.02	0.10	0.8	0.34	0.40	0.32	0.37
정치적인 활동	0.01	0.11	0.00	0.01	-1.8	-1.2	-0.04	0.14	0.9	0.21
R^2	0.12		0.00		0.3		0.21			0.16
F(6, 56)	4.71		0.01		1.20		9.06			6.72
P	<0.04		ns		ns		<0.0001			<0.003

〈표 16-3〉 아빠: 외상적 사건, 아동의 성별과 정치적인 활동, 양육방식의 관련성($n=56$)

독립변인	엄격한 훈육		친밀감과 사랑		느슨한 통제		부정적 평가		거부와 적대감	
	Beta	r	Beta	r	Beta	r	Beta	r	Beta	r
외상적 사건	0.17	0.28	0.02	-0.04	0.15	0.1	0.07	0.06	0.25	0.31
성별	0.37	0.42	0.09	0.05	0.15	0.14	0.11	0.08	0.40	0.44
정치적인 활동	0.00	0.16	-1.0	-0.08	-2.3	-1.3	-0.05	-0.5	-1.3	0.07
R^2	0.02		0.01		0.6		0.02			0.24
F(6, 56)	8.90		0.53		2.40		0.58			11.14
P	<0.0001		ns		0.7		ns			<0.0001

3년간 군사적 폭력이 감소한 후, 그 폭력에 적극적으로 반응했던 아이들은 수동적인 아이들보다 외상 후 스트레스 장애(post-traumatic stress disorder: PTSD)와 정서장애를 적게 경험했다. 반대로, 인티파다의 폭력이 일어나는 중에는 이러한 적극적인 아이들이 가장 높은 수준의 심리적인 증상을 보였다. 이러한 결과는 안전한 상황에서보다 아주 위험한 상황에서 아이들의 정치적인 활동이 다른 정신건강의 기능에 영향을 미친다는 점을 확인하게 해준다.

부모와의 관계는 아이들이 인티파다 이후에 적응하는 데 아주 중요한 결정요인이었다. 훌륭하고 사랑을 주는 양육은 효과적이고, 거부적이고 적대적인 양육은 해롭다는 단순한 가정을 넘어서서, 아이들이 아빠와 엄마의 양육방식이 일치하지 않는다고 느꼈기 때문에 양육이 제 기능을 못했다는 결과가 나타났다. 엄마가 자신에게 긍정적이고 아빠는 부정적인 태도를 보인다고 느낀 아이들은 특히 PTSD와 정서장애에 취약한 것으로 드러났다. 우리는 엄마, 아빠의 양육방식의 차이로 인해 발생하는 부정적 영향은 세 가지 환경에서 일어날 수 있다고 평가했다. 첫째로, 엄마들이 증상과 장애로 고통받고 있는 아이들에게 특히 밀착되어 있고 보호하려고 하는 반면 아빠들은 덜 보살피는 태도를 보이는 경우다. 둘째로, 양육방식의 불일치로 인해 발생하는 부모 간의 의견 대립은 부부관계에 갈등을 드러나게 하는데, 이는 결과적으로 아이들의 심리적인 적응의 어려움과 결부되어 있다. 셋째로, 심각한 증상을 가진 아이들이 부모 중 어느 한 부모를 선호하는 경향이 있을 때의 양육이다.

우리는 공습, 폭격, 가족의 상실, 살인과 파괴의 피해자나 목격자가 되는 아이들의 반응에 관한 지식을 축적하고 있다. 위험과 생명위협에 대한 아이들의 반응에는 불안(anxiety), 신체화(somatization), 철회(withdrawal) 증상 등이 있는데, 특히 나이가 어린 아이들은 이전 발달 단계로 퇴행하고 부모에게 집착하게 된다. 가족의 응집력은 전쟁 상황에서 아이들의 정신건강에 대한 가장 중요한 보호요인 중 하나로 고려된다. 최근의 연구 결과[11]는, 자녀와 엄마 모두 다양한 심리적인 증상들로 고통받고 있으며, 외상에 직접적 노출되는 것과 마찬가지로 외상을 목격하는 것 또한 외상적 경험을 만들어 낸다는 것을 보여 주었다. 이러한 결과는 팔레스타인 아이들과 엄마들에게서 두 가지 유형의 외상(직접 노출과 목격)이 모두 많이 나타나고 있음을 보여 준다. 55.1%의 아이들은 심각한 PTSD로 고통받았다. 아이와 엄마의 특성, 외상에 대한 엄마의 반응이 외상 증상의 차이에 영향을 미쳤고 외상에 노출된 수준이 주는 영향은 미미하였다. 침습(Intrusion) 증상에 가장 취약하였던 아이들은 고등교육을 받고 높은 수준의 PTSD 증상을 보여 준 엄마가 있는 여자아이들이었으며, 회피(avoidance) 증상에 가장 취약하였던 아이들은 고등교육을 받고 높은 수준의 PTSD 증상을 보여 준 엄마가 있는 아이들 중 개인적으로 폭력을 경험한 아이들이었다.

팔레스타인의 호전적인 단체들은 최근에 자살폭탄테러를 이용하여 이스라엘 민간인들을 죽이고 있다. 자살폭탄테러는 복잡한 현상으로, 한 손에는 절망의 반영을, 다른 한 손에는 저항과 복수의 소망을 쥐고 있는 것으로 보인다. 이 비극적인 결과에 대해서 세대가 지나도 복수를 하게끔 개인에게 강요하는 부족적 사고방식(tribal mentality)을 이해하는 것이 필수적이다. 그들은 그들의 존엄성에 손상을 입는 한, 필요하다면 계속해서 싸울 것이고 침략자가 공식적으로 잘못을 인정하고 공격에 대한 책임을 질 때에만 멈출 것이다. 그들은 그때 '영광스러운 상태(Solha)' 또는 평화에 들어가게 될 것이다. 순교자가 되는 것은 매우 영광스러운 일이고 거의 마호메트와 같은 가장 높은 수준의 존경을 받게 해 준다. 정치적으로, 자살폭탄테러는 완전한 절망의 행동이고, 끊임없이 계속되는 것처럼 보이는 아랍-이스라엘 갈등을 인식함에 있어 매우 심각한 단계다. 가장 의미 있게 관찰된 것 중 하나는 순교자와 자신을 동일시하는 아이들의 수가 증가한다는 점이다. 가자 지역사회 정신건강 프로그램 프로젝트의 최근 연구에서, 12~14세에 해당하는 34%의 소년들이 순교로 죽는 것이 삶에서 가장 훌륭한 일이라고 생각한다고 한다.

결론

팔레스타인의 역사는 그들의 정신에 심각한 영향을 준, 여러 시기에 발생한 재난의 연속으로 이루어져 있다. 팔레스타인 사람들의 기분은 여전히 소망과 좌절 사이를 오르내린다.

가자 지역사회 정신건강 프로그램에서, 우리는 1990년부터 우리가 할 수 있는 한 많은 사람들을 도우려는 시도를 해 왔다. 우리가 운영하는 11개의 지역센터는 아동, 여성, 고문 피해자들의 요구에 적합한 정신건강 서비스를 제공하고 있다. 우리는 전체 인구 중 18% 정도에게 영향을 미쳤으며, 직접적으로는 15,000명 이상의 피해자들을 도왔고, 수백 명의 의사, 간호사, 교사들에게 기본적인 상담을 교육했다.

최근 3년 동안 단독적으로 진행한 특별한 위기개입 프로젝트를 통해 우리는 약 6,000명의 사람들에게 도움을 주었다. 우리는 디브리핑, 지지적인 상담, 집단치료, 아이와 가족치료, 그리고 개인적인 치료 프로그램을 적용했다. 우리 팀은 이스라엘 군인들로 인해서 집이 파괴되거나 민간인들이 살해당하고 다친 지역의 사람들을 돕기 위해 노력하였다. 이스라엘의 도로 봉쇄로 인해 도움이 필요한 사람들에게까지 갈 수 없는 경우도 많았다. 가자 지구의 일부 지역은 아직도 의료나 다른 지원의 손길이 닿지 못하고 있다.

국가도 개인들과 마찬가지로 각자가 운명의 주인이 되려고 노력한다. 다른 많은 집단들처럼, 팔레스타인 사람들은 그들의 역사, 차별, 학대의 희생자다. 팔레스타인 사람들은 그들의 정체성을 명확히 하고 손상된 존엄성을 치유하기 위해 싸우고 있다. 그들의 고통과 강제적인 복종은 더 많은 분노와, 미움, 불신의 원인이 된다. 그러나 세계는 그들의 위기에 응답하지 않았다. 정의는 부인되고 희망은 파괴되었다. 그리고 이러한 맥락에서는 개인의 정신건강도 지역의 평화도 존재할 수 없다.

📚 참고문헌

1. Khamis V. (1995) Coping with stress. Palestinian families and Intifada-related trauma. Unpublished manuscript.

2. El Sarraj E., Tawahina A.A., Abu Hein F. (1991) The Palestinian: the story of uprooting. Presented at The First International Conference on the Mental Health of Refugees and Displaced Persons, Stockholm, October 6-11.

3. Qouta S., El Sarraj E. (1997) House demolition and mental health: victims and witnesses. *Journal of Social Distress and the Homeless*, 6: 3.

4. Qouta S., El Sarraj E. (1994) Palestinian children under curfew. *Psychol Studies*, 4: 1-12.

5. Garbarino J., Kostelny K. (1993) Children's response to war: what do we know? In L.A. Leaved, N.A. Fox (Eds.), *The Psychological Effects of War and Violence on Children*, pp. 23-39. Lawrence Erlbaum, Hillsdale, NJ.

6. Hobfoll S., Spielberger C., Breznitz S., Figley C., Folkman S., Lepper-Green B., *et al.* (1991) War-related stress: addressing the stress of war and other traumatic events. *Am Psychol*, 46: 848-855.

7. Kuttab D. (1988) A profile of the stone throwers. *Journal of Palestinian Studies*, 17: 14-23.

8. Boothby N., Upton P., Sultan A. (1992) *Children of Mozambique: The Cost of Survival*. US Committee for Refugees, Washington, DC.

9. Garbarino J., Kostelny K., Dubrow N. (1991) What children can tell us about living in danger? *Am Psychol*, 46: 376-383.

10. Punamaki R.L., Qouta S., El Sarraj E. (1997) Relationship between traumatic events, children's gender and political activity, and perceptions of parenting styles. *Int J Behav Develop*, 21: 91-109.

11. Qouta S., El Sarraj E., Punamaki R. Prevalence of PTSD among Palestinian mothers and children exposed to shelling and loss of home. Submitted for publication.

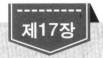

보스니아-헤르체고비나의 경험: 아동들에 대한 전쟁 가혹 행위의 심리사회적 결과

Syed Arshad Husain

University of Missouri, Columbia, MO, USA

서론

1992년 유고슬라비아로부터 독립을 선언했을 때 보스니아에서는 폭력이 발생하였다. 이전에는 보스니아-헤르체고비나는 유고슬라비아의 여섯 개 공화국 중 하나였다(크로아티아, 마케도니아, 몬테네그로, 슬로베니아, 세르비아가 나머지 다섯이다). 슬로베니아가 처음으로 독립을 선언했다. 보스니아-헤르체고비나의 주민의 40%는 이슬람교인이고, 30%는 세르비아 정교회, 18%는 로마 가톨릭 신자들로 구성되어 있으며 상당한 비율의 유대교인도 있다. 민족적 긴장감은 이 지역에서 지배적인 요인이 되었다. 보스니아인, 세르비아인, 크로아티아인들은 박해와 학대의 가능성에 두려움을 느꼈다. 이러한 민족적 긴장감 속에서, 보스니아-헤르체고비나에 전쟁이 일어났고 수도 사라예보는 세르비아인의 무력에 군사적으로 포위되었다. 비록 보스니아의 크로아티아 사람들과 이슬람교인들이 1992년 세르비아에 맞서서 함께 싸워 모스타(Mosta) 부근의 많은 영토를 해방시켰지만, 몇 달 뒤에 새로운 분쟁이 발생하여 두 집단은 서로 맞서게 되었다. 세 개 당의 분쟁은 곧 끔찍한 잔혹 행위들을 불러일으켰고, 그들의 대부분은 보스니아의 이슬람 교인을 죽이고 보스니아에서 끌어내는 것을 목표로 하였다.

전쟁 이전의 사라예보는 세련되고 번영했고, '발칸의 파리(Paris of the Balkans)'라 불렸던 도시로 1984년 동계 올림픽을 개최하기도 하였다. 전쟁 동안에, 사라예보는 대략 4년 정도 군사적으로 포위되어 있었고, 거의 매일 그들을 둘러싼 언덕에서는 공격으로 인한 폭발이 있었다. 도시는 엄청나게 파괴되었고 주민의 절반에 해당하는 30만 명 정도가 피난을 갔다. 남아 있는 사람들은 본인들의 집 지하에서 생활을 하거나 어두운 복도에서 천막생활을 했고 직접적인 폭격이나 저격수의 총알을 피하기 위해 최대한 창문에서 떨어져 있었다. 많은 사람들이 물을 구하기 위해서 길게 줄을 서 있다가 높은 빌딩에서 발사된 저격수의 총탄에 의해 죽었다. 시장에서는 수많은 사람들이 지속적으로 무분별하게 죽었고, 이는 사람들이 음식을 찾는 것을 더 어렵고 위험하게 만들었다. 대부분의 포위 상황에서, 사라예보의 시민들은 난방과 물 없이 긴 겨울을 견뎌야 했다. 전쟁이 끝났을 때, 사라예보에서 죽은 사람은 11,000명에 이르렀으며, 61,000명이 부상을 입었다. 보스니아-헤르체고비나에 관련한 공식적인 수치를 보면, 전쟁 이전의 인구는 430만 명이고, 24만2천 명이 죽임을 당했으며, 17만5천 명이 다쳤고 130만 명이 난민이 되었다.

보스니아-헤르체고비나에서 일어난 전쟁에서, 아이들은 특별한 목표가 되었다. 저격수들은 아이들이 어른들과 함께 걸어갈 때 아이들을 우선적으로 목표로 삼았다. 어른들을 죽이면 그것은 현재와 과거를 죽이는 것이지만, 아이들을 죽이는 것은 미래를 죽이는 것이기 때문이다. 아이들은 가끔 세르비아 군인들이 선봉으로 나설 때 인간 방패로 쓰이기도 했다. 6~8세 정도의 어린 여자아이들은 갱들에 의해 납치되었고 몇몇 임신한 소녀들은 강제로 출산을 해야 했다. 이들이 의도한 목표는 가족의 사기를 꺾고, 불화를 만들고 가정을 파괴하는 것이었다.

보스니아-헤르체고비나 공중보건 연구소(Institute of Public Health of B-H)가 발표한 통계에 따르면, 16,854명의 아이들이 전쟁 기간 동안 살해당했다. 1,601명의 아이들이 사라예보에서 죽임을 당했고 14,946명(사라예보의 아이들 중 25%)의 아이들이 다쳤다.

많은 아이들의 발육은 그들이 겪은 심각한 외상으로 인해서 저해되었다. 한 일곱 살 소녀의 머리카락은 아빠의 고문과 죽음을 목격한 뒤 회색으로 변했다. 어떤 아이들은 빛을 무서워하고 어둠을 더 좋아하게 되었다. 빛은 저격수들이 그들을 목표로 삼아 총살할 수도 있다는 것을 의미하는 반면, 어둠은 저격수로부터 안전한 방패를 제공하기 때문이다.

조사 자료

사라예보가 포위되어 있는 동안, 우리는 한 학군 중 열 개의 학교에서 임의로 791명의 아이들 선정하였다.[1] 학생들은 아동용 외상 후 스트레스 반응 검사(the Children Post Traumatic Stress Reaction Index), 사건 충격 검사(the Impact of Events Scale), 어린이 우울증 검사(the Children Depression Inventory: CDI), 일반적 정보 설문지(the General Information Questionnaire)와 같은 검사들을 실시하였다. 발달과정과 인지 단계의 차이로 인해 주변 상황에 다르게 반응하는지를 보기 위해 13세를 기준으로 표본을 두 집단으로 나누었다.

아이들의 나이는 7~15세였고, 남녀 비율은 거의 반반이었다. 85%의 학생들은 저격수의 공격을 경험했다. 665명의 아이들은(84.1%) 전쟁 동안 가까운 가족을 잃었다. 이러한 아이들(The deprived Group)은 그들의 가족을 잃지 않은 아이들(The non-deprived Group)보다 더욱 회피(avoidance)와 침습

(re-experiencing) 증상이 심했고 더 우울했다. 76%의 학생들이 음식이 부족하다고 느꼈고, 48%는 옷이, 29%는 물이, 10%의 아이들은 주거지가 부족하다고 느꼈다. 외상 후 스트레스 장애(post-traumatic stress disorder: PTSD)의 비율은 결핍을 느끼지 않은 아이들(non-deprived)과 비교했을 때 전체적으로 결핍을 경험한 아이들(deprived)에게서 더 높게 나타났다. 결핍을 느낀 아이들은 또한 회피와 침습 증상을 더 많이 보고하였다.

우리는 PTSD의 유무를 두 가지 방법으로 평가했다. 외상 후 스트레스 반응 척도(Post Traumatic Stress Reaction Index)를 홀로 사용하거나, DSM-4의 기준과 일치되는 종합 점수를 만들어 내기 위해 외상 후 스트레스 반응 문항들과 사건 충격 척도의 문항들을 합쳐서 사용했다. 외상 후 스트레스 척도에서의 PTSD 비율은 40%인 반면, 종합 점수에서는 오직 18%만이 PTSD 기준을 만족시켰다. 이 결과는 DSM-4의 기준이 더욱 엄격하다는 것을 의미한다.

이 연구는 어린 나이의 집단보다 나이가 많은 집단에서 높은 비율의 PTSD 증상이 나타났고, 나이가 적고 많음에 상관없이 모두 남자 집단보다 여자 집단에서 PTSD가 더 많이 나타난 것을 보여 준다.

오직 18%의 아이들만이 PTSD로 발전되었다는 점에서 아동들이 외상적인 사건들에 대해서 취약하거나 잘 견디게 하는 요인들이 무엇인가에 관한 논의를 할 가치가 있다.

환경에서 흔히 나타나는 다양한 스트레스 요인들에 대한 아이들의 취약성에 대한 많은 논문들이 있다. 겉보기에 힘든 상황 속에서도 대체로 건강한 성인으로 잘 성장한 이 아이들을 보고 놀라워할 수도 있다. 그러나 저항력과 회복력은 삶에서 경험하는 많은 유해한 것들에 대해서 해독제와 같은 기능을 하는 아이들의 특성들이다. 취약성과 저항성은 서로 연속적으로 균형을 잡아야 하는, 언제든지 어느 한쪽으로 기울어질 수 있는 섬세한 춤과 같다. 그것은 경험의 차이, 기질, 지능, 지식, 그리고 심지어 양육으로 인해 결과가 달라진다.

　어린 시절에 형성되어 외상의 영향으로부터 아이들을 보호해 주는 특성 중에는 마술적 사고(magical thinking)의 능력이 있다. 나는 대포와 관련해서 자칭 전문가라고 하는 사라예보의 몇몇의 어린 소년들을 보고 마술적 사고의 능력의 예를 우연히 알게 되었다. 그들은 도시의 여러 장소들과 언덕으로 둘러싸인 곳에서 저격수들이 쏜 각기 다른 총기의 소리를 듣는 데 익숙했고, 각각의 총이 만들어 내는 소리의 특징들을 배워 왔으며, 소리를 통해 총들을 구별하는 데 능숙했다. 그 소년들은 총기의 크기와 위치를 알았다. 그들은 심지어 파편이나 폭발된 껍질의 부분만 보고도 어떤 종류의 무기가 발사되었는지 알 수 있었다. 그들은 이 지식을 그들 스스로 안심시키는 데 사용하고 있었다. 그들이 특정한 총의 소리를 들을 때, "완전 도시 반대편이야. 여기까지 오지 않아."라고 서로 이야기 한다. 그 소년들의 지식이 얼마나 정확했는지 알 수는 없었지만, 마술적 사고와 결합되어 있는 그들의 지식이 그들이 삶에 대한 통제력을 가지고 있다는 느낌을 갖게 한다는 것을 알 수 있었다. 총기의 소리와 특징으로 게임을 만드는 것은 그들의 두려움을 놀이로 바꾸었다. 그들이 이 게임의 전문가가 됨에 따라, 두려움 속에 살아가는 부정적인 심리적 영향도 줄어들었다.

　놀이는 아이들에게 또 다른 힘이다. 놀이는 아동기의 기초적인 부분이기에 아이들이 트라우마를 경험한 이후 놀이를 통해 치료를 하는 것이나, 정신건강 전문가들이 치료 장면에서 놀이치료를 활용하는 것은 놀라운 일이 아니다.

　가족은 보스니아 아동들이 외상으로부터 회복하는 데 있어 중요한 요인 중 하나다. 보스니아에서는 가족구성원 간의 응집력이 매우 강력하다. 아이들은 고모, 삼촌, 사촌, 조부모 등 여러 가족이 자주 함께 지내고, 사랑이 넘치는 대가족에서 자란다. 전쟁 동안에 아이들이 부모와 떨어지거나 부모가 사망했을 때 다른 가족구성원들은 즉각적으로 도움을 줄 수 있다. 대부분의 고아들은 그들이 알고 있는 신뢰할 수 있는 사람들로부터 계속적인 사랑과 보호를 받는다.

또한 보스니아의 아동들은 주변의 어른들의 태도로부터도 심리적인 도움을 받았다. 연구들에 따르면, 외상적인 사건에 대한 아이들, 특히 어린아이들의 반응은 부모나 다른 주변 어른들의 반응에 의해 영향을 받는다고 한다. 아이들은 어른들을 통해서 현재 벌어지고 있는 일에 대한 의미를 배운다. 전쟁 중의 보스니아에 머물면서, 나는 보스니아 사람들이 적군을 세르비아 사람이나 크로아티아 사람이라고 부르지 않는 것을 알게 되었다. 대신에 그들은 언제나 그들을 '침략자(aggressors)'라고 불렀다. 세르비아와 크로아티아 사람들과 나란히 자란 어른들은 그 민족의 모든 사람들이 전쟁을 지지하지는 않는다는 것을 알고 있었다. 그들은 민족을 기준으로 사람에게 나쁘거나 좋다는 딱지를 붙일 수 있다는 견해를 아이들에게 주는 것을 의식적으로 피했다. 게다가, 교사들은 아이들에게 복수에 대해 얘기하거나 의미를 부여하는 것을 막고 이러한 생각이 전쟁을 시작하게 했다는 것을 설명해 주었다. 몇몇 연구들도 무력 분쟁에 따르는 복수의 환상에 초점을 맞추는 아이들은 더 긍정적인 세계관을 가지고 있는 아이만큼 잘 할 수 없다는 것을 보여 주었다. 교사들의 이러한 태도는 아마도 아이들의 회복력을 강화하고 도덕적 가이드라인을 제공했을 것이다.

외상과 상실을 경험한 아이들이 잘 지낼 수 있도록 도와주는 또 다른 요인은 목표의식을 가지는 것이다. 목표의식은 중요하다. 아이들에게 외상으로부터 명백하게 완충작용을 하는 다른 요소들(가족 지지, 지능, 기질 등)을 아이들이 일반적으로 가지고 있을 수도, 그렇지 않을 수도 있는 것과는 달리, 외상적 사건 이후에도 목표의식은 생길 수 있다. 아이들이 목표의식을 가지게 하는 것은 내가 보스니아 교사들에게 세미나 동안 교육한 치료적 면담의 핵심 목표 중 하나다.

우리는 외상을 극복한 아이들이 미래를 자신들의 흥미를 실현하고 그들 각자를 특별하게 만드는 재능을 실현하는 기회로 바라볼 수 있도록 도울 수 있다. 최대한 열심히 사는 것이 사랑했던 사람을 배신하는 것이 아니라 살아남음이 내포하고 있는 믿음을 지속하도록 하는 것임을 아이들이 인식한다면, 그들이 가진 살아남은 것에 대한 죄책감을 덜어 줄 수 있다. 목표의식을 되찾은 아이들이 보여 주는 가장 희망적인 변화는, 한순간에 그들이 파괴적인 죄책감을 떨쳐버리고 그들 자신들의 삶을 다시 살기 시작하는 것이다. 어떤 아이들은 그들의 목표의식에 종교적인 해석을 더한 신념을 가지고 있기도 했다. 어쨌든 간에, 그러한 생각들이 전쟁의 스트레스와 가슴 아픈 상실을 경험한 많은 아이들에게 의미와 안정, 희망을 제공하는 것 같다.

　외상적인 사건 후에 아이들이 목표의식을 가질 수 있도록 돕는 것은 그들이 스스로 미래를 다시 만들 수 있도록 도와주는 주된 방법 중 하나다. 특히, 가족을 잃을 때 동반되는 전쟁 외상은 아이들의 과거와 현재뿐만 아니라 미래를 없애버리기 때문에 대단히 파괴적이다. 이 세 가지 상실들은 각각 개별적으로 다루어져야만 한다. 이것이 세미나 동안, 내가 보스니아 선생님과 정신건강 전문가들에게 아동들을 도울 때에는 누군가의 부상, 공포, 고통에 지배되는 기억들인 상실의 시간에 관한 기억보다, 좋은 기억들에 집중하고 행복한 시간 동안의 사랑하는 사람을 기억하게 하는 데 집중하라고 가르친 이유다. 행복한 기억들은 그들의 과거를 회복할 수 있게 도와준다. 외상을 경험한 개인이 플래시백, 철회(withdrawal), 각성과민 증상들을 극복하는 것은 현재와 매 순간의 가능성을 회복하는 것이다. 그리고 마지막으로, 선생님들과 정신건강 전문가들이 삶에 대한 아이들의 꿈을 다시 건설할 수 있게 도와줄 때, 미래 또한 되찾을 수 있다. 어떤 아이들은 필연적으로 그들이 가지고 있었던 꿈들에서 잃어버린 조각들이 있음을 발견한다.

사례 소개

　투즐라(Tuzla)시 근처 난민 수용소의 한 엄마는 고향으로부터 강제이동 당했을 때부터 매우 내성적이고 우울해하는 그녀의 열 살 난 남자아이에 대한 상담을 해 왔다. 그 엄마는 눈물을 흘리며 내게 말했다. "우리 애는 활기차고 외향적이고 긍정적인 아이였어요." 그 아이는 난민수용소로 이동했을 때부터 삶에 대한 희망이 없는 것처럼 슬퍼했다. 나는 통역의 도움을 받아 그 아이와 이야기를 나누었다. 그는 구부정한 자세로 의자에 앉아 눈을 거의 마주치지 않았다. 그는 프로 축구선수가 되는 것이 항상 꿈이었다고 말했다. "하지만 이제 나는 할 수 없어요. 나는 지금 여기 난민 수용소에 있어요. 투즐라에 있는 가장 가까운 축구장은 12마일이나 떨어져 있어요. 우리는 실업자예요. 아빠는 나를 축구장으로 데려가 줄 수 없어요. 아빠는 내게 기다려야만 한다고 말해요. 만약 내가 연습하지 못한다면 나는 축구선수가 될 수 없어요." 갑자기 위대한 축구선수 펠레(Pele)의 이야기가 떠올랐고, 나는 소년에게 그 이야기를 해 주었다. 내가 물었다. "너 펠레에 대해서 들어 본 적이 있니?" 그는 펠레에 대해 알고 있었다. 나는 이렇게 말해 주었다. "펠레는 매우 가난하게 태어났어. 그는 축구공도 가질 수 없었지. 그의 집 주변에 축구장이 없었어. 그는 그의 엄마에게 걸레로 축구공을 만들어 달라고 했지. 그는 그 공을 그의 집 뒤에 있는 나무에 떨어뜨리고 드리블, 헤딩, 볼 컨트롤을 연습했어. 다리 힘을 기르기 위해서 그는 줄넘기 기술을 사용했어. 그에게 축구장과 축구공은 없었지만 독창성과 임시방편으로 이를 극복했단다." 내가 이 이야기를 그 소년에게 하는 동안, 그의 눈은 반짝이기 시작했고 그의 귀는 쫑긋거리고 자세는 바르게 되었다. 그 소년이 물었다. "그가 진짜 그렇게 했나요?" 내가 말했다. "그럼. 마침내 그는 해 냈지." 그 소년이 확신에 찬 목소리로 말했다. "나도 할 수 있어요." 그는 신이 난 얼굴로 일어나서 나를 안아 주었다. 내가 다시 그를 안아 주었을 때 나는 이 어린 소년의 심장에서 희망의 불꽃이 다시 피어나는 것을 느낄 수 있었다. 나는 또한 다른 것도 했다. 나는 투즐라에 가서 축구공을 몇 개 사서 그 어린 소년에게 주면서 난민 수용소에서 축구팀을 시작하는 것을 제안했다. 그녀의 엄마를 만나고 며칠이 지난 뒤, 그녀가 나에게 물었다. "우리 아이에게 무슨 말씀을 해 주신 건가요? 아이는 이제 행복하고 정상으로 돌아왔어요."

치료자로서의 교사들

　보스니아-헤르체고비나의 건강 부처의 연구에 따르면, 겨우 100여 명의 정신건강 전문가들이 전쟁 외상에 노출된 60,000명의 아이들을 돌보기 위해 사라예보에 남아 있다고 한다. 정신건강 전문가와 심리적인 도움을 필요로 하는 아이들의 숫자의 불균형으로 인해 치료자를 훈련할 필요가 생겼다. 결과적으로, 우리는 PTSD 및 이와 함께 나타나는 문제들로 고통받는 아이들을 진단하고 다루는 것에 대해서 교사들을 훈련시키는 모델을 개발했다.

　치료자로 훈련하기 위한 교사들을 선정할 때에는 사라예보의 교사들이 전쟁 동안 직관적이고 효과적으로 학생들에게 심리적 도움을 제공했던 사람으로 인식되는지를 근거로 하였다. 이 주제에 관한 연구들은 외상 이후의 아이들을 위해 교사들을 치료자로 활용하는 것에 대해 반복적으로 지지해 왔다. 대부분의 아이들은 그들의 교사를 신뢰하고 그들이 깨어 있을 동안, 많은 시간을 교사와 함께 보냈다. 교사들은 아동들에 관한 폭넓은 경험을 가지고 있고, 위기의 아이들에 대해 노출되어 있으며, 대다수가 직관적인 정신건강 관리 기술을 가지고 있어 치료 기술을 빠르게 습득할 수 있었다.

　사라예보가 포위되어 있는 동안 약 5,000명의 교사들이 남아 있던 것으로 추정된다. 그들은 PTSD와 동반질환의 문제들을 찾아내고 치료함에 있어, 교육을 받은 수준 높은 요원들로 구성된 효과적인 인력풀을 제공하였다.

　1994년 2월부터, 저자가 이끌었던 팀은 포위된 사라예보로 16번의 여행을 하여 2,000명의 교사들과 200명이 넘는 정신건강 전문가들을 훈련시켜 결과적으로 20,000명이 넘는 아이들에게 도움을 주었다.

　'치료자로서 교사들' 모델은 현재까지 코소보, 러시아, 아프가니스탄, 파키스탄, 체첸, 팔레스타인, 인도, 그리고 가장 최근에는 이라크에서까지 효과적으로 쓰이고 있다.

결론

앞에서 제시된 통계치가 충분히 놀랍기는 하지만 이것들이 전쟁 중의 보스니아 아이들의 처한 곤경과 그들의 삶들에서 전쟁의 잔혹 행위들이 미친 격동의 이야기를 전부 다 말해 줄 수는 없다. 내가 알게 되었던 많은 아이들은 한때는 그들의 이웃이었던 사람들에 의해 벌어진 주변의 대학살에 대해 혼란과 실망을 표현하였다.

때로는 고통과 혼란이 너무 심해서, 아이들은 감정을 느끼고 표현하는 능력을 상실하기도 한다. 열세 살의 한 여자아이는 나에게 다음과 같이 고백했다, "너무 공허하고 어떤 때는 살아 있는 것 같지가 않아요. 그냥 여기 있을 뿐이에요.", "친구들이 하는 게임들이 지루해요."라고 말하는 소년과 같이, 어떤 아이들은 그들의 어린 시절을 너무 빨리 포기한다. 부모와 사랑하는 사람들이 살해당하는 것을 본 아이들은, 그들이 죽어갈 때 아무것도 하지 못했다고 스스로를 비난하면서 죄책감으로 인해 고통스러워한다.

아마도 최악의 시나리오는 아이들이 그들의 고통과 분노를 다른 아이들을 향한 공격적 행동으로 전환시키면서 그들을 더 고립되게 만드는 상황일 것이다. 한 열세 살의 소년은 학교에서 걸핏하면 싸우려고 들었고, 자주 싸움을 했다. 그는 날카로운 물건에 매혹되었고, 그가 그의 친구들에게 위험을 가할 수도 있겠다는 우려가 커졌다. 인터뷰를 하는 동안에, 이 소년이 참을 수 없는 고통과 상실을 경험한 것이 드러났다. 그의 아버지는 그의 눈앞에서 맞아 죽었다. 그와 여동생은 침략군이 엄마를 강간하는 동안 집에서 나가 있어야 했다. 내가 그를 만났을 때, 그는 여전히 끔찍한 경험이 주는 악몽에 계속 시달리고 있었다. 치료를 하면서, 이 어린 소년은 싸움을 멈추고, 날카로운 물건과 칼들에 대한 관심을 내려놓고, "언젠가 유명한 예술가가 되겠다." 며 예술에 대한 관심을 다시 가지게 되었다. 많은 아이들이 미래를 꿈꾸는 능력을 잃어버린다. 내가 만난 대부분의 아이들은 그들의 장래 계획에 대해서 말하지 못했다. 그들은 미래를 내다보지 못하는 축소된 감각을 가지고 있었다.

이러한 이야기를 들으면서, 이러한 파괴적인 감정의 상처에서 살아남을 수 있는 사람이 있다는 것이 믿기 어려웠다. 그러나 보스니아-헤르체고비나에서 나는 단지 전쟁의 파괴성만이 이곳에 존재하는 것은 아니며, 아이들에게 스스로 회복할 수 있는 능력이 있다는 것을 배웠다. 나는 인류에게 가장 값진 선물인 아이들에게 도움을 주고 보호하기 위해 노력하는 교사들과 같은 어른들의 중요성을 배웠다. 나는 인도주의적 활동가들이 전쟁에서 외상을 경험한 아이들과 그 가족들에게 도움을 손길을 넓히고 희망을 주는 것을 보았다. 무엇보다도, 심지어 최악의 잔인함과 비극의 앞에서도, 희망은 놀랍도록 강력한 힘이라는 것을 배웠다.

참고문헌

1. Husain S.A., Nair J., Holcomb W., Reid J.C., Vargas V., Nair S.S. (1998) Stress reactions of children and adolescents in war and siege conditions. *Am J Psychiatry*, **155**: 1718-1719.

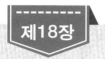

세르비아 사람의 경험

Dusica Lecic-Tosevski and Saveta Draganic-Gajic

University of Belgrade, Belgrade, Serbia and Montenegro

서론

지난 12년 동안 세르비아와 몬테네그로(전 유고슬로비아)의 사람들은 지역 내 분쟁, UN의 제재, 폭격 등 극심한 강도의 트라우마에 반복적으로 시달려 왔다. 이러한 트라우마는 이 지역의 극심하고 만성적인 스트레스의 원인이 되었다. 특히나 취약한 사람들에게 주요한 심리적인 후유증이 나타나기 시작했고, 중대한 사회적 결과들도 발생하였다. 이에 영향을 받은 개인들과 집단들의 반응의 범위 자체가 정신의학 전문가들에게는 중요한 교훈이자 도전이 되었다. 왜냐하면 이것이 재난에 따른 정신의학적 병적 상태에 대한 연구뿐 아니라, 다른 전문가들과 전문보조원들의 독학과 교육, 구체적인 치료 행동과 예방 프로그램을 증진시켰기 때문이다.

전쟁의 스트레스와 망명

　1990년대 초반, 전 유고슬라비아의 공화국은 처참한 결과를 가져온 민족적 갈등에 휘말렸다. 이 갈등으로 인해 70만 명의 사람들이 보스니아와 크로아티아로부터 집을 떠나 이주하도록 강요받았고, 세르비아로 망명했다. 초기에 대부분의 난민들은 민박 가정 안에 머물렀고, 이 난민 중 5%만이 공동센터(collective center)로 들어가 살았다. 그러나 1995년 8월, 크로아티아로부터 약 25만 명의 난민이라는 새로운 물결이 도달했을 때, 공동센터에서 사는 난민들의 수는 30% 증가했다. 그리고 1999년의 폭격 이후, 이른바 내부에서 추방된 25만 명 이상의 난민들과 망명자들이 코소보를 떠나도록 강요받았다.

　전쟁, 이주 과정, 폭력과 구금의 경험은 사람들을 타락, 빈곤, 인간성 말살, 폭력, 질병, 그리고 수많은 죽음으로 이끈다. 대부분의 난민들은 정신적인 병리를 유발하는 높은 수준의 위험을 경험했다고 보고했다. 그리고 상당한 비율의 난민들이 역경 이후, 외상 후 스트레스적인 반응을 경험했다.[1,2]

고문의 희생자

　수천 명에 이르는 사람들이 내전 동안 크로아티아와 보스니아에서 구금되었고, 그들 중 약 5,000명이 현재 세르비아에 살고 있다. 임시 수용소의 특징은 찢어지게 가난한 생활조건과 인간 방패로 사용되는 죄수들, 그리고 고문에 의한 사형과 방치에 의한 죽음이라 할 수 있다. 이곳에서는 심각한 수준의 신체적, 심리적, 그리고 성적 폭력이 빈번하게 일어난다. 그리고 이것은 고문의 희생자들에게서 외상 후 스트레스 장애(post-traumatic stress disorder: PTSD)와 다른 스트레스 장애가 발생하는 원인이 된다.

UN 제재

유고슬라비아 연방정부에 맞서 1992년 6월 1일, UN 안보리(유엔 안전보장이사회)의 제재가 도입되었고, 이는 3년 6개월 동안 지속되었다. 이 제재에 따라 대다수의 시민들이 국제사회로부터 거의 완벽하게 고립되었다. 경제적인 제재뿐 아니라 과학적, 문화적 제재가 있었고, 스포츠에서의 협력 또한 방해되고 금지되었다. 심지어 약제와 제약품을 생산하기 위한 원자재, 다른 의약용품들, 그리고 기본적 욕구(난방용 기름, 음식)를 위한 다른 물품의 수입까지도 제재에 의해 막혔다. 제재는 유고슬라비아의 경제에 큰 피해를 입혔고, 생활수준과 삶의 질의 급격한 감소를 유발했다. 물가 상승률은 1930년대 이래로 세계적으로 가장 높은 기록치를 보였다. 평균임금은 한 달에 5달러였고, 급성 인플레이션으로 인해 하루 사이에도 돈의 가치가 급격하게 떨어졌다.

제재에 의해 발생한 이 이상한 상황에 대해 사람들은 다양한 반응을 보였다. 극심하게 높은 실업률과 기초수급의 부족은 사람들의 불안을 확산시켰고, 무력감과 절망, 낮은 자존감을 초래하였으며, 그들이 삶에 대한 관점을 잃도록 만들었다.[3] 그리고 사람들 중 일부는 거듭되는 새로운 '매일의 스트레스(daily stresses)'와 만성적인 스트레스의 영향 아래에서 그에 적응할 수 있는 힘을 소진하였다.

UN의 제재 아래, 유고슬라비아 연방정부의 정신보건 서비스는 약을 비롯한 다른 필수품의 부족, 환자 수의 증가와 정신보건 제공자들의 스트레스의 문제에 직면했다. 제재가 주는 스트레스에 대해서 임상 실습[5]에서의 관찰, 정신의학을 위한 공화국 위원회의 자료, 세계보건기구(WHO)의 보고,[4] 그리고 인도주의적 조직들을 기반으로 하여 우리가 연구한 몇 가지의 심리적 결과들이 다음과 같이 나타났다.

먼저, 불안과 우울 반응, 약물 남용, 그리고 심리장애가 있는 환자들의 수가 두드러지게 증가했으며, 만성 정신질환 환자들의 심리 기질적, 신체적 질병의 치료를 위한 약이 부족해서 병원 내의 사망률이 상당히 증가했다. 1993년에는 250명의 환자들이 코빈(Kovin)의 정신병원에서 죽었는데, 이는 보통 치사율의 두 배였다. 간자 토포니아(Gornja Toponia)의 정신병원에서는 폐결핵에 대한 70개의 새로운 케이스가 기록되었다. 필요한 약물 중 단지 약 30%만이 환자들에게 보장되었고, 이용할 수 있는 항정신성 약품은 부족했기 때문에 표적 약물요법을 하는 것이 불가능했다. 저항성 우울증이 있는 환자들의 수는 증가하고 있었고, 정확한 항우울제와 데포제를 사용할 수 없게 되었기 때문에 정신이상자들의 재발도 늘어났다.

또한, 대부분이 빈곤한 영양 상태로 인해 고통받고 있었다. 빈혈인 학생의 비율은 UN 제재 기간 동안 3.4%에서 36.7%로 증가했고 1993년 폐결핵의 발생 정도는 네 배로 증가했다. 악성 질환의 치사량뿐 아니라 관상동맥 질병도 만연하게 되었다. 대략 10%의 환자가 심박동기 수술을 기다리다가 죽었고 투석치료를 할 수 없었기 때문에 신부전증 환자들의 치사량은 20% 정도 증가했다. 인슐린의 부족 때문에 당뇨병 환자들의 치사량은 두 배가 되었으며, 당뇨병 괴저의 발생 정도는 열 배로 증가했다. 특히, 임산부와 신생아의 어려움이 심각했다. 출생률의 감소와 더불어 임신 동안 몇몇 합병증뿐 아니라 조산도 증가하고 있었다. 심리적 발달장애가 있는 신생아, 수술의 개입(의과적인 개입, operative interventions) 등 위험한 임신이 증가했다. 유고슬라비아의 전체 사망률은 1993년에 13%쯤 증가했다.

폭격의 스트레스

공습 또는 '자비로운 천사(merciful angel)' 군사작전이라 불리는 폭격이 1999년 봄, 3월 24일부터 6월 10일까지 11주간 지속되었다. 폭격의 목표는 사람이 거주하는 시가지 내에 밀집해 있었고, 지역 전체에 걸쳐 시민들 사이에서 사상자가 발생했다. 밤낮없이 계속되는 공습 속에서, 습격과 폭발의 끔찍한 소리가 들려 왔고, 대다수의 사람들이 대피소에서 그 소리를 들으며 긴 밤을 보냈다. 시민들 사이 사상자의 추정치는 대략 1,500명에 이르렀다. 몇 천 명의 사람들이 부상을 입었고, 그들 중 몇몇은 신체적인 장애를 가지게 되었다. 폭격은 극심한 급성 스트레스를 야기했고, 그것은 이미 기존에 존재하던 만성 스트레스에 더해졌다. 그 시간 동안 사람들은 불안하고, 화가 났으며, 무력하고, 절망적이 되었다.

학교, 의료센터, 대중매체, 문화적 기념물뿐 아니라 수많은 산업시설들이 파괴되었고, 피해를 입었다. 피해는 대략 300억 달러로 추산된다. 열화된 우라늄으로 채워진 폭탄은 나라의 자연환경을 파괴했다.

사회적 변화

많은 세월을 스트레스와 긴장 속에서 보낸 후, 2000년 10월 5일 민주주의로의 변화는 사람들에게 희망을 가져왔다. 그러나 그 지역의 다른 나라들로 인해서 사회적 변화는 더 고통스러웠고, 사람들의 삶의 질은 여전히 매우 낮았다. 장기간의 스트레스와 계속되는 정치파동 때문에 문화적 붕괴는 아노미(사회적 무질서) 현상과 소외를 일으켰다. 무력감과 불확실성의 감정이 사람들 사이에 만연했다.

우리나라와 이 지역의 처참한 사건들은 몇 년에 걸쳐 정신과 행동 장애의 꾸준한 증가를 야기했다. 공중보건협회(Institute of Public Health)에 따르면, 등록된 정신장애의 수는 1999년 271,944명에서 2002년 309,281명까지 증가했다. 이는 (뇌혈관성 질병 다음으로) 두 번째로 가장 큰 공공 건강 문제였다. 스트레스 관련 장애도 만연했지만 다른 정신의료 문제 또한 증가 추세다. 여기에는 우울, 자살률, 약물남용, 정신신체질환, 비행과 폭력, 그리고 그들의 환자와 운명을 공유하며 역경 아래 어렵게 일하고 있는 의사들 사이의 소진 증후군(burnout syndrome)이 있다.

우리의 대응

스트레스로 고통받는 환자들을 위한 돌봄은 의료 서비스의 도전과제다. 다음 내용은 수년간 스트레스 상황 동안 인구의 정신건강을 보호하기 위해 우리가 책임을 맡았던 활동이다. 행동의 범위는 치료, 교육, 연구조사의 세 가지 수준이다.

치료

트라우마를 가진 사람들을 돌보기 위해, 우리는 1994년 벨그레이드(Belgrade)의 정신건강연구소 내에 스트레스 클리닉을 설립했다. 클리닉의 두드러진 활동은 급진적, 만성적 스트레스 반응을 경험한 개인을 치료하고, 전쟁과 망명 트라우마의 심리적인 결과들에 대한 1, 2, 3차적인 예방을 하는 것이었다.[6] 트라우마를 가진 사람들의 치료는 온 나라 안에 있는 클리닉과 대다수의 병원에서 이루어졌다. 전문가와 전문직 보조원을 교육하기 위해 우리는 난민들의 재난과 정신건강에 대한 WHO 책의 일부를 번역했고, 우리가 가진 책, 매뉴얼, 기사를 출판했다.

심리사회적 프로그램

우리는 지난 12년 동안 많은 프로그램을 만들었다. 그들 중 하나가 난민 정신건강 지원(Mental Health Assistance of Refugees)이었다. 이 프로그램은 1991년에 시작되었고 2000년까지 지속되었다.[1] 1993년 이래로 이 프로그램은 국제연합 난민 고등 판무관 사무소(United Nations High Commissioner for

Refugees: UNHCR)의 지원을 받았고, 전 세계를 아우르는 100개 팀의 네트워크가 조직되었다. 정신과 의사, 심리학자, 사회복지사로 구성된 팀들이 트라우마와 스트레스의 영역에서 훈련받은 후, 상담 서비스에서 난민들을 돕는데 몰두하였다. 이동 팀(Mobile teams)은 규칙적으로 난민을 위한 수용센터에 방문했다. 스위스 재난 구호(Swiss Disaster Relief)의 지원을 받은 연속된 세미나를 통해서, 몇백 명의 보조 전문가와 비전문가들이 후유장애에 대한 기초적인 지식 교육을 받았다. 또한 난민들이 자조집단을 형성하도록 돕기 위해, 우리는 망명자들뿐 아니라 1차 진료(응급조치 등) 의사들, 대략 1,000명의 적십자 자원봉사자들, 난민들을 위한 위원들, 사회복지사들을 훈련했다. 그리고 프로그램 내에서 적십자와 다른 인도주의 단체, 복지를 위한 센터, 1차 보건의료센터, 공공 공사와 대중매체들과 긴밀한 협력 체계를 형성했다.

고문 희생자들의 사회복귀를 위한 센터는 국제원조망(The International Aid Network)과 유럽연합집행기관(European Commission)의 지원을 받아 2000년에 비정부기구(non-governmental organization: NGO) 내에 설립되었다. 지금까지 1,000명 이상의 고문 피해자들이 도움을 받았다. 센터의 직원은 여러 학문 분야에 걸친 전문가(정신과 의사들, 심리학자들, 변호사들 등)들로 구성되어 있다.[7]

연구

유행병의 증거에 대한 연구는, 비록 인구의 38%가 몇몇 스트레스에 노출되었더라도 오직 약 9.2%만이 PTSD와 같은 반응을 겪는다고 제시한다.[8] PTSD의 구조는 보다 복합적이고 여전히 취약성의 문제에서 논란이 많으며 취약성의 쟁점에서 복잡하다.

스트레스와 PTSD에 대한 우리의 연구에서, 우리는 29.2%의 난민이 PTSD로 진단되었음을 발견했다.[2] 조사된 대부분의 난민들은 전투, 부상, 가족의 상실, 강요된 노동, 고문의 목격, 성적 학대 또는 구금 같은 다수의 트라우마를 보였다. PTSD뿐 아니라, 적응장애(18.6%), 혼합된 불안우울장애(11.3%), 그리고 우울 증상(5%)의 발현과 같은 다른 장애 또한 신고되었다. 높은 수준의 PTSD가 많이 나타난 집단은 성적 학대(56%), 구금 동안 몇 가지 형태의 고문(74.8%)을 경험했던 난민집단임이 발견되었다.[9]

또 다른 연구에 따르면,[10] 공습에 노출되고 1년 후에 시민들의 상당수(11%)가 침습(intrusion), 회피와 같은 외상 후 스트레스 장애의 심리적인 증상을 보였다.

이는 이전의 트라우마의 경험이 차후의 트라우마 사건들에 대한 개인의 반응 방법을 질적으로 변화시킬 수도 있다는 것을 의미한다.[11] 우리는 이전의 전쟁과 관련되지 않은 스트레스가 차후의 낮은 정도의 트라우마 노출에 대해서는 개인들이 더 나은 대처를 하도록 하는 것처럼 보인다는 것을 알아냈다. 하지만 높은 노출에 처할 때, 그러한 보호는 불충분하다.

공습 이후 1년이 지난 대학생 집단 사이에서 수행된 연구에 따르면,[12] 성격적 특성, 이전의 스트레스적인 경험, 그리고 트라우마적 사건에 대한 노출은 외상 후 스트레스가 높아지는 동안 독립적이고 직접적인 영향을 준 것으로 나타났다. 그러나 그러한 요소들의 효과는 정확히 앞뒤가 맞아떨어지지는 않는다. 그보다, 그 요소들은 외상 후 스트레스 증상에 대한 개인들의 충격과 상호작용한다.

공습 1년 후 시민들의 외상 후 스트레스 증상과 성격적 특성에 대한 협회들의 연구를 통해, 우리는 성격에 정신적 장애가 있을수록 외상 후 스트레스의 가장 까다로운 증상인 침습이 자주 발생하는 경향이 강해진다는 것을 알 수 있었다. 이것은 인지장애와 부족한 스트레스 대처 전략들 때문이었다.[12, 13]

공습 1년 후 진단받은 학생들 사이에서 '대화'와 '모임'은 폭격 시간 동안 사용되는 가장 일반적인 지지 전략이었다. 그리고 그 뒤를 '여가활동'과 '운동과 걷기'가 따랐다.[14] 사회적 지지 활동은 진단된 집단의 거의 모든 곳에서 있었다. '여가활동'을 사용한 대부분의 학생들은 공습 1년 후, 침습 증상에 가장 낮은 점수를 보였다. 이는 그 전략이 성공적이라는 것을 말해 준다.

이러한 방법으로, 제어할 수 없는 외부 스트레스 요인에 노출되었을 때, 여가활동을 하는 것이 극도로 어려운 상황의 회복력을 반영하는 '건강한 부인 (healthy denial)'[15]의 형태가 될 수 있었다. 또한 공습 1년 이후 모든 영역에서 삶의 질은 감소했다.[16]

우리는 2002년에 '전-유고슬라비아의 갈등에 따른 외상 후 스트레스가 있는 사람들에 대한 치료적 행동과 치료의 결과'에 대한 다중심적 연구를 시작했다. 이 연구는 유럽 연합에 의해 지원되었고, EU의 두 나라(영국과 독일) 그리고 전-유고슬라비아 공화국(크로아티아, 보스니아와 세르비아)의 트라우마 센터가 이 연구에 참여했다.[17] 우리는 이 연구가 PTSD의 개념에 따른 논란의 여지를 없애고 화합하는 과정을 도울 것이라 희망한다.

교훈

재난 이후-정신적 응급처치를 위한 필요

재난 이후 정신적 응급처치는 트라우마 경험의 심리사회적 영향을 줄일 수 있다. 심리사회적 지원은 각 개인의 필요 목적에 맞게 이루어져야 한다. 스트레스 반응은 비일반적인 상황에 대한 일반적인 반응이기 때문에 정보와 증상들의 표준화가 필요하다. 문제의 치료는 회피적이고 정신적 충격을 받은 사람에게 개인의 자율성이 유지될 수 있도록 권한을 주는 것이어야 한다.

또한 정신적 충격을 받은 개인들의 대처전략과 스트레스에 대한 훈련은 자조 집단의 조직과 같이 중요하다. 특히, 아이들, 고아들, 미혼모와 고문의 피해자들에게 실제적인 지원이 동원되어야 한다. 그 같은 접근은 미흡한 적응과 만성적인 결과를 예방할 수 있다.

재난 후 예방 활동은 많은 단체들의 협력에 의해 수행되어야 한다. 재난 후 정신건강을 위한 파트너십, 즉 정신과 의사들, 응급처치 의사들, 전문직 보조원들, 인도주의 단체들과 NGO들의 협력은 필수적이다. 전문가들과 보조 전문가들 팀의 네트워크가 발달되어야만 한다.

재난 후 정신의학적 병리 상태에 대한 연구 또한 필수적이다. PTSD에 대한 아이들과 어른들의 체계적인 검사는 재난 후 합리적인 공공 정신건강 프로그램에 대한 주요 정보를 제공한다. 시기적절한 개입이 미흡한 적응(poor adjustment)과 만성적인 결과를 예방하기 때문에 외상 후 반응에 대한 재빠른 탐색이 중요하다. 재난에 따른 정신의학적 병리 상태에 대한 연구는 대처과정과 인과관계학 그리고 일반적인 정신질환의 요인에 대해 보다 더 일반적인 관점을 제공할 수 있다. 이는 또한 인간의 고통에 대한 영역에서 우리의 지식을 확장하고, 의료적 혜택을 개선한다. 그러나 대다수의 트라우마와 재난에 갑작스럽고 예상치 못하게 맞닥뜨리기 때문에, 우리는 사전에 준비되어야 한다.

재난과 맞닥뜨리기 전에-구제 계획

대규모의 구제 계획이 만들어지고 사전재난교육이 수행되어야 한다. 건강의료 인력들의 체계적인 교육과 그들 간의 연계는 필수적이며, 재난정신의학의 의학 교과과정이 포함되어야만 하고 재난과 트라우마에 대해 통일된 접근을 해야 한다. 1987년 이래로 WHO에 의해 요청된 것처럼, 재난의 심리사회적 결과의 예방과 완화를 위한 국가적 프로그램이 각 나라에서 발달되어야만 한다. 그 같은 접근의 효과는 재난들과 희생자들의 관리를 위한 더 좋은 준비가 될 것이고 생존을 향상시키고 재난 후의 질병률을 감소시키며, 건강과 적응을 향상시킬 것이다.

결론

스트레스의 시기에 전통적인 그들의 역할에서 벗어나야만 하는 정신의료 전문가들에게, 재난의 결과를 다루는 것은 도전적인 일이다. 전문가들은 트라우마에서 비롯된 성격, 환경 그리고 행동 사이의 상호작용 연관성을 조사하기 위해 시도해야만 한다. 더욱이, 그들은 정신과 성격 변화로 상처가 지속되는 것과 같이 정신적 외상을 입은 사람들이 끔찍한 기억과 그 기억의 치명적인 영향에서 벗어나지 못하는 것을 예방할 수 있도록 열심히 일해야만 한다. 희망이 될 수 있는 이러한 조화의 과정이 이루어져야 하며 이는 트라우마의 세대를 초월한 전파를 막을 것이다.

참고문헌

1. Kalicanin P., Bukelic J., Ispanovic-Radojkovic V., Lecic-Tosevski D. (1993) *The Stresses of War*. Institute for Mental Health, Belgrade.

2. Lecic-Tosevski D., Draganic S., Jovic V., Ilic Z., Drakulic B., Bokonjic S. (1999) Posttraumatic stress disorder and its relationship with personality dimensions. In G.N. Christodoulou, D. Lecic-Tosevski, V. Kontaxakis (Eds.), *Issues in Psychiatric Prevention*, pp. 95-102. Karger, Basel.

3. Lecic-Tosevski D., Kalicanin P. (1994) Effects of the United Nations sanctions on the mental health of the Yugoslav population. *Psychiatriki*, 1-2: 59-65.

4. Wig N.N. (1993) *The Present State of Mental Health Institutions and Services in the Countries of the Former Yugoslavia*. World Health Organization, Geneva.

5. Kalicanin P., Lecic-Tosevski D., Bukelic J., Ispanovic-Radojkovic V. (1994) *The Stresses of War and Sanctions*. Institute for Mental Health, Belgrade.

6. Lecic-Tosevski D., Drakulic B., Ilic Z., Jovic V., Florikic D., Bokonjic S. (1997)

The Stress Clinic, Institute for Mental Health. *Torture* 1: 23-24.

7. Lecic-Tosevski D., Bakalic J. (in press) Centre for rehabilitation of torture victims. In Z. Spiric, G. Knezevic, G. Opacic, V. Jovic, D. Lecic-Tosevski (Eds.), *Against Torture*. IAN, Belgrade.

8. Breslau N., Davis G.C., Andreski P. (1991) Traumatic events and posttraumatic stress disorder in an urban population of young adults. *Arch Gen Psychiatry*, 48: 216-222.

9. Ilic Z., Jovic V., Lecic-Tosevski D. (1998) Post-traumatic stress disorder among prisoners of war. *Psychiatry Today (Psihijatrija Danas)*, 30: 87-106.

10. Gavrilovic J., Lecic-Tosevski D., Knezevic G., Priebe S. (2002) Predictors of posttraumatic stress in civilians 1 year after air attacks: a study of Yugoslav students. *J Nerv Ment Dis*, 190: 257-262.

11. Breslau N., Chilcoat H.D., Kessler R.C., Davis G.C. (1999) Previous exposure to trauma and PTSD effects of subsequent trauma: results from Detroit Area Survey of Trauma. *Am J Psychiatry*, 156: 902-907.

12. Lecic-Tosevski D., Gavrilovic J., Knezevic G., Priebe S. (2003) Personality factors and posttraumatic stress: association in civilians one year after air attacks. *J Person Disord*, 17: 537-549.

13. Draganic S., Lecic-Tosevski D., Calovska-Hercog N. (1997) Relationship between borderline personality disorder and posttraumatic stress. *Psychiatry Today (Psihijatrija Danas)*, 29: 49-59.

14. Gavrilovic J., Lecic-Tosevski D., Dimic S., Pejovic-Milovancevic M., Knezevic G., Priebe S. (2003) Coping strategies in civilians during air attacks. *Soc Psychiatry Psychiatr Epidemiol*, 38: 128-133.

15. Druss R.G., Douglas C.J. (1988) Adaptive responses to illness and disability: healthy denial. *Gen Hosp Psychiatry*, 10: 163-168.

16. Lecic-Tosevski D., Susic V., Dimic S., Jankovic J., Colovic O., Priebe S. (2003) Quality of life in the years of stress. In V. Sulovic, D.J. Jakovljevic (Eds.), *Medicine and Quality of Life*, pp. 103-118. Serbian Academy of Science and Arts, Belgrade.

17. Priebe S., Gavrilovic J., Schuetzwohl M., Lecic-Tosevski D., Ljubotinja D.,

Bravo Mehmedbasic A., *et al.* (2002) Rationale and method of the STOP study-study on the treatment behavior and outcomes of treatment in people with posttraumatic stress following conflicts in ex-Yugoslavia. *Psychiatry Today (Psihijatrija Danas)*, 34: 133-160.

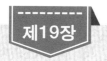

제19장

크로아티아의 경험

Vera Folnegović Šmalc

Vrapče Psychiatric Hospital, Zagreb, Croatia

서론

1991년 크로아티아에서 전쟁이 시작되었다. 이 나라의 독립이 수립된 지 정말 얼마 되지 않아서였다. 이 전쟁은 처음에는 몇몇 지역을 제외하고는 아무런 전쟁의 선포 없이 시작되었다. 심지어 첫 희생자가 쓰러졌을 때에도 크로아티아인의 대다수는 그것이 몇 년 동안 지속되는 전쟁의 시작이었음을 심각하게 깨닫지 못했다. 하지만 살인, 경찰차 공격, 도로의 바리케이트, 위협, 크로아티아 영토의 약 1/3에서 크로아티아 국민의 대량 추방으로부터 병원의 파괴, 환자에 대한 살인까지 인종 청소의 모든 측면에서 전쟁의 공포는 곧 시작되었다. 이러한 현상과 비슷하게, 대단히 스트레스를 주는 현상들이 갑작스럽고 예상치 못하게 다가왔다.

전쟁의 초반에, 크로아티아 주민들은 무기를 가지고 있지 않았다. 방어를 시작하면서, 많은 화기들이 크로아티아에 도착했고, 높은 비율의 주민들이 무기를 얻을 수 있었다. 이전에는 크로아티아에서 자살이 매우 드물었지만,

이 시기 이후로 화기를 사용한 자살이 증가하였다.

크로아티아에서의 전쟁은 극심한 이민을 불러왔다. 처음에는, 크로아티아 내에서 이민이 시작되었다. 즉, 크로아티아인들은 자신의 원래 영토로부터 추방을 당했다. 1991~1995년에 망명자와 추방자들의 수는 600,000명으로 증가했다.[1, 2] 많은 망명자들은 때때로 미국 또는 서부 유럽의 도시 등의 큰 도시에서 직업을 구했다. 그리고 크로아티아의 해방 후에도 그들의 이전 거주지로 돌아오지 않았다. 보스니아와 헤르체고비나의 점령 후에, 많은 크로아티아인과 보스니아인들이 크로아티아로 도망갔고, 그들 몇몇은 영구적으로 그곳에 머물렀다. 크로아티아 전체의 해방 이후에, 세르비아인 중 일부가 보스니아와 세르비아로 움직였다.

전쟁과 관련한 일반적인 트라우마 사건들 외에, 전쟁 기간 동안 크로아티아의 주민들은 특정한 심리 트라우마의 유형에 직면했다. 예를 들어, (크로아티아와 보스니아-헤르체고비나 모두) 여성과 남성에 대한 대규모 강간이 있었다. 많은 사람들이 전쟁 포로수용소로 끌려갔고 많은 환자들이 병원으로부터[즉, 부코바르(Vukovar)의 병원으로부터] 이동되었다. 그리고 그들의 운명은 오랜 기간 동안 잘 알려지지 않았다.

비통함을 뒤로 미루는 현상(postponed grieving)은 실종자 및 수감된 사람들의 가족구성원 사이에 매우 빈번하다. 이 '실종된' 사람들의 운명은 불확실하다는 특징이 있다. 이후에(보통 무덤에서 발견되고 나서야) 그들의 죽음이 알려졌고, 그들의 가족구성원 중에서는 종종 정신병적 증상을 동반하는 정신 쇠약을 보이는 사람이 나타나기도 하였다. 그리고 어떤 이들은 정신병적 부인(denial)이라는 임상적 진단을 받기도 했다.

침략자들은 정신질환 환자의 국적에 상관없이 그들의 대다수를 크로아티아 지역의 병원으로부터 강제 추방했다. 예를 들어, 200명의 정신질환 환자들은 하루 만에 파크라츠(Pakrac)에서 병원으로 이송되었다. 그들 중 대다수는 시급하게 임시 숙소와 일반적 질병치료를 필요로 하는 매우 심각한 심리적, 신체적 기능장애 상태였다.

크로아티아에서는 1973년 이후부터 조현병 환자의 대표적인 표본들을 대상으로 한 장기적인 후속조치가 수행되어 왔다. 그 표본은 전 국토로부터 수집되었다.[3] 전쟁 후, 이 환자들의 대다수가 '상실'되었다. 즉, 그들은 더 이상 주소지에 존재하지 않았고, 이사 혹은 죽음의 가능성과 관련한 어떠한 정보도 확인되지 않았다.

약물 중독의 발생 정도는 전쟁 동안 극적으로 증가했다. 1990년에, 새로 등록된 아편 의존 환자는 79명이었고, 2000년에 이르러 347명에 도달했다.[4] 비슷하게, 항정신성 약물에 의존한다고 검사된 환자의 수는 1991년 14명으로부터 1999년 1,584명으로 증가했다.[4]

그들의 일부가 점령된 지역에 여전히 남아 있었기 때문에, 거의 하룻밤 사이 크로아티아인들은 정신과 시설과 인력 자원이 매우 부족한 상황에 처했다. 정신과 의사들의 가장 긴급한 과업 중 하나는 전쟁 관련 문제에 대해서 전문가들과 일반 사람들을 교육시키는 것이었다. 1990년에, E. Klain(크로아티아 공화국의 의무대 본부 중 정신의료 부서의 장)의 슈퍼비전 아래, 크로아티아에서 선도적인 정신과 의사와 심리학자들은 이미『전쟁 심리와 정신의학』이라는 제목으로 안내서를 만들었다.[5] 그 안내서는 외국 문헌으로부터의 경험뿐 아니라 가이드라인(지침)과 전문가의 글도 포함하고 있었다. 자그레브(Zagreb)의 의과대학에서는 1년 후 크로아티아어와 영어 두 가지 판으로,『전쟁의 심리학과 정신의학』이라는 제목의 종합적인 안내서를 출판했다.[6] 이 안내서는 크로아티아의 경험들을 묘사하는 몇몇 장을 포함하는데, '전쟁에서의 의사의 가방'에 대한 약물치료학 알고리즘,[7] 그리고 만자카즈(Manjaca) 포로수용소 수용자[8] 등이다.

외상 후 스트레스 장애

크로아티아[브랍츠(Vrapče) 정신병원]에서 가장 큰 정신질환 기관의 자료는 전쟁 전, 중, 후(1989년, 1994년, 2000년) 동안 입원한 정신질환 환자의 정신질환 발병률에서 중대한 변화를 보여 준다(<표 19-1>). 외상 후 스트레스 장애(post-traumatic stress disorder: PTSD)와 다른 관련된 스트레스 장애의 환자수는 1991년 극적으로 증가했고, 2000년에 급격히 감소했다.

주변 환경으로부터 심리사회적 지원을 받은 포로들은 그 같은 도움을 받지 못한 포로들보다 PTSD 증상을 덜 겪는 것으로 나타났다. 다시 말해서, 비슷한 트라우마 사건(그들의 집이나 지역의 폭발, 생명 위협의 감각, 타인의 죽음과 강간의 목격, 그 자신이 강간되었을 가능성)을 포함하여 동일한 성별의 포로들은 그들이 (전문가로부터) 심리사회적 도움을 받았을 때와 받지 않았을 때, PTSD 증상의 빈도에 차이가 있었다. 전문가의 도움을 받은 포로의 집단은 43%만이 PTSD가 발생했으나[8] 트라우마 후 도움을 받지 못한 집단은 64%가 심리적 장애를 가졌다. 또한 PTSD의 수준은 트라우마 사건의 유형에 따라 달랐다. 가까운 가족구성원(어린이, 부모, 형제자매, 배우자)의 죽음이나 강간을 목격한 사람은 100%가 PTSD로 판정되었다.

우리는 ICD-10과 DSM-IV 둘 다에서 일상적인 임상 작업의 규준을 적용시키려고 노력했다. 간단하게 말해서, 두 가지 분류가 늘 같은 진단을 하는 것은 아니다. 그러므로 우리는 구금에서 풀려나면서 PTSD 임상적 진단을 받은 환자들의 임상 연구를 수행하였는데 정신과 의사에게 다른 심리적인 진단을 받지 않은 250명의 환자를 대상으로 하였다. 이 환자들은 ICD-10과 DSM-IV에서 자격을 위한 트레이닝 과정을 마친 신뢰할 수 있는 정신과 의사 두 명에 의해 새로 진단되었다. PTSD의 임상적 진단을 받은 총 250명의 환자 중에, 186명이 DSM-IV에 따라 진단을 받았고, 217명은 ICD-10에 따라 진단을 받았으며 오직 183명만이 두 분류 모두에서 진단을 받았다.

DSM-IV에서 강조한 것처럼, 몇몇 유형의 신체적 폭력을 경험한 사람에게 PTSD의 진단을 내릴 때, 꾀병은 제외되어야 한다. 이것은 크로아티아인들의 상황과 밀접하다. 왜냐하면 우리의 규정에 따라 조국의 전쟁에 참전하여 PTSD 진단을 받은 사람들은 특정한 물질적 혜택을 받을 권리를 가지기 때문

〈표 19-1〉 전쟁 전, 중, 후 자그레브(Zagreb)의 브랍츠(Vrapče) 정신병원에서
퇴원한 환자들

진단명(ICD-10)	연도		
	1989	1994	2000
기질적 정신장애들	638	756	1,019
약물 남용으로 인한 정신장애들	1,337	1,279	1,791
조현병과 다른 정신증들	1,504	1,538	1,945
기분장애들	264	311	562
성격장애들	158	291	209
심각한 스트레스와 적응장애들에 대한 반응; 큰 재앙의 경험 후 지속적인 성격 변화	38	1,365	365
나머지들	868	883	482
총 집계	4,807	6,423	6,373

이다. 우리의 규정에 준거하여 자국 전쟁의 참여로 인한 PTSD 진단을 받게 된 사람들은 크로아티아 사람들의 상황과 매우 연관이 있기 때문에, 물질적인 특혜를 받을 권리를 가지게 된다. 증상을 과장하는 사람들과 대조적으로, 트라우마 사건에 대해서 말하기를 꺼리는 사람들과 PTSD 증상을 부인하는 사람들도 있다. 이런 사람들은 강간 후 PTSD가 발생한 사람, 특히 임신한 여성들이다.

PTSD의 진단은 치료뿐 아니라, 가족과 사회의 지속적인 지지, 새로운 스트레스가 높은 상황의 부재, 전쟁 후 기대의 충족, 이전(질병이 생기기 이전)의 성격적 구조, 동반질환, 개인적이고 그/그녀의 가치에 대해 긍정적인 평가를 하는 사회에 속한 느낌에 영향을 받는다. 불행하게도, 크로아티아의 매우 많은 사람들이 실업자다. 심지어 건강한 사람도 직업을 구하기 어려웠으니, 정신적으로 어려움을 가진 사람들이 직업을 갖는 것은 더 어려웠다. 이 때문에 PTSD를 겪고 있는 대다수의 사람들이 실직 상태이고, 대개 수입도

없다. 그들은 자신감이 부족하고, 속았다고 느끼고, 자기 자신이 쓸모없다고 느낀다. 종종 그들은 그들 자신의 삶을 가치 없다고 생각하고, 치료를 피하고 때때로 술로 자가 치료를 하는 경향이 있다. 더불어, 그들은 종종 심각한 각성 증상을 보이기도 했다. 그 증상으로 잦은 화냄, 분노의 폭발, 불안, 신경과민과 좌절에 대해 두드러지게 감소한 한계점, 잘 기다리지 못함, 성급함, 그리고 반응을 행동화(acting out reaction)하는 성향 등이 있다. 그들의 대다수는 불면증에 시달리고 자살 행동을 보이기도 했다. 그들 중 대다수는 더 이상 ICD-10 또는 DSM-IV에 따른 PTSD에 대한 규준을 채우지 못한다. 만약 우리가 임상 기록과 신뢰할 만한 이력 데이터(history data)를 가지고 있지 않다면, 우리는 그들을 DSM-IV에 따라 진단하기 어려웠을 것이다. 그러나 이전에 PTSD에 대한 규범을 충족시켰던 (불행히도 거대한) 이 환자 집단에 대해, ICD-10를 기준으로 하였을 때, 틀림없이 10년이 지난 오늘날까지도 진단적 분류로 그들이 아직도 질병에 시달리고 있을 것이라 생각한다. 이것은 코드 F62.0 '비극적인 경험 이후 지속적인 성격 변화'라 불린다. 대표적인 증상들은 불가변성(inflexibility), 부적응(maladjustment), 과민증(intolerance)이 있고, 심각한 성격 변화와 가족, 대인관계, 사회적인 기능에 대한 피해로 이어진다.

PTSD에 시달리는 많은 사람들과 함께했던 우리의 경험을 기반으로, 우리는 DSM-IV의 진단적 규범은 급성 상태의 환자들에게 더 적절한 반면, ICD-10의 진단적 규범은 만성적인 환자들을 진단하는 데 더 잘 맞는다는 결론에 이르렀다.

결론

크로아티아의 전쟁은 정신적 외상을 입은 상당한 수의 사람들에게 심리적, 신체적 건강에 극심하고 종종 오랫동안 지속되는 차후의 영향들을 남겼다. 일부의 사람들만이 인식하는 현상이지만, PTSD가 종종 어린이에게 나타나는 것을 통해 이전 세대의 심리적 영향들 중 일부가 세대를 초월해 대대로 나타나는 것을 알 수 있다. 한편으로는, 심리정신적 외상을 입은 사람들이 그들의 불안 행동과 동반하여 그들의 어린이에게 종종 정신적 피해를 야기한다.

전쟁은 정신질환의 질병률의 중대한 변화를 일으키고 조현병, 다른 정신병, 치매의 진단을 받은 환자들이 입원하여 치료를 받을 수 없게 만든다. 크로아티아의 수많은 사람들이 PTSD 증상을 호소하였거나 여전히 호소하고 있다. 이 사람들 중 어떤 사람들은 PTSD가 만성적인 형태로 변화했고, ICD-10에 따르면, 이것은 '비극적인 경험 이후 지속적인 성격 변화'라 불린다. 우리는 특히, 만성적인 상태에서 ICD-10이 DSM-IV보다 임상적 사용에 더 적용할 수 있다고 믿는다. PTSD의 발생 빈도는 그 유형과 치료의 시기적절성뿐 아니라 트라우마 사건의 경험, 심리적 트라우마 이후 환경으로부터 받는 지지, 그리고 질병이 생기기 전의 성격의 유형에 의존한다.

참고문헌

1. Kostović I., Judaš M. (Eds.) (1992) *Mass Killing and Genocide in Croatia 1991/92. A Book of Evidence*. Sveučilišna Naklada, Zagreb.

2. Kostović I., Judaš M., Henigsberg N. (1993) Medical documentation of human rights violations and war crimes on the territory of Croatia during the 1991/93 war. *Croat Med J*, **34**: 285-293.

3. Folnegović-Šmalc V., Folnegović Z. (1985) *Evaluacija Terapije Shizofrenih Bolesnika*. U: Rad, Jugoslavenska Akademija Znanosti i Umjetnosti, Zagreb.

4. Sakoman S. (2001) *Društvo bez Droge. Hrvatska Nacionalna Strategija*. Institute of Social Sciences I, Pilar, Zagreb.

5. Klain E. (1991) *Uvod u Ratnu Psihologiju i Psihijatriju*. Odjel za Psihijatriju I Psihologiju GSS RH, Zagreb.

6. Klain E. (Ed.) (1992) *Psychology and Psychiatry of War.* Faculty of Medicine, University of Zagreb.

7. Folnegović-Šmalc V., Jakovljević M., Hotujac Lj. (1992) Psychopharmacotherapy in war conditions. In E. Klain (Ed.), *Psychology and Psychiatry of War.* Faculty of Medicine, University of Zagreb.

8. Folnegović-Šmalc V. (1997) Posttraumatic stress disorder in Eastern Europe: the Croatian experience–psychiatric and personal perspectives. Presented at the 10th Congress of the European College of Neuropsychopharmacology, Vienna, 13–17 September.

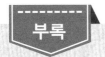

정신의료에 대한
세계정신의학협회에 의한 성명서
재난들의 영향(2002년 8월 26일 국제연합의 총회에 의해 인가된)

세계정신의학협회는 재난의 심각성과 잠재적으로 파국적인 심리적·정신병리적인 영향에 대해 정신과 의사, 다른 정신의료 전문가들, 보건 당국, 의사 결정자들과 일반 대중에게 알리고 싶어 한다. 재난으로 인한 심리적인 영향들은 그 성격과 강도가 다양하게 나타나고 만성적이기 때문에 잠재적일 수 있다. 극심한 스트레스 반응들, PTSD, 기분, 불안, 정신 이상, 그리고 영구적인 성격 변화들이 만약 치료를 받지 않고 남겨진다면 이는 가장 심각한 결과들을 가져올지도 모른다.

재난은 지진, 홍수, 허리케인, 불, 선박과 비행기 사고, 테러리스트의 공격과 같은 다양한 원인에서 온 결과일 뿐 아니라 또한 전쟁의 행동과 결과 그리고 기근, 제재, 강제 이주, 유사 박탈(similar deprivation)과 같이 많은 사람들에게 충격적인 영향을 주는 부정적인 상태로부터 온 결과이기도 하다. 이것들은 사회적 구조와 체계에 부정적인 영향을 주는데, 특히 어린아이들에게 매우 심각한 영향을 미친다. 그리고 그것들은 개인과 인류에게 재난의 영향을 증가시킨다.

믿을 수 있는 진단적 방법들과 효과적인 치료는 재난 대처에 행동적인 효과가 있다. 재난 동안 신체적으로 피해를 입은 모든 개개인은 세 가지 심리적인 피해를 입는데 관계자들과 구조대원들은 피해자들을 우선적으로 돌보아야 한다. 따라서 이른 시기에, 구조팀과 의료 서비스 종사자를 통합시키는 현장의 개입이 필수적이다.

재난들은 운명적인 사건들이 아니며, 자연의 재난과 사람이 만든 재난의 차이를 분명히 구분하기는 어렵다. 심지어 자연적 힘에 의해 발생한 재난에서도 사람의 요인은 중요한 역할을 한다. 열악한 환경과 사회적 조건 그리고 예방을 위한 개입 계획의 부족이 이에 속한다.

개개인을 기반으로 취약한 개인 및 사회적 집단에 관한 식별, 준비, 보호에 주의하여야 한다. 이것이 정신의료 종사자들의 책임감이다. 그리고 그 밖의 다른 사람들과 가족, 학교, 고용 단체 사이의 협력이 수행되어야만 한다.

전체적인 차원에서, 정신의료 전문가들은 중요한 역할을 한다. ① 보건당국의 상담가로서 어떻게 사회에서 재난의 행동적 결과들을 다루고 예방할지 고민하고 ② 정책결정자를 위한 조언자로서 재난의 파국적인 행동적 결과들에 대해 정책결정자에게 알리고 사람이 만든 재난과 다른 재난을 예방하는데 그들의 영향력을 행사한다. 또한 ③ 일반 대중을 위한 조언자로서 재난의 행동적 결과를 최소화하는 방법을 찾는다.

(G. N. Christodoulou 교수와 J. J. Lopes-Ibor 교수가 공동으로 이끌고 있는) 재난에 관한 특별한 프로그램뿐만 아니라, 군대와 재난 정신의학에 관한 부문과 더 구체적인 부문, 예방 정신의학 부문, 그리고 불안과 강박장애에 관한 부문으로 구성된 세계정신의학협회의 두 가지 중요한 역할은 이러한 쟁점들에 관련한 일들을 지속적으로 해 나가며 정신의학 사회, 보건당국과 일반 대중이 함께 협력을 추구하게 하는 것인데 이들의 협력이 그들의 노력의 긍정적 결과를 위해 필수적이라는 것이 확실하기 때문이다.

세계정신의학협회는 조언, 교육, 재난에 개입할 수 있는 전문가 사이의 연결망을 창조함으로써, 그 구성원의 사회와 과학 부문, WHO 그리고 다른 적절한 협회들과 조직의 참여를 촉구한다. 이 협회와 조직은 연구를 통해 재난의 행동적 효과에 대해 새로운 정보, 교육을 통한 그 정보의 보급, 행동적 경과의 예방과 관리에 힘을 모은 곳들이다.

찾아보기

저자 소개

Juan José López-Ibor 스페인 마드리드 컴플루텐스 대학교
  국제정신의학위원회 정회원
  마드리드 건강협의회 부회장
  연구 활동 평가를 위한 국제 위원회 정회원

George Christodoulou 그리스 아테나 대학교
  세계정신의학협회 명예 회원
  예방 정신의학 WPA 분야 명예 의장
  미국 정신의학회 국제 회원

Mario Maj 이탈리아 네이플스 대학교
  네이플스 대학교 정신의학부 정신과 교수 및 주임교수
  '정신건강 없이는 건강도 없다', The lancet 370.9590 (2007): 859-877, 공저
  '신체적 질병 및 정신분열증: 문헌 고찰', *Acta Psychiatrica Scandinavica* 116.5
  (2007): 317-333, 공저

Norman Sartorius 스위스 제네바 대학교
  WPA 이사회 정회원
  정신건강 프로그램 개발협회 회장
  국제정신약물학회(CINP) 정회원

Ahmed Okasha 이집트 카이로 아인샴 대학교
  이집트 정신의학협회 회장
  이집트 마약 처리 고등협의회 내 과학위원회 정회원
  제네바 WHO 정신건강 자문위원회 정회원

기여한 사람들

Mordechai Benyakar   University of Buenos Aires, Avendia Libertador 4944 9B, Capital Federal, Buenos Aires 1426, Argentina

Linda M. Bierer   Bronx Veterans Affairs Medical Center, Mental Health Patient Care Center, 130 West Kingsbridge Road, Bronx, New York, NY 10468–3904, USA

Evelyn J. Bromet   Department of Psyciatry and Preventive Medicine, State University of New York at Stony Brook, Putnam Hall, South Campus, Stony Brook, NY 11793–8790, USA

José Miguel Caldas de Almeida   Mental Health Unit, Pan American Health Organization, 525 23rd Street NW, Washington, DC 20037, USA

Alain Chiapello   Croix–Rouge Ecoute, Croix–Rouge Française, 1 Place Henry Dunante, 75008 Paris, France

George N. Christodoulou   Department of Psychiatry, Athens University Medical School, Eginition Hospital, 72–74 Vas. Sofias Avenue, 11528 Athens, Greece

Carlos R. Collazo   University of El Salvador, Avenida Pueyredin 1625, Buenos Aires 1118, Argentina

Louis Crocq   Cellule d'Urgence Médico–Psychologique, SAMU de Paris, Hôpital Necker, 149 rue de Sèvres, 75015 Paris, France

Marc–Antoine Crocq   Centre Hospitalier de Rouffach, 27 rue du 4ème RSM–BP 29, 68250 Rouffach, France

Carole Damiani   Association "Paris Aide aux Victimes", 4–14 rue Ferrus, 75014 Paris, France

Lynn E. DeLisi   Department of Psychiatry, New York University, 650 First Avenue, New York, NY 10016, USA

Saveta Draganic-Gajic   Institute of Mental Health, Shool of Medicine, University of Belgrade, Palmoticeva 37, 11000 Belgrade, Serbia and Montenegro

Eyad El Sarraj   Gaza Community Mental Health Programme, PO Box 1049, Gaza Strip, Palestine

Carol S. Fullerton   Department of Psychiatry, Uniformed Services University of the Health Sciences, 4301 Jones Bridge Road, Bethesda, MD 20814, USA

Peykan G. Gökalp   Anxiety Disorders (Neurosis) Department, Bakirkoy Training and Research Hospital for Psychiatry and Neurology, Istanbul, Turkey

Johan M. Havenaar   Altrecht Institute for Mental Health Care, Lange Nieuwstraat 119, 3512 PZ Utrecht, The Netherlands

Syed Arshad   Husain Department of Psychiatry, Division of Child and Adolescent Psychiatry, University of Missouri, Columbia, MO 65212, USA

Dusical Lecic-Tosevski   Institute of Mental Health, School of Medicine, University of Belgrade, Palmoticeva 37, 11000 Belgrade, Serbia and Montenegro

Juan José Lopez-Ibor   Department of Psychiatry and Medical Psychology, Complutense University of Madird, Spain

Alexander C. McFarlane   Department of Psychiatry, University of Adelaide, Queen Elizabeth Hospital, 28 Woodville Road, Woodville South, SA 5011, Australia

R. Srinivasa Murthy   National Institute of Mental Health and Neurosciences, Department of Psychiatry, Hosur Road, Bangalore 560029, Karnataka, India

Frank Njenga   Upperhill Medical Center, PO Box 73749, 00200 Nairobi, Kenya

Caroline Nyamai   Upperhill Medical Center, PO Box 73749, 00200 Nairobi, Kenya

Thomas J. Paparrigopoulos Department of Psychiatry, Athens University Medical School, Eginition Hospital, 72–74 Vas. Sofias Avenue, 11528 Athens, Greece

Samir Quota Gaza Community Mental Health Programme, PO Box 1049, Gaza Strip, Palestine

Jorge Rodríguez Mental Health Unit, Pan American Health Organization, 525 23rd Street NW, Washington, DC 20037, USA

Arieh Y. Shalev Deparment of Psychiatry, Hadassah University Hospital, Jerusalem 91120, Israel

Naotaka Shinfuku International Center for Medical Research, University School of Medicine, Kusunoki–Cho, 7–Chome, Chuo–ku, Kobe 650–0017, Japan

Vera Folnegović Šmalc Vrapče Psychiatric Hospital, Bolnička Cesta 32, 10090 Zagreb, Croatia

Constantin R. Soldatos Department of Psychiatry, Athens University Medical School, Eginition Hospital, 72–74 Vas. Sofias Avenue, 11528 Athens, Greece

Robert J. Ursano Department of Psychiatry, Uniformed Services University of the Health Sceinces, 4301 Jones Bridge Road, Bethesda, MD 20814, USA

Rachel Yehuda Bronx Veterans Affairs Medical Center, Mental Health Patient Care Center, 130 West Kingsbridge Road, Bronx, New York, NY 10468–3904, USA

역자 소개

이동훈(DongHun Lee)
플로리다 대학교 박사(Ph.D.)
한국상담심리학회 1급, 한국상담학회 수련감독급
전 전국 대학교 학생생활상담센터협의회 회장
　　한국상담학회 대학상담학회 회장
　　한국청소년상담원 상담조교수
현 성균관대학교 교육학과 교수, 상담교육 전공
　　성균관대학교 카운슬링센터장
　　성균관대학교 외상심리건강연구소 소장

신혜진(HaeJin Shin)
매릴랜드 대학교 박사(Ph.D.)
현 서울과학기술대학교 기초교육학부 부교수, 상담교육 전공

최태산(TaeSan Choi)
APT(적극적 부모교사교육 코칭 트레이너)
전 동신대학교 상담심리학과 교수
　　한국상담학회 학교상담학회 회장
　　전국재난심리지원연합회 회장
현 한국상담동화연구회장

이상하(Sangha Lee)
성신여자대학교 일반대학원 심리학과 박사 수료
국가기술자격 임상심리사
전 한국게슈탈트상담심리학회 이사
현 이지웰페어(주) 수석

이린아(Lina Lee)
성신여자대학교 석사, 임상 및 상담심리 전공
한국임상심리학회 임상심리전문가
현 이지웰니스(주) 콘텐츠운영팀 팀장

김주연(Juyeon Kim)
성균관대학교 석사, 상담교육 전공
현 성균관대학교 외상심리건강연구소 연구원

김유진(Youjin Kim)
성균관대학교 석사, 상담교육 전공
현 성균관대학교 외상심리건강연구소 연구원

재난과 정신건강

–해외 재난 대응 사례에서 심리적 개입과 정신건강 서비스를 중심으로–
Disasters and Mental Health

2019년 5월 20일 1판 1쇄 인쇄
2019년 5월 30일 1판 1쇄 발행

지은이 • Juan José López-Ibor · George Christodoulou · Mario Maj
　　　　Norman Sartorius · Ahmed Okasha
옮긴이 • 이동훈 · 신혜진 · 최태산 · 이상하 · 이린아 · 김주연 · 김유진
펴낸이 • 김진환
펴낸곳 • (주) **학지사**
　　　　04031 서울특별시 마포구 양화로 15길 20 마인드월드빌딩
대표전화 • 02)330-5114　　　팩스 • 02)324-2345
등록번호 • 제313-2006-000265호

홈페이지 • http://www.hakjisa.co.kr
페이스북 • https://www.facebook.com/hakjisa

ISBN 978-89-997-1827-4 93510

정가 22,000원

이 도서의 국립중앙도서관 출판시도서목록(CIP)은 서지정보유통지
원시스템 홈페이지(http://seoji.nl.go.kr)와 국가자료공동목록시스템
(http://www.nl.go.kr/kolisnet)에서 이용하실 수 있습니다.
(CIP 제어번호: CIP2019015262)

출판 · 교육 · 미디어기업 **학지사**

간호보건의학출판 **학지사메디컬** www.hakjisamd.co.kr
심리검사연구소 **인싸이트** www.inpsyt.co.kr
학술논문서비스 **뉴논문** www.newnonmun.com
원격교육연수원 **카운피아** www.counpia.com